高等职业教育中医药类创新教材

生理学

（供中医学、针灸推拿、康复治疗技术等专业用）

主　编　孙秀玲　侯炳军
副主编　郝　玲　李永格　吕　昆　李智红
编　委　（以姓氏笔画为序）
卢　静［山东医学高等专科学校（临沂）］
吕　昆（菏泽医学专科学校）
孙秀玲（山东中医药高等专科学校）
李丛丛［山东医学高等专科学校（济南）］
李永格（南阳医学高等专科学校）
李智红（重庆三峡医药高等专科学校）
张翠翠（山东中医药高等专科学校）
陈　文（菏泽医学专科学校）
陈亚奇（南阳医学高等专科学校）
郝　玲（江苏医药职业学院）
侯炳军［山东医学高等专科学校（临沂）］
唐　君（重庆三峡医药高等专科学校）

中国健康传媒集团
中国医药科技出版社

内容提要

本教材是“高等职业教育中医药类创新教材”之一，根据《生理学》教学大纲的基本要求和课程特点编写而成，内容上涵盖细胞的基本功能、血液、呼吸、消化与吸收，以及感觉生理、神经系统的功能等内容。本教材为书网融合教材，配有题库、教学课件、微课等数字化资源，使教学资源更加多样化、立体化。本教材供高等职业教育中医学、针灸推拿、康复治疗技术等专业使用。

图书在版编目（CIP）数据

生理学 / 孙秀玲，侯炳军主编 .—北京：中国医药科技出版社，2022.8
高等职业教育中医药类创新教材
ISBN 978-7-5214-3183-4

Ⅰ. ①生…　Ⅱ. ①孙… ②侯…　Ⅲ. ①人体生理学 - 高等职业教育 - 教材　Ⅳ. ① R33

中国版本图书馆CIP数据核字（2022）第078637号

美术编辑　陈君杞
版式设计　南博文化

出版　**中国健康传媒集团** | 中国医药科技出版社
地址　北京市海淀区文慧园北路甲22号
邮编　100082
电话　发行：010-62227427　邮购：010-62236938
网址　www.cmstp.com
规格　889×1194mm $^{1}/_{16}$
印张　16 $^{1}/_{2}$
字数　473千字
版次　2022年8月第1版
印次　2022年8月第1次印刷
印刷　三河市航远印刷有限公司
经销　全国各地新华书店
书号　ISBN 978-7-5214-3183-4
定价　59.00元

《高等职业教育中医药类创新教材》

建设指导委员会

主任委员

吴少祯（中国健康传媒集团董事长）

袁志勇（山东中医药高等专科学校党委书记）

战文翔（山东中医药高等专科学校校长）

副主任委员

荆雪宁（山东中医药高等专科学校副校长）

范　真（南阳医学高等专科学校副校长）

沈　力（重庆三峡医药高等专科学校副校长）

葛淑兰（山东医学高等专科学校副校长）

蒋继国（菏泽医学专科学校副校长）

覃晓龙（遵义医药高等专科学校副校长）

何　坪（重庆医药高等专科学校副校长）

高璀乡（江苏医药职业学院副校长）

张明理（中国医药科技出版社执行董事、经理）

委　　员

沈　伟（山东中医药高等专科学校教务处处长）

刘荣志（南阳医学高等专科学校教务处处长）

孙　萍（重庆三峡医药高等专科学校发展规划处处长）

来卫东（山东医学高等专科学校教务处副处长）

数字化教材编委会

主　编　孙秀玲　侯炳军

副主编　郝　玲　李永格　吕　昆　李智红

编　委　（以姓氏笔画为序）

卢　静［山东医学高等专科学校（临沂）］

吕　昆（菏泽医学专科学校）

孙秀玲（山东中医药高等专科学校）

李丛丛［山东医学高等专科学校（济南）］

李永格（南阳医学高等专科学校）

李智红（重庆三峡医药高等专科学校）

张翠翠（山东中医药高等专科学校）

陈　文（菏泽医学专科学校）

陈亚奇（南阳医学高等专科学校）

郝　玲（江苏医药职业学院）

侯炳军［山东医学高等专科学校（临沂）］

唐　君（重庆三峡医药高等专科学校）

出版说明

中医药职业教育是医药职业教育体系的重要组成部分，肩负着培养中医药行业多样化人才、传承中医药技术技能、促进就业创业的重要职责。为深入贯彻落实国务院印发的《中医药发展战略规划纲要（2016—2030年）》《国家职业教育改革实施方案》和教育部等九部门印发的《职业教育提质培优行动计划（2020—2023年）》等文件精神，充分体现教材育人功能，适应"互联网+"新时代要求，满足中医药事业发展对高素质技术技能中医药人才的需求，在"高等职业教育中医药类创新教材"建设指导委员会的指导下，中国医药科技出版社启动了本套教材的组织编写工作。

本套教材包含21门课程，主要特点如下。

一、教材定位明确，强化精品意识

本套教材认真贯彻教改精神，强化精品意识，紧紧围绕专业培养目标要求，认真遵循"三基""五性"和"三特定"的原则，在教材内容的深度和广度上符合中医类专业高职培养目标的要求，与特定学制、特定对象、特定层次的培养目标相一致，力求体现"专科特色、技能特点、时代特征"。以中医药类专业人才所必需的基本知识、基本理论、基本技能为教材建设的主题框架，充分体现教材的思想性、科学性、启发性、先进性和适用性，注意与本科教材和中职教材的差异性，突出理论和实践相统一，注重实践能力培养。

二、落实立德树人，体现课程思政

党和国家高度重视职业教育事业的发展，落实立德树人是教材建设的根本任务。本套教材注重将价值塑造、知识传授和能力培养三者融为一体，在传授知识和技能的同时，有机融入中华优秀传统文化、创新精神、法治意识，弘扬劳动光荣、技能宝贵、创造伟大的时代风尚，注重加强医德医风教育，着力培养学生"敬佑生命、救死扶伤、甘于奉献、大爱无疆"的医者精神，弘扬精益求精的专业精神、职业精神、工匠精神和劳模精神，以帮助提升学生的综合素质和人文修养。

三、紧跟行业发展，精耕教材内容

当前职业教育已经进入全面提质培优的高质量发展阶段。教育部印发的《"十四五"职业教育规划教材建设实施方案》强调：教材编写应遵循教材建设规律和职业教育教学规律、技术技能人才成长规律，紧扣产业升级和数字化改造，满足技术技能人才需求变化，依据职业教育国家教学标准体系，对接职业标准和岗位能力要求。本套教材编写以学生为本，以岗位职业需求为标准，以促进就业和适应产业发展需求为导向，以实践能力培养为重点，增加实训内容和课时的设置，力争做到课程内容与职业标准对接、教学过程与生产过程对接，突出鲜明的专业特色。内容编写上注意与时俱进，注重吸收融入行业发展的新知识、新技术、新方法，以适应当前行业发展的趋势，实现教材与时代的融合，以提高学生创造性解决实际问题的能力。

四、结合岗位需求，体现学考结合

为深入贯彻执行《国家职业教育改革实施方案》中推动的1+X证书制度，本套教材充分考虑学生考取相关职业资格证书、职业技能等级证书的需要，将岗位技能要求、劳动教育理念、国家执业助理医师资格考试等有关内容有机融入教材，突出实用和实践。教材理论内容和实训项目的设置涵盖相关考试内容和知识点，做到学考结合，满足学生在学习期间取得各种适合工作岗位需要的职业技能或资格证书的需求，以提升其就业创业本领。

五、配套数字教材，丰富教学资源

本套教材为书网融合教材，编写纸质教材的同时，重视数字资源配套增值服务的建设，通过教学课件PPT、思维导图、视频微课、题库等形式，丰富教学资源，利用中国医药科技出版社成熟的“医药大学堂”智能化在线教学平台，能够实现在线教学、在线评价、在线答疑、在线学习、在线作业、在线考试、在线互动等功能，极大提升教学手段，满足教学管理需要，为提高教育教学水平和质量提供支撑。

六、以学生为本，创新编写形式

本套教材在编写形式上坚持创新，在内容设置上注重模块化编写形式，整套教材设立相对统一的编写模块，模块设计分为“必设模块”和“选设模块”两种类型。“必设模块”是每本教材必须采用的栏目，使整套教材整齐划一。“选设模块”是每本教材根据课程的特点自行设计，目的是增强课堂互动和教材的可读性，提高学习的目的性和主动性。模块设置注重融入中医经典，融入课程思政，融入职业技能与中医助理执业医师资格考试内容，凸显本轮中医学专业教材编写的“传承创新”特色。

为编写出版一套高质量的精品教材，本套教材建设指导委员会的专家给予了很多宝贵的、建设性的指导意见，参编的几十所院校领导给予了大力支持和帮助，教材的编写专家均为一线优秀教师，他们业务精良，经验丰富，态度认真严谨，为本套教材的编写献计献策、精益求精、无私奉献，付出了辛勤的汗水和努力，在此一并表示衷心感谢。

本套教材目标明确，以满足高等职业院校中医药类专业教育教学需求和应用型中医药学人才培养目标要求为宗旨，旨在打造一套与时俱进、教考融合、特色鲜明、质量优良的中医类高职教材。希望本套教材的出版，能够得到广大师生的欢迎和支持，为促进我国中医类相关专业的职业教育教学改革和人才培养做出积极贡献。希望各院校师生在教材使用中提出宝贵意见或建议，以便不断修订完善，为下一轮教材的修订工作奠定坚实基础。

中国医药科技出版社

2022年6月

前言

本教材根据高职高专中医药类专业培养目标和主要就业方向及基层医疗岗位职业能力要求，按照本套教材的编写指导思想和原则要求，结合本课程的课程标准，由7所高职高专院校12位从事教学的一线教师精心编写而成。

本教材以培养“技术技能型”人才为目标，以职业技能培养为根本，注重“三基五性”。教材内容以“实用、够用”为度，以讲清概念、联系临床为重点，突出“简明扼要”的特色，删繁就简、重点突出，在尽量保持本学科系统性、完整性、科学性的基础上，力求突出实践性和应用性，突出基础课程为专业课程和临床实践服务的宗旨，并与国家执业医师资格考试相衔接。本教材共12章，设有“岗位情景模拟”模块，引入相关的临床病例，使学生能更好将理论与实际相联系，培养学生分析和解决实际问题的能力；教材还设有“学习目标”“知识拓展”“目标检测”等模块，可强化学习内容，增强教材的趣味性和可读性。

本教材为书网融合教材，即纸质教材有机融合电子教材，配有题库、教学课件、微课等数字化资源，为学生提供生动、形象、便捷的学习资源。

本教材的编写分工如下：第一章绪论由孙秀玲编写；第二章细胞的基本功能由郝玲编写；第三章血液由卢静编写；第四章血液循环由李永格编写；第五章呼吸由吕昆编写；第六章消化与吸收由张翠翠编写；第七章能量代谢与体温由李丛丛编写；第八章排泄由侯炳军编写；第九章感觉生理由李智红编写；第十章神经系统的功能由陈亚奇编写；第十一章内分泌由陈文编写；第十二章生殖由唐君编写。数字化内容的编写分工同纸质教材。

本教材在编写过程中，得到各参编院校的大力支持，在此表示衷心感谢。尽管各编者为了保证教材的质量竭尽全力，但由于水平所限，教材中难免存在疏漏和不足，敬请读者提出宝贵意见，以便不断更新和完善。

《生理学》编委会

2022年5月

CONTENTS 目录

第一章　绪　论

PPT

学习目标

知识要求：

1．掌握新陈代谢、刺激、反应、兴奋性、可兴奋组织、内环境、内环境稳态、反馈、正反馈、负反馈的概念；正、负反馈的生理意义；机体功能活动的调节方式。

2．熟悉生理学与医学的关系。

3．了解生理学的研究内容和方法。

技能要求：

1．熟练掌握运用脊髓对躯体运动的反射来分析反射弧的完整性与反射活动的关系。

2．学会应用所学知识揭示机体与环境之间的辩证统一。

岗位情景模拟 1

患者，男性，28 岁。不慎掉入约 100℃的热水池中，躯干、会阴、双手、双下肢被烫伤。自觉双下肢钝痛，其余被烫伤处剧痛。创面可见水疱，表皮脱落，肿胀，有淡黄色液体渗出。

诊断：大面积烫伤。

问题与思考

1．烫伤后对机体的内环境有何影响？

2．烫伤后机体有哪些生理功能的调节方式参与调节？

答案解析

生理学是生物科学的一个分支，是研究生物体及其各组成部分的正常生命活动及其活动规律的一门科学。生物体是指从单细胞生物到复杂的人体在内的所有有生命现象物体的总称。生物体所表现的各种功能活动（诸如呼吸、循环、泌尿等）统称为生命活动。

第一节　生理学概述

一、生理学的研究对象和任务

生理学是以正常人体为研究对象，专门研究正常人体各组成部分的生命活动及其规律，因此也被称为人体生理学。按照研究对象，相应产生了动物生理学、植物生理学等。

生理学的任务在于阐明正常生命活动的具体过程、产生原理，以及机体内、外环境变化对这些功能活动的影响和机体所进行的相应调节，从而揭示各种功能活动在整体生命活动中的意义。

二、生理学与医学的关系

医学的主要目的是防治疾病，促进人类健康。医学生只有全面系统地掌握机体各系统、各器官的正常生命活动规律，才能正确认识、预防和治疗各种疾病。因此生理学是医学基础课程，是医学生必修的专业基础课。对医务人员来说，不具备人体生理的基本知识，就不能正确认识疾病、诊断疾病和治疗疾病。

三、生理学的研究方法

生理学既是一门理论科学，又是一门实验科学。生理学的诸多知识都是来自实践。从生理学的发展史来看，生理学真正成为一门实验科学是从17世纪开始。在17世纪初，英国生理学家威廉·哈维（William Harvey，1578~1657），首先用动物活体实验，阐明了血液循环的途径和规律，证明了心脏是循环系统的动力器官。1628年，正式出版的《心血运动论》是历史上第一本基于实验证据的生理学巨著。

生理学的某些研究可在不损害人体健康的前提下直接在人体上进行观察，但大多数情况下需要利用活体动物实验进行研究，以获得人体功能知识，探讨人体的某些生理功能。生理学实验分为动物实验和人体实验。

（一）动物实验

动物实验可分为急性动物实验和慢性动物实验两大类。

1. 急性动物实验 急性动物实验可分为离体与在体实验两种。离体实验是指从活着的或刚处死的动物身上取出所需要的器官、组织或细胞，放置于适宜的环境下观察其功能状态（如离体蛙心灌流）；在体实验是在动物麻醉条件下，手术暴露出所需观察的组织或器官，当即进行实验（如神经、体液因素对血压的影响），直接观察和记录。急性动物实验的优点是条件比较简单，容易控制，便于进行直接的观察和细致的分析；结论比较可靠；干扰因素少；但与机体正常、完整的功能状态有一定区别；尤其是离体实验的结果。

2. 慢性动物实验 慢性动物实验是以完整、清醒的动物为研究对象，在尽可能接近自然状态下进行实验，以便能在较长的时间内观察和记录某些生理功能的改变（如消化液的分泌）。慢性动物实验的结论更接近正常整体状态，但实验周期长，干扰因素多，实验条件不易控制。

（二）人体实验

以人体为对象的实验必须在无创伤或科学实验伦理允许和受试者知悉同意的前提下进行，因此人体实验受到了一定程度上的限制。目前的人体实验主要是实验室观察和调查研究。实验室观察即如在高温舱、低氧舱、失重舱等特殊实验室中，通过对一些志愿者的人体实验而获得许多对高温、高原、宇宙、飞船等特殊环境下的资料。人体调查研究是以群体为对象进行的，如中国人的生理正常值就是通过对大量人群的调查、测量和统计所得到的资料。

四、生理学研究的不同水平

生理学的研究是从细胞和分子、器官和系统、整体三个水平进行。

（一）细胞和分子水平的研究

细胞是构成机体结构和功能的基本单位，体内各个器官系统的功能都是由构成该器官的所有细胞的特性来决定，而细胞的生理特性又是由构成细胞的各个分子，特别是细胞中的大分子的理化特性决定的。在细胞或分子水平上研究生命过程及规律的生理学，称为细胞生理学或普通生理学。当今生命科学研究的基因工程和蛋白质工程等热门课题都属于这一水平的研究。

（二）器官和系统水平的研究

器官和系统水平是研究某一器官或系统的功能，以及这一器官系统在整个机体中的作用，有哪些因素影响和控制它的活动。例如研究药物、离子对心脏生理功能的影响，就需要将实验动物的心脏完整取出后，进行离体观察，这就是器官和系统水平的研究。

（三）整体水平的研究

整体水平的研究是研究关于机体内各器官、系统之间的相互联系和相互影响。机体的各种功能活动相互协调，从而使机体形成一个完整的密不可分的整体。以整个机体为对象，分析研究在各种环境下各器官系统如何相互协调、相互联系、相互影响的规律，称为整体水平的研究。

上述三个水平之间的研究不是孤立的，而是相互联系、相互补充的。因此学习生理学时，要用发展的、辩证的观点来认识生命活动规律。

第二节 生命活动的基本特征

无论是从原始的单细胞生物体还是复杂的高等动物乃至人类，生命现象多种多样，生物学家通过研究发现生命活动的基本特征主要有新陈代谢、兴奋性、生殖和适应性。

一、新陈代谢

新陈代谢（metabolism）是指机体与环境之间不断进行物质和能量交换，以实现自我更新的过程。新陈代谢包括合成代谢（同化作用）和分解代谢（异化作用）两个方面。合成代谢（同化作用）是指机体不断地从外界摄取营养物质，经过改造、转化为自身成分，以实现生长、发育、更新、修复，并储存能量的过程；分解代谢（异化作用）是指机体不断将自身成分分解，转化为代谢产物排出体外，并释放能量的过程。在物质代谢过程中，同时伴随能量代谢，如能量的产生、转化、贮存、释放和利用。新陈代谢是有机体整个生命活动中最基本的特征，一旦新陈代谢停止，生命活动也随之终止。

二、兴奋性

当机体所处的内、外环境发生变化时，其功能活动会发生相应变化，例如：刺激性气味引起打喷嚏或屏气；气温下降时皮肤血管收缩等。活的组织、细胞或机体具有对刺激产生反应的能力或特性称为兴奋性。兴奋性是生物体生存的必要条件。

（一）刺激与反应

凡能引起机体功能活动改变的内、外环境变化称为刺激（stimulus）。机体接受刺激后功能活动的变化称为反应（response）。

刺激按其性质不同可分为：①物理性刺激，如声、光、电、机械、温度、射线等。②化学性刺激，如酸、碱、离子、药物等。③生物性刺激，如细菌、病毒、抗体等。④社会心理性刺激，如社会因素、心理因素、情绪波动等。

并非所有的刺激都能引起机体发生反应。实验证明，能引起机体或组织发生反应，除了机体本身具有兴奋性外，刺激必须具备三个条件：刺激的强度、刺激的持续时间和刺激强度-时间变化率。

1. 刺激的强度 任何性质的刺激必须要达到一定的强度，才能引起机体或组织发生反应。能引起机体或组织发生反应的最小刺激强度称为阈强度（threshold），也称刺激阈或阈值。刺激强度等于阈值的刺激称为阈刺激（threshold stimulus）；刺激强度大于阈值的刺激称为阈上刺激；刺激强度小于阈值的刺激称为阈下刺激。阈刺激和阈上刺激都能引起组织发生反应，称有效刺激；一次阈下刺激不能引起机体发生反应，因此将阈下刺激称为无效刺激。

2. 刺激的持续时间 刺激必须持续一定的时间，才能引起组织反应。如果刺激持续时间太短，即使刺激强度足够，也不能引起组织的反应。例如，医护人员在给患者进行肌肉操作时，应尽可能做到“进针快、出针快”，以缩短刺激时间，减少患者痛苦。

3. 刺激强度-时间变化率 单位时间（秒）内刺激强度增减的量，即强度变化速度称为强度-时间变化率。强度-时间变化率越大，刺激作用越强；反之越弱。例如，在针灸学的针刺治疗中，常采用捻转、提插毫针的操作手法，来达到刺激强度时间-变化率，以加强刺激效果，提高疗效。

（二）兴奋与抑制

机体在安静时，无明显的功能活动表现，但其内部理化过程仍不断进行，处于一种相对静息状态，称为生理静息状态。在静息状态下，机体接受有效刺激时，就会发生反应。根据机体接受刺激后功能活动的变化，可将反应分为兴奋和抑制两种形式。机体接受刺激后，由生理静息状态转变为活动状态，或功能活动由弱变强称为兴奋（excitation）。如在运动或激动时心率加快，心肌收缩力加强，就是组织兴奋的表现。相反，机体接受刺激后由活动状态转变为生理静息状态，或功能活动由强变弱则称为抑制（inhibition）。如睡眠时心迷走神经作用于心脏，引起心率减慢，心肌收缩力减弱，就是组织抑制的表现。

（三）衡量组织兴奋性的指标——阈强度（阈值）

机体各组织兴奋性高低不同，即使是同一组织在不同生理状态下其兴奋性也是不相同的。机体中肌肉、神经、腺体三类组织兴奋性较高，只需很小的刺激即可引起明显的反应，称为可兴奋组织（excitable tissue）。不同组织或细胞在不同的状态下，发生反应所需的阈强度不同，故常以阈强度的大小作为衡量机体组织兴奋性高低的指标。阈强度与兴奋性的高低呈反变关系，即阈强度越小，其兴奋性越高，对刺激反应越灵敏；反之，兴奋性越低的阈强度越大，对刺激反应越迟钝。

三、生殖

生物体发育成熟后，能产生与自己相似的子代个体，以繁衍种族后代的过程称为生殖（reproduction）或自我复制（self-replication）。生物个体均具有一定的生存寿限，为了延绵种族，延缓生命过程，只有通过生殖过程产生新的个体来延续种系。因此生殖是生命的基本特征之一。

四、适应性

机体能根据环境变化而调整体内各种活动，以适应变化的能力称为适应性。以体温的调节为例，适应性分为行为适应和生理适应两种类型，当外界气温升高时，机体可通过减少衣着，借助空调、风扇以维持体温正常，此为体温的行为调节；与此同时，在环境气温较高时，机体皮肤血管扩张，血流加快，通过辐射、传导、对流、蒸发等散热过程，以维持体温正常，为生理性体温调节。

第三节 人体与环境

法国生理学家克劳德·伯尔纳提出：机体生存在两个环境中，一个是不断变化的外环境，一个是比较稳定的内环境。人体之所以能在不断变化的外环境中很好地生存，内环境的相对稳定是首要条件。

一、人体与环境的关系

人体直接生存的环境称为外环境，包括自然环境和社会环境。自然环境为人类提供了阳光、空气和水等，当这些因素发生变化构成刺激时可影响人体生命活动，人体通常通过不断地调整各部分的功能活动和相互关系，使机体和环境维持着平衡统一，保证生命活动的正常进行。但过度的环境变化会超过人体的适应能力而导致疾病，甚至危及生命。

社会环境变化也会影响人体生理功能，如优越的社会制度、适宜的居住条件、良好的文化教育、和谐的人际关系等均可促进健康；反之则可导致人体功能紊乱，甚至引起疾病。

二、内环境及其稳态

（一）体液与内环境

人体绝大多数细胞并不直接与外环境相接触，而是生活在体内的液体环境中。人体内的液体总称为体液。成人体液总量约占体重的60%。其中2/3（约占体重的40%）存在于细胞内，称为细胞内液；其余1/3（约占体重的20%）存在于细胞外，称为细胞外液。细胞外液包括血浆、组织液、淋巴液、脑脊液、房水、体腔液（胸膜腔液、滑膜液、心包液）等。在细胞外液中，血浆约占1/4（约占体重的5%），组织液约占3/4（约占体重的15%）。

体液的各部分彼此隔开而又互相沟通。细胞内液与细胞外液之间隔有细胞膜，而血浆或淋巴液与组织液之间则隔有毛细血管壁或毛细淋巴管壁。细胞膜、毛细血管壁和毛细淋巴管壁都具有一定的通透性，水分、无机盐等一切能透过细胞膜和毛细血管壁的物质均可在细胞内液、组织液和血浆之间进行物质交换。

细胞外液是细胞直接接触或赖以生存的环境，为了与整个机体所处的大自然环境即外环境进行区别，在生理学中将细胞外液称为内环境（internal environment）。

（二）内环境稳态

正常情况下，人体所处的外环境经常发生变化，而内环境的化学成分和理化特性，如O_2和CO_2的含量、离子的组成与浓度、温度、渗透压和酸碱度等，虽然会随外环境的变化而变动，但变动范围很小，这说明内环境具有相对稳定性。因此将内环境的化学成分和理化特性保持相对稳定的状态，称为内环境稳态。

细胞的新陈代谢过程是由很多复杂的酶促反应组成，而酶促反应只有在一定的理化条件下才能顺利进行。因此内环境稳态是细胞进行正常生命活动的必要条件。机体的一切调节活动最终的生物学意义在于维持内环境的相对稳态。一旦内环境稳态遭受破坏，将引起内环境的平衡发生紊乱，细胞新陈代谢障碍，导致疾病，甚至危及生命。

知识拓展

酸碱中毒的判断

酸碱中毒的临床判断主要分为3个步骤。

第一步，首先要看pH。正常的pH是7.35~7.45，如果pH小于7.35就称为酸中毒，如果pH大于7.45即为碱中毒。

第二步，看pH及二氧化碳分压的改变方向。如果是同向的改变，则是代谢性的原因；如果异向的改变，则为呼吸性的原因。

第三步，如果是呼吸性的原因，再看pH以及二氧化碳分压改变的比例，如果二氧化碳分压是（40±5）mmHg，为单纯的呼吸性酸碱中毒。如果是二氧化碳分压每改变10mmHg，则pH反方向的改变为0.08左右。比如二氧化碳分压是30mmHg，pH相应的应该是7.48，如果不符合这个比例，则为呼吸性伴代谢性酸中毒。

第四节　人体生理功能的调节

人体对内、外环境的变化做出适应性反应的过程称为生理功能的调节。人体对各种功能活动调节的方式主要有神经调节（nervous regulation）、体液调节（humoral regulation）和自身调节（autoregulation）三种调节机制。

一、神经调节

神经调节是指通过神经系统的活动实现对机体生理功能的调节。神经调节的基本方式是反射（reflex）。反射是在中枢神经系统的参与下，机体对内、外环境的变化所做出的规律性反应。反射的结构基础是反射弧（reflex arc），包括感受器、传入神经、中枢神经、传出神经和效应器五个环节。反射活动的完成有赖于反射弧的完整。反射弧中的任何一个环节被破坏或功能障碍，反射活动都将消失。

反射的种类很多，按其形成过程和条件不同，可将反射分为非条件反射（unconditioned）和条件反射（conditioned reflex）两大类。

1. 非条件反射　非条件反射是由种族遗传因素决定，人与动物共有的一种初级反射。例如吸吮反射、食物进入口腔引起的唾液分泌反射、角膜反射等。非条件反射的中枢在大脑皮层以下，反射弧较固定、数量有限，多与维持生命的本能活动有关，对个体生存及种族繁衍具有重要意义。

2. 条件反射　条件反射是建立在非条件反射的基础上，经过后天学习而获得的，是一种高级的神经活动，例如望梅止渴。条件反射的中枢在大脑皮层，反射弧不固定，反射活动灵活多变，数量无限，并具有预见性。通过建立条件反射，可以使大量无关刺激成为预示某些环境变化即将来临的信号，从而极大地提高了人体对环境变化的生存与适应能力。

神经调节具有反应迅速、准确，作用时间短暂，作用范围较小等特点，如躯体运动和内脏活动的调节。

二、体液调节

体液调节是指通过体液运输某些化学物质（如激素、神经递质等），对人体器官或组织的功能活动进行的调节。体液调节分为全身性调节和局部性调节两种。如肾上腺髓质分泌的肾上腺素，通过血液循环运输到心脏，使心跳频率加快、心肌收缩力增强、心输出量增多。这种激素经血液运至远隔的组织器官，并影响全身多种组织器官功能的活动，称为全身性体液调节。如进食后，随着碳水化合物在消化道的消化和吸收，血中葡萄糖浓度升高，刺激胰岛产生胰岛素，胰岛素有选择性地作用于机体某些细胞，经多种途径使进餐后血糖恢复到正常水平，这是局部性体液调节。

体液调节与神经调节比较，其调节速度较慢、作用范围较广、持续时间较长（表1-4-1）。

表1-4-1 神经调节与体液调节的区别

	神经调节	体液调节
反应性	反应迅速，精确	反应缓慢，较精确
部位	部位局限	部位广泛
时间	时间短暂	时间持久
意义	对刺激迅速做出适应性反应（应激）	保持内环境稳态（调整）

课堂互动 1-1

人为什么会发生糖尿病？

全班分成八个组，进行小组讨论，最后以说出原因最多的小组获胜。

答案解析

在机体内，神经调节和体液调节密切相关。神经调节在多数情况下处于主导地位。神经系统与全身各器官有广泛的联系，大多数内分泌腺或内分泌细胞直接或间接地接受神经系统的调节，这种情况下体液调节就成为神经调节反射弧传出通路的一个延伸部分，这种调节称为神经-体液调节。如肾上腺髓质受交感神经支配，当交感神经兴奋时，可使肾上腺髓质分泌肾上腺素和去甲肾上腺素增加，从而使神经与体液因素共同参与机体功能的调节活动。

三、自身调节

自身调节是指内、外环境变化时，组织或细胞不依赖于神经或体液调节，由其自身对刺激产生的一种适应性反应。这种调节只局限于少部分组织和器官，在心肌和平滑肌表现较明显。如全身动脉血压在一定范围内升高或降低时，脑的血流量在体动脉压变化时相对恒定，就是通过颈动脉舒缩来实现的。当体动脉压在一定范围内升高时，脑血管自动收缩，增大血流阻力，使脑的血流量不因血压增高而过度增多；反之，体动脉血压在一定范围内降低时，脑血管舒张，降低血流阻力，保障脑血流量不因血压下降而减少过多。一般说来，自身调节的特点是作用准确、稳定与局限，影响范围较小，灵敏度较低，但对维持某些组织、细胞生理功能相对稳定仍具有重要的意义。

第五节　生理功能的自动控制

人体生理功能的各种调节过程与工程技术中的控制过程有诸多相同的规律。按照控制论的原理，可将人体的生理功能调节系统看作一个自动控制系统。这个控制系统是一个闭合的通路，由控制部分和受控部分两部分组成，存在着双向的信息联系。在人体，控制部分相当于反射中枢或内分泌腺；受控部分相当于效应器或靶细胞。将受控部分的状态或所产生的效应称为输出变量。控制部分发出的指令作为控制信息到达受控部分，改变其功能活动的同时，来自受控部分发出的反馈信息返回到控制部分，影响和调整控制部分的功能活动，从而实现自动精确的调节。这种由受控部分发出的反馈信息影响控制部分功能活动的过程称为反馈（feedback）（图 1–5–1）。反馈包括负反馈与正反馈两种方式。

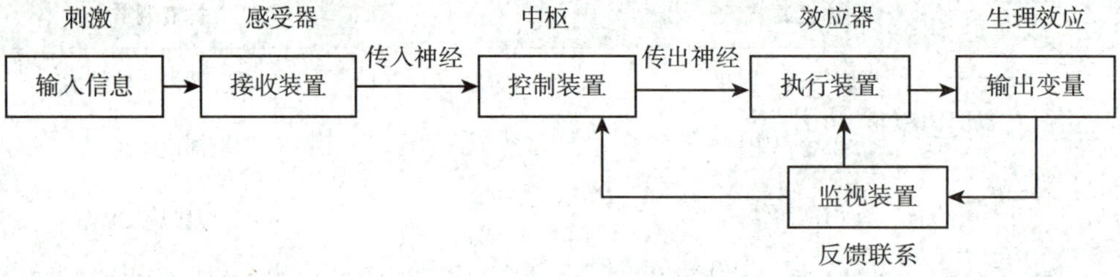

图 1–5–1　机体自动控制系统示意图

一、负反馈

负反馈（negative feedback）是指受控部分发出的反馈信息减弱控制部分功能活动的过程。血糖浓度的调节、血压的调节等需要维持相对稳定的生理状态的调控，均为负反馈调节。负反馈调节是机体维持内环境稳态的最重要的一种调节方式。

二、正反馈

正反馈（positive feedback）是指受控部分发出的反馈信息加强控制部分功能活动的过程。正反馈使控制效应得到加强，促使生理控制过程加强、加快。这种反馈在机体调节控制中常见于需要快速完成的一些生理过程，如血液凝固、排尿反射、排便反射、分娩等均为正反馈的实例。其生理意义在于促使某些生理功能一旦发动起来，就会在最短的时间内以较快的速度来完成。

实训实练一　反射弧的分析

【实训目的】

分析反射弧的组成部分，说明反射弧的完整性与反射活动的关系。

【实训原理】

反射活动的机构基础是反射弧，反射弧有五个构成部分，分别为感受器、传入神经、反射中枢、传出神经和效应器。反射弧的结构和功能的完整是实现反射活动的必要条件。反射弧的任何一部分被破坏，都将导致反射活动不能进行。

【实训用品】

蛙或蟾蜍、蛙解剖器械、铁支架、双凹夹、肌夹、小烧杯、滤纸片、0.1%的盐酸溶液等。

【实训步骤】

1. **脊蛙的制作** 左手握紧蛙体，右手将粗剪刀横插入蛙口，剪去蛙头部，保留下颌和脊髓，制成脊蛙。

2. **检查右足趾屈肌反射** 将悬挂的蛙右足趾浸入装有0.1%盐酸的小烧杯中，观察其有无屈肌反射。

3. **剥去右足趾皮肤** 剥去右下肢皮肤，重复第一步，观察有无屈肌反射。

4. **检查左足趾屈肌反射** 将悬挂的蛙左足趾浸入装有0.1%盐酸的小烧杯中，观察其有无屈肌反射?

5. **剪断左侧坐骨神经** 取下脊蛙，在蛙左大腿背面皮肤做一纵形切口，用玻璃针分开肌肉，找出坐骨神经并剪断，然后将蛙挂起，用盐酸刺激左足趾，观察有无屈肌反射。

6. **检查搔扒反射** 用浸有0.1%盐酸的滤纸片贴在蛙腹部皮肤，观察有无反应。

7. **捣毁脊髓** 用金属探针插入脊蛙椎管内完全捣毁脊髓，用浸有0.1%盐酸的滤纸片贴在蛙腹部皮肤，观察有无反应。

【注意事项】

1．用盐酸刺激足趾时间不能过长，只能几秒钟，以防止皮肤损伤。足趾不应触及小烧杯的底或边缘。

2．每次用盐酸刺激出现反应后，应立即用清水蛙足，并用纱布擦干，以免盐酸被稀释。

3．剥皮时，注意足趾的皮肤必须剥干净。

目标检测

答案解析

一、单项选择题

1．维持内环境稳态的重要调节方式是（　）

A．体液调节　　B．自身调节　　C．正反馈调节
D．负反馈调节　　E．自身调节

2．衡量组织兴奋性高低的指标是（　）

A．动作电位　　B．反应　　C．静息电位
D．刺激　　E．阈电位

3．神经调节的基本方式是（　）

A．反射　　B．反应　　C．神经冲动
D．正反馈调节　　E．负反馈调节

4．下列属于正反馈调节的是（　）

A．排尿反射　　B．吸吮反射　　C．减压反射
D．血糖浓度的调节　　E．以上都是

5. 内环境是指（　）

A. 细胞内液　　B. 细胞外液　　C. 体液

D. 组织液　　E. 血液

6. 可兴奋组织（　）

A. 神经、肌肉、腺体　　B. 神经、软骨、腺体　　C. 血液、肌肉、腺体

D. 神经、腺体、脂肪　　E. 骨骼、肌肉、神经

二、简答题

1. 生命的基本特征是什么？
2. 人体生理功能的调节方式有哪些？
3. 正反馈的生理意义是什么？

（孙秀玲）

书网融合……

知识回顾　微课1　微课2　微课3　微课4

微课5　习题

第二章 细胞的基本功能

PPT

学习目标

知识要求：

1. 掌握细胞膜的跨膜物质转运方式；静息电位和动作电位的概念及其产生原理；极化、去极化、复极化、超极化、阈电位、兴奋–收缩耦联等概念；骨骼肌神经–肌肉接头处的兴奋传递过程及特点。

2. 熟悉受体的概念和功能；动作电位及局部电位的特点；肌细胞的收缩原理、影响肌肉收缩效能的因素。

3. 了解细胞的跨膜信号转导功能；兴奋在神经纤维上的传导机制；肌细胞兴奋–收缩耦联的过程。

技能要求：

学会结合所学知识分析相关临床问题，培养逻辑思维能力和探究生命现象的学习兴趣。

岗位情景模拟 2

患者，男，40岁，农民。在田地里喷洒有机磷农药后出现烦躁不安、头痛、瞳孔缩小、视物模糊、流涎、出汗、恶心、呕吐、腹痛、颜面和四肢肌肉颤动等症状。送至医院检查，确诊为有机磷农药中毒。医生在迅速给予清除毒物的基础上，同时使用解磷定和阿托品两种药物进行治疗。

问题与思考

1. 为什么患者会出现颜面和四肢肌肉颤动的症状？
2. 使用解磷定治疗的原理是什么？

答案解析

生物细胞是构成人体最基本的结构和功能单位。组成人体的细胞大约有 10^{14} 个，分布于身体的不同部位，执行着特定的功能。尽管构成人体的细胞种类繁多，但是对于所有细胞或某些细胞群体而言，许多基本的功能活动具有普遍性。本章主要介绍细胞具有共性的基本功能，包括跨膜物质转运功能、信号转导功能以及生物电现象。

第一节　细胞膜的基本结构和物质转运功能

一、细胞膜的基本结构和化学组成

细胞膜是分隔细胞内含物与周围环境的一层膜性结构，也称为质膜，主要由脂质、蛋白质和少量的糖类物质组成。这些化学成分在膜上的排布，学术界认可的是液态镶嵌模型（fluid mosaic model）学说。该学说认为，细胞膜是以液态的脂质双分子层为基架，由镶嵌着许多形态不同、功能各异的蛋白质和糖链共同组成（图2-1-1）。两层脂质分子的亲水端分别朝向细胞膜的内表面和外表面，而疏水端朝向细胞膜内部，共同构成细胞的屏障，把细胞内容物和周围环境分隔开来，保证细胞生存在一个相对独立稳定的环境中，对于细胞正常形态的维持以及生命活动的进行，发挥着极其重要的作用；而细胞膜所具有的各种功能主要取决于脂质双分子层中蛋白质的作用。

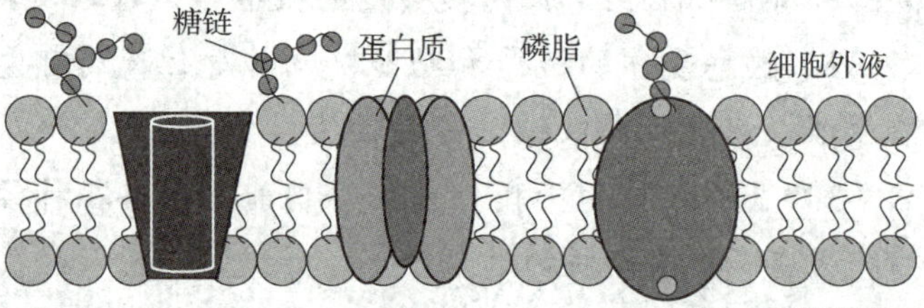

图2-1-1　细胞膜的基本结构——液态镶嵌模型示意图

二、细胞膜的跨膜物质转运功能

细胞膜的脂质双分子层是一个天然屏障，理论上只有脂溶性物质才可能通过，存在各种离子、水溶性分子以及大分子都难以跨越细胞膜脂质双分子层的疏水区，从而使细胞内外溶质的成分和浓度显著不同。细胞时刻在进行着新陈代谢，需要不断地从外界摄取氧和营养物质，同时排出代谢产物，这些物质的进入和排出都要经过细胞膜的物质转运才能实现。依据进出细胞物质的分子大小、脂溶性以及带电性等的不同，细胞跨膜物质转运有多种形式。

（一）小分子物质的跨膜物质转运

1. 单纯扩散（simple diffusion） 单纯扩散是指脂溶性小分子物质从高浓度一侧向低浓度一侧跨细胞膜转运的过程。单纯扩散是一种简单的物理扩散，不需要膜蛋白的参与也不需要消耗额外的生物能量。一般来说，能以单纯扩散方式跨膜流动的物质只有脂溶性物质和少数分子量很小的水溶性物质。例如O_2从氧分压较高的细胞外液通过膜脂质进入细胞内；CO_2从分压较高的细胞内经膜脂质扩散至细胞外液；此外，N_2、乙醇、尿素和甘油等低分子量极性分子，也可由高浓度一侧经单纯扩散方式跨膜转运。水是不带电的极性小分子，也能以单纯扩散的方式转运，但扩散速度很慢。另外，水分子还可以通过水通道进行跨膜转运。影响单纯扩散速度和量的因素主要有两个：①通透性：指物质通过细胞膜的难易程度。脂溶性高而分子量小的物质容易穿越脂质双分子层，即通透性较大，其单位时间被转运的量也就较多。②浓度差：这是物质扩散的动力。物质在细胞膜两侧的浓度差愈大，扩散的量也越大。

但是，对于很多细胞新陈代谢的必需物质，如离子、葡萄糖、氨基酸等水溶性小分子物质来说，是很难以单纯扩散的方式通过的，它们必须借助细胞膜上某些特殊蛋白质，才能实现跨膜的过程，因此被称为膜蛋白介导的跨膜转运。

2. 易化扩散（facilitated diffusion） 易化扩散是指非脂溶性或脂溶性很小的物质，借助细胞膜上特殊蛋白质的帮助，从细胞膜的高浓度一侧向低浓度一侧转运的过程。易化扩散和单纯扩散一样也是顺浓度差转运，所以也不需要消耗额外的生物能量。它与单纯扩散不同的是其借助膜蛋白才能进行。参与易化扩散的膜蛋白主要有载体蛋白和通道蛋白两种，因此易化扩散分为以下两种形式。

（1）载体蛋白介导的易化扩散 小分子水溶性物质经载体蛋白的介导，顺浓度梯度的跨膜转运称为由载体介导的易化扩散。载体是一些贯穿脂质双分子层的结合蛋白，它与溶质的结合位点随构象的改变而交替暴露于膜的两侧。当它在溶质浓度高的一侧与溶质结合后，即引起膜蛋白构象的改变，把物质转移到浓度低的一侧，然后与物质分离，由此完成跨膜转运。由于载体与底物经历“结合—变构—分离”等一系列过程，因此转运速率比较慢，为200~50000个/秒，但是在转运过程中并不消耗能量，可以反复使用。体内葡萄糖、氨基酸等物质顺浓度梯度转运就是借助载体蛋白完成的（图2-1-2）。

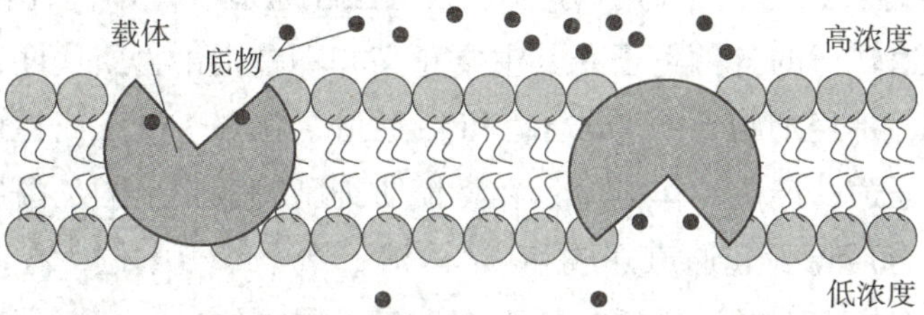

图2-1-2 葡萄糖载体转运过程示意图

经载体蛋白介导的易化扩散具有以下特点。

①高度特异性：即载体的结合位点仅能选择性地与具有特异性化学结构的某一种或几种物质结合。例如体内的葡萄糖载体只能转运葡萄糖（六碳糖），木糖（五碳糖）则不能被转运，这是因为载体的结合位点与被转运物质之间具有严格的化学结构上的适配性。

②饱和现象：当被转运的物质在细胞膜两侧的浓度差超过一定限度时，扩散量保持恒定，不再随浓度差的增加而增大，转运速率恒定，达到饱和。这是由于载体蛋白及结合位点的数量均相对固定，限制了所能结合物质的最大量。

③竞争性抑制：是指化学结构相似的溶质经同一载体转运时出现的相互竞争现象。表现为一种物质扩散量增多时，另一种物质的扩散量就会减少。这也与载体和结合位点数量有限有关。

（2）通道蛋白介导的易化扩散 溶液中的Na^+、K^+、Ca^{2+}、Cl^-等带电离子借助通道蛋白的介导，顺浓度梯度或电位梯度的跨膜扩散，称为由通道介导的易化扩散。通道蛋白是细胞膜上的一种具有跨膜结构的整合蛋白，当通道蛋白受到某种刺激而发生构型改变时，分子内部便形成允许某种离子通过的亲水性孔道，即通道开放，相应的离子在浓度梯度或电位梯度的推动下由膜的高浓度一侧转移到低浓度一侧（图2-1-3）。细胞膜上有20~40种离子通道。

经通道蛋白介导的易化扩散具有以下特点。

①转运速度快：据测定，经通道扩散的转运速率可达106~108个/秒，远大于载体的转运速率。离子扩散速率的大小，不但受膜两侧离子的浓度差影响，而且还受膜两侧电位差的影响。也就是说，离子的跨膜转运受电－化学梯度影响，电－化学梯度愈大，驱动力就愈大。

②离子选择性：每种通道蛋白只对一种或几种离子有较高的通透能力，而对其他离子的通透性很小或不通透。根据通道对离子的选择性，将通道分为钠通道、钾通道、钙通道、氯通道等。

③门控性：在通道蛋白分子内有一些可移动结构或化学基团，在通道内起“闸门”作用。静息状态下，多数“闸门”处于关闭状态（图2-1-3左），即使细胞膜两侧存在浓度差或电位差，离子也不能通过；只有受到刺激时才发生分子构象的变化，引起“闸门”开放（图2-1-3右），离子才能顺电-化学梯度通过通道实现跨膜转运。

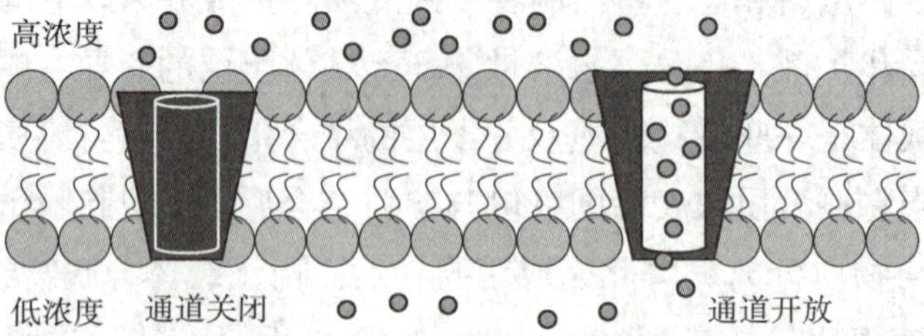

图2-1-3　通道转运过程示意图

根据对不同刺激的敏感性，将离子通道分为电压门控性通道、化学门控性通道、机械门控性通道等。需要指出的是，经通道转运的各种离子，其主要意义并不是用于物质代谢，而是参与跨膜信号转导和细胞生物电活动。例如，神经细胞上的Na^+通道和K^+通道，就属于电压门控通道，当细胞膜两侧膜电位发生改变时可打开这些通道，产生动作电位；在骨骼肌细胞终板膜上的乙酰胆碱门控通道，属于化学门控通道，和乙酰胆碱结合后可引起通道开放和Na^+内流，产生终板电位；在听觉的毛细胞上有机械门控性通道，当膜的局部受牵拉变形时被激活，从而产生感受器电位。

单纯扩散和易化扩散均利用顺浓度差（或电位差）完成转运，不需要细胞另外提供生物能量，因而这类转运称为被动转运（passive transport）。

3. 主动转运（active transport）　某些物质借助膜蛋白，通过本身的耗能过程，将物质分子或离子逆浓度梯度或电位梯度进行的跨膜转运过程称为主动转运。主动转运又可按照膜蛋白在转运物质时是否直接消耗能量，分为原发性主动转运和继发性主动转运。

（1）原发性主动转运　细胞直接利用代谢产生的能量将物质逆浓度梯度或逆电位梯度转运的过程称为原发性主动转运（primary active transport），介导这一过程的膜蛋白称为离子泵。离子泵可将细胞内的ATP水解为ADP，并利用高能磷酸键打开后释放的能量完成离子的跨膜转运。离子泵具有水解ATP的能力，所以也把它称作ATP酶。由于离子泵活动时消耗的能量直接来源于细胞的代谢过程，所以当细胞代谢发生障碍时，将直接影响离子泵的功能，进而影响物质的主动转运。离子泵种类很多，常以它们转运的物质而命名，例如钠-钾泵、钙泵、质子泵（H^+泵）、碘泵等。下面主要介绍钠-钾泵。

钠-钾泵普遍存在于哺乳动物的细胞膜上，简称钠泵（sodium pump），也称为Na^+-K^+依赖式ATP酶。当细胞内的Na^+浓度升高或细胞外的K^+浓度升高时，就可以激活钠泵。激活后的钠泵，逆浓度差将细胞内Na^+转运到细胞外，并将细胞外的K^+转运到细胞内。每分解1分子ATP释放的能量将3个Na^+移出胞外，同时将2个K^+移入细胞内，从而维持细胞内外的Na^+和K^+浓度差。由于钠泵的活动，形成了“膜内高K^+、膜外高Na^+”的不均匀分布状态（细胞外的Na^+浓度是细胞内的12~13倍；细胞内的K^+浓度约比细胞外高30倍）（图2-1-4）。

细胞能量代谢产生的ATP，有大约1/3以上用于维持钠泵的活动，因此钠泵的活动具有重要的生理意义：①钠泵活动造成的细胞内高K^+，是许多代谢反应进行的必需条件。②维持细胞内渗透压和细胞容积。③形成和保持细胞内外Na^+、K^+不均匀分布是生物电产生的前提。④建立Na^+的跨膜浓度梯度，为继发性主动转运提供势能储备。⑤钠泵活动是生电性的，可直接影响膜电位。钠泵活动增强，可使细胞膜内电位的负值增大。

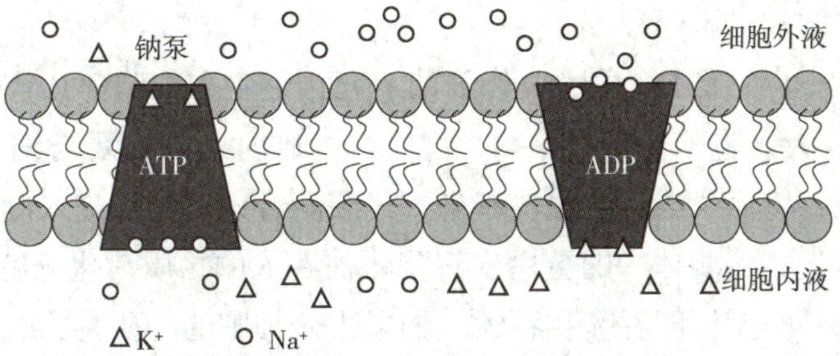

图2-1-4 钠泵活动过程示意图

体内广泛分布的另一种离子泵是钙泵（calcium pump），也称Ca^{2+}-ATP酶，广泛分布于质膜、内质网或肌浆网膜上。其作用是逆浓度梯度转运Ca^{2+}，使胞质内的游离Ca^{2+}浓度仅为细胞外浓度的万分之一左右。这种胞质低钙的维持，为细胞发生Ca^{2+}触发的生理调节过程如肌细胞收缩、神经递质释放等提供了条件。

（2）继发性主动转运 有些物质主动转运所需的驱动力并不直接来自ATP的分解，而是利用原发性主动转运所形成的离子浓度梯度进行的物质逆浓度梯度或电位梯度的跨膜转运方式，这种间接利用ATP能量的主动转运过程称为继发性主动转运（secondary active transport），也称为联合转运。根据联合转运物质的转运方向不同，继发性主动转运又分为两种形式。①同向转运：是指联合转运的物质为同一方向。例如葡萄糖在小肠黏膜上皮处的吸收就是通过Na^+-葡萄糖联合转运体的同向转运实现的。Na^+-葡萄糖联合转运体位于肠黏膜上皮细胞朝向肠腔的顶端膜，钠泵和葡萄糖载体位于上皮细胞面向组织液的基底侧膜区；钠泵活动造成细胞内低Na^+，并在顶端膜的膜内、外形成Na^+浓度差；膜上的同向转运体则利用Na^+的浓度势能，将肠腔中的Na^+和葡萄糖分子一起转运至上皮细胞内。这一过程中，Na^+的转运是顺浓度梯度进行的，是转运过程的驱动力，而葡萄糖分子的转运是逆浓度梯度的，属于继发性主动转运。此外，葡萄糖、氨基酸等在肾小管上皮也是以同样的模式被重吸收的。②逆向转运：指联合转运的物质方向相反，也称交换。例如，心肌细胞上的Na^+-Ca^{2+}交换就是利用钠泵活动造成的膜两侧Na^+浓度势能，将细胞内的Ca^{2+}外移，以维持胞质内低游离Ca^{2+}的状态。（图2-1-5）

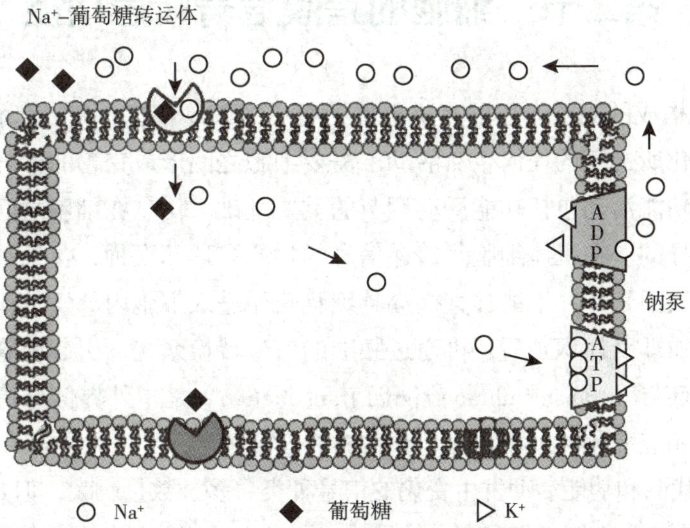

图2-1-5 继发性主动转运示意图

（二）大分子物质的跨膜物质转运

大分子和颗粒物质不能直接穿过细胞膜，而是由膜包围形成囊泡，通过膜包裹、膜融合和膜离断等一系列过程完成转运，称为膜泡运输。膜泡运输是一个主动的过程，需要消耗能量，也需要多种蛋白质的参与。膜泡运输包括入胞和出胞两种方式。

1. 入胞　细胞外大分子物质或物质团块如细菌、死亡细胞和细胞碎片等，被细胞膜包裹后以囊泡的形式进入细胞的过程称为入胞（endocytosis）。物质在入胞时，首先要与细胞膜接触，引起该处的细胞膜发生内陷或伸出伪足，将团块或颗粒包裹起来，经膜融合、离断后进入胞内，形成直径较大的吞噬泡。吞噬泡与溶酶体融合后，溶酶体中的蛋白水解酶将被吞入的物质消化分解（图2-1-6A）。根据摄入物的不同，入胞又分为两种类型，即吞噬和吞饮。如果进入细胞的物质是固态，称为吞噬。吞噬只发生在一些特殊的细胞上，如巨噬细胞、中性粒细胞等。如果进入细胞的物质是液态，则称为吞饮。吞饮是体内大分子物质，如蛋白质分子进入细胞的唯一途径。

2. 出胞　细胞内大分子物质或物质团块以分泌囊泡的形式排出细胞的过程称为出胞（exocytosis）。出胞主要见于腺细胞的分泌以及神经末梢递质的释放等。分泌物通常是在粗面内质网的核糖体上合成，再转移到高尔基体加工成分泌囊泡，囊泡逐渐移向细胞膜的内侧，并与细胞膜发生融合、破裂，最后将囊泡内容物释放到细胞外（图2-1-6B）。不同细胞的出胞形式不同。有持续进行的，如小肠黏膜杯状细胞持续分泌黏液的过程；也有调节性的出胞过程，如神经末梢递质的释放就是动作电位到达神经末梢时才引起出胞过程。

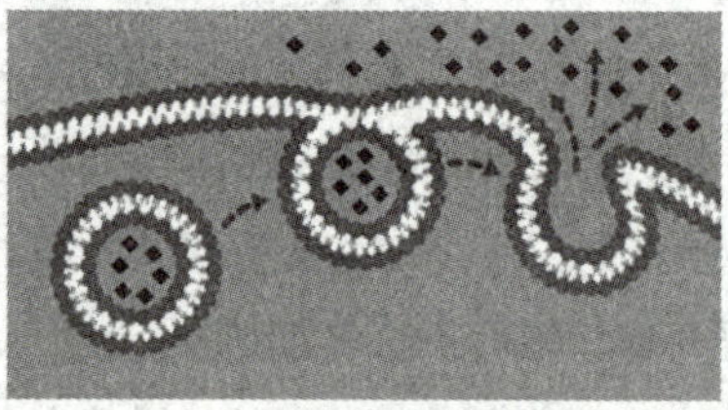
A. 入胞过程

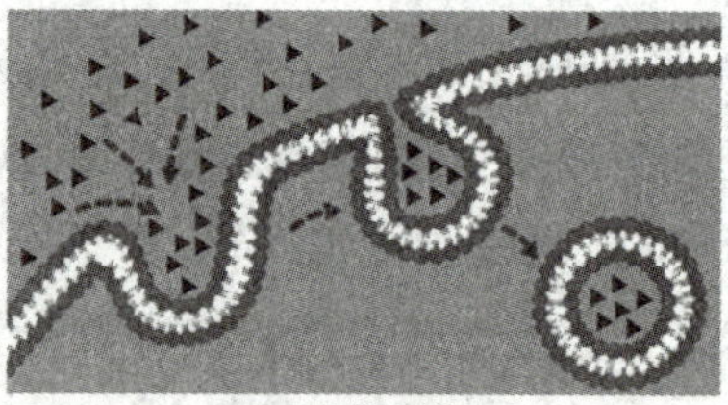
B. 出胞过程

图2-1-6　膜泡运输示意图

第二节　细胞的跨膜信号转导功能

人体是由大量细胞构成的高度有序的有机整体，每一个细胞都在一定的部位执行特定专门的功能。为了适应内、外环境变化所进行的任何生命活动，需要细胞之间形成完善的信号交流机制进行协调、配合。这是机体实现各种功能活动包括功能活动调节的重要基础。信息在细胞之间以及细胞内各部分之间的交换是由信号物质介导的。在机体细胞间传递信息的物质多达几百种，包括神经递质、激素、细胞因子等。对于多数信号物质而言，并不能够直接穿越细胞膜而进入细胞内部发挥作用，必须被细胞膜上具有特殊感受结构的蛋白质即受体识别后，再通过膜上的信号转换系统，引起细胞内信号的改变，进而调节细胞功能。跨膜信号转导（transmembrane signal transduction）是指外界信息跨越细胞膜传入细胞内并引起细胞内代谢和功能相应变化的过程。

尽管能够引起细胞代谢和功能活动发生变化的信号种类繁多、数量巨大，但是信号跨膜转导亦有一些共性：①大多数信息都是首先作用于细胞膜上的受体，引发一系列信号分子的按顺序激活，进而引发细胞代谢和功能的变化。②信号跨膜转导是通过少数几类途径实现的。③信号在跨膜的同时，还会被放大。

在细胞膜或细胞内存在着一类特殊的蛋白质，它们能识别并结合特异性化学信息进而产生一定的生理效应，被称为受体（receptor）。按其存在的部位，可分为膜受体、胞质和胞核受体，其中膜受体占绝大多数。受体的基本功能有两个：①能识别和结合体液中的信号物质，从而保持细胞对信号物质的高度敏感性和抗干扰性，使信息传递精确、可靠。②能转发化学信息，可激活细胞内许多酶系统产生生理效应。一种细胞可能有几种受体，分别接受不同的化学信号，引起不同的生理效应。目前已被克隆的膜受体有数百种，根据它们的分子结构和信号转导方式，大体可以分为三类，即G蛋白耦联受体、离子通道受体和酶耦联受体。

跨膜信号转导主要由以下途径实现。

一、G蛋白耦联受体介导的信号转导途径

G蛋白耦联受体（G protein-coupled receptor）分布于所有的真核细胞，是最大的细胞表面受体家族之一。所有G蛋白耦联受体都由一条包含七次跨膜的α螺旋的肽链构成，因此也称为七次跨膜受体。由于这类膜受体要通过与膜上的G蛋白耦联才能发挥作用，故称为G蛋白耦联受体。同时，G蛋白耦联受体主要是通过改变细胞内代谢活动而发挥作用，故又称为促代谢型受体。

G蛋白耦联受体介导的信号转导过程复杂，涉及膜上和膜内多种蛋白质或信号分子，主要是通过膜受体，G蛋白（鸟苷酸结合蛋白）、G蛋白效应器、第二信使、蛋白激酶等一系列存在于细胞膜、细胞质和细胞核的信号物质的活动实现的。首先，G蛋白耦联受体与细胞外的信号分子（第一信使）发生特异性结合，激活位于细胞膜内侧面由三个亚单位组成的G蛋白（鸟苷酸结合蛋白）；活化的G蛋白进一步激活膜上的G蛋白效应器（酶和离子通道）；效应器酶又可进一步催化生成第二信使（second message），将细胞外信号分子携带的信息转导至细胞内，后者通过蛋白激酶系统影响细胞内生理过程（图2-2-1）。如腺苷酸环化酶催化细胞内的ATP，产生环磷酸腺苷（cyclic adenosine monophosphate，cAMP）；第二信使在细胞内可以激活相应的蛋白激酶，如cAMP可以激活cAMP依赖性的蛋白激酶A；激活的蛋白激酶使其底物功能蛋白（如离子通道、受体等）发生磷酸化，从而调节细胞功能。

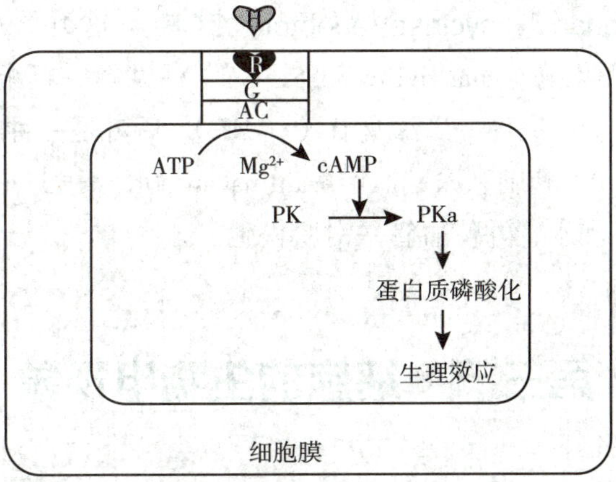

图2-2-1 G蛋白耦联受体介导的信号转导示意图

目前认为，细胞内较重要的第二信使除cAMP外，还包括三磷酸肌醇（inositol triphosphate，IP3）、甘油二酯（diacylglycerol，DG）、环磷酸鸟苷（cyclic guanosine monophosphate，cGMP）和Ca^{2+}等。

典型的G蛋白耦联受体包括肾上腺素能α受体、肾上腺素能β受体和胆碱能M受体等。视网膜接收

光量子的视紫红质（与光信号转导和视觉产生有关）也属于G蛋白耦联受体范畴。临床上许多药物都是通过G蛋白耦联受体发挥作用的。例如，阿托品是胆碱能M受体阻断剂，可以用于扩瞳和解除胃肠痉挛。

二、离子通道受体介导的信号转导途径

离子通道受体（ion channel linked receptor）是一种同时具有受体和离子通道功能的蛋白质分子，属于化学门控性通道。这类受体与某些特定的化学物质结合后，受体蛋白的分子构型发生改变，引起通道快速开放和离子的跨膜流动，导致效应细胞的膜电位变化，引发细胞的功能状态改变（生理效应），从而实现化学信号的跨膜转导。因而这一途径称为离子通道型受体介导的信号转导。终板膜上的乙酰胆碱受体是这类通道蛋白质的典型代表。当神经末梢释放的乙酰胆碱（ACh）与骨骼肌细胞终板膜上的胆碱能受体（AChR）结合后，受体构型发生改变，通道开放，Na^+、K^+等离子跨膜移动，由此引起终板电位的产生（详见本章第四节）。

离子通道受体介导的信号转导特点是路径简单、速度快，从递质结合到产生电效应的时间仅约0.5毫秒，这与神经电信号的快速传导是相适应的。

三、酶联型受体介导的信号转导途径

酶联型受体（enzyme-linked receptor）是指细胞膜上一些既有受体作用又有酶活性的蛋白质，受体的膜外侧面有信号分子的结合位点，起受体作用；受体的膜内侧面具有催化酶的作用，通过这种双重作用来完成信号转导功能。酶联型受体主要有以下三种。

1. **酪氨酸激酶受体（tyrosine kinase receptor，TKR）** 这类受体在膜外侧有结合配体的位点，伸入胞质的一端具有酪氨酸激酶活性，能够使底物在酪氨酸残基上发生磷酸化。多参与调节细胞增殖及分化，故与细胞增殖肥大和肿瘤发生的关系十分密切。部分生长因子是这类受体结合的主要配体。

2. **酪氨酸激酶结合型受体（tyrosine kinase associated receptor，TKAR）** 这类受体与上述酪氨酸激酶受体不同的是，伸入胞质的一端不具有蛋白激酶活性，与胞外的配体结合后可以结合并激活胞质内的某种酪氨酸激酶。这类受体可接受的细胞外信号主要是由巨噬细胞和淋巴细胞产生的各种细胞因子和一些肽类激素，如干扰素、白细胞介素等。

3. **鸟苷酸环化酶受体（guanylyl cyclase receptor，GCR）** 这类受体的膜外侧有结合配体的位点，伸入胞质的一端具有鸟苷酸环化酶（guanylyl cyclase，GC）活性。一旦配体结合于受体，激活的GC可使胞质内的三磷酸鸟苷（GTP）生成环一磷酸鸟苷（cGMP），后者是一种特定第二信使。心房利尿钠肽（atrial natriuretic peptide，ANP）和脑利尿钠肽（brain natriuretic peptide，BNP）是鸟苷酸环化酶受体的重要配体，可刺激肾脏排泄钠和水，并使血管平滑肌松弛。

第三节 细胞的生物电现象

机体生命活动进行的过程中伴随出现的电现象称为生物电（bioelectricity），生物电是所有活细胞都具有的基本生命现象。临床上用作诊断的心电图、脑电图和肌电图等都是利用体表电极将各器官的生物电活动引导至放大器和描记装置后记录到的，对许多疾病的诊断具有重要价值。由于生物电发生在细胞膜的两侧，故称为跨膜电位，简称膜电位（membrane potential）。跨膜电位主要包括安静状态时的静息电位和受到刺激后产生的动作电位。

知识拓展

生物电的临床应用

生物电是一切活细胞普遍存在的生命现象。人体许多生理活动都与生物电变化有密切关系，器官结构和功能的改变也可通过其生物电反映出来。临床上，检测和分析生物电是否正常可以帮助诊断疾病，如检测大脑神经细胞电活动的脑电图、检测心肌细胞电活动的心电图、检测肌细胞电活动的肌电图等。另外，通过对生物电的干预还能起到一定的治疗作用，例如电击除颤对心脏骤停的抢救、残疾肢体特定部位埋藏电子芯片促进患者的功能康复等，都已经获得了成功。

一、静息电位

（一）静息电位的测定与概念

使用细胞生物电测定装置记录神经纤维的静息电位，将一只电极（参考电极A）置于细胞外，使之保持在零电位水平；另一只电极（测量电极B）为尖端极细的微电极，插入细胞内，两个电极之间的电位差就能够反映出细胞内外的电位差。当电极A和电极B均置于细胞膜外时，示波器荧光屏上的光点显示在零电位水平，说明细胞膜外两点之间没有电位差。当把电极B插入到细胞内时，荧光屏上的扫描线立即向下移动，并停留在一个较稳定的负值水平，说明细胞内外出现了电位差。这种细胞在静息状态下，存在于细胞膜内外两侧的电位差称为静息电位（resting potential，RP）。（图2-3-1）

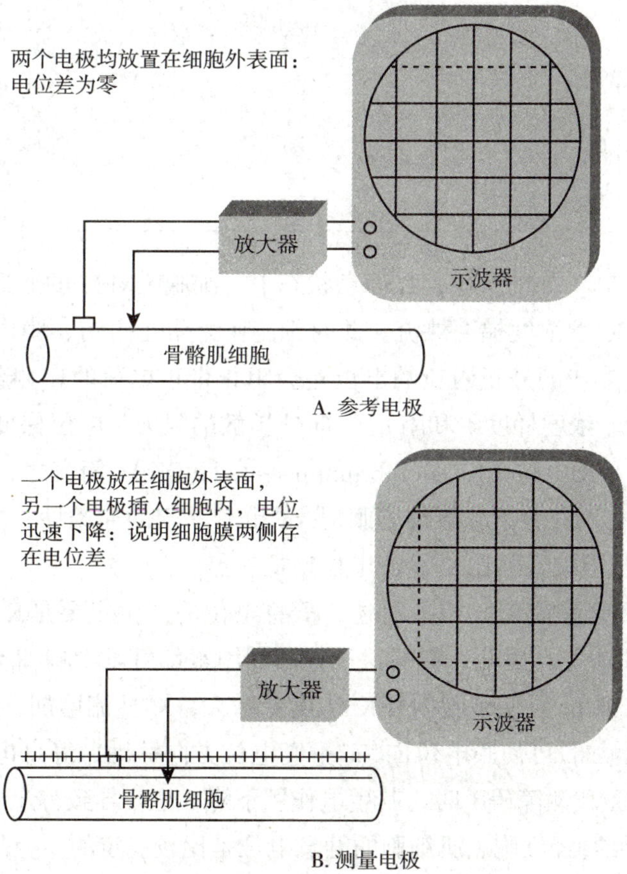

图2-3-1　神经纤维静息电位测定示意图

体内绝大多数细胞的静息电位都是负电位，范围在-10~-100mV之间。例如骨骼肌的静息电位约-90mV，神经纤维为-70~-90mV，红细胞为-10mV等。静息电位的大小通常以其数值的大小来判断，与“-”无关，数值越大表示膜两侧的电位差越大，即静息电位越大。例如从-70mV变化到-90mV，称为静息电位增大；反之则称为静息电位减小。生理学中将静息时细胞膜内负外正的稳定状态称为极化（polarization）。静息电位的增大称为超极化（hyperpolarization）；静息电位的减小称为去极化（depolarization）；细胞膜去极化后再向静息电位方向恢复，称为复极化（repolarization）。静息电位与极化状态是一个现象的两种表达方式，它们都是细胞处于静息状态的标志。

（二）静息电位的产生机制

1. 生物电产生的条件 生物电的产生机制，目前普遍采用“离子流学说”来解释。该学说认为，生物电的产生是带电离子的跨膜扩散造成的，离子跨膜扩散有两个必备条件。

（1）前提　通道的选择通透性。细胞处于静息状态时，细胞膜对K^+的通透性较大，对Na^+的通透性很小，而对胞内的有机负离子几乎没有通透性。

（2）动力　细胞膜内外离子的浓度差。如前所述，细胞膜上钠泵通过主动转运使得膜两侧Na^+和K^+的不均匀分布（表2-3-1，膜外高Na^+、膜内高K^+），具很高的浓度差，是离子扩散的直接动力。

表2-3-1　哺乳动物骨骼肌细胞内外离子浓度（mmol/L）和扩散趋势

离子	细胞外液浓度（mmol/L）	细胞内液浓度（mmol/L）	细胞内外浓度比	扩散趋势
Na^+	145.0	12.0	1：12	内流
K^+	4.5	155.0	39：1	外流
Ca^{2+}	10^{-4}	1.0	1：10^4	内流
Cl^-	120.0	4.0	1：30	外流
A^-		155.0		外流

2. 静息电位的产生机制 如前所述，在静息状态下，细胞膜对K^+的通透性较大，在钠泵的作用下膜内K^+浓度远高于膜外，K^+顺浓度梯度外流。此时细胞膜外带正电荷、膜内带负电荷，膜两侧出现了电位差。这种由于K^+外流形成的外正内负的电位差会阻止带正电荷的K^+继续外流，形成外流的阻力。当促使K^+向外扩散的动力（浓度梯度）和阻止K^+向外扩散的阻力（电位梯度）达到平衡时，K^+外流停止，此时跨膜电位称为K^+平衡电位（K^+ equilibrium potential，EK）。简言之，静息电位主要是K^+外流形成的电-化学平衡电位。由于安静情况下细胞膜对Na^+也有一定的通透性，少量的Na^+内流也参与了静息电位的形成，因此，静息电位实际比K^+平衡电位略低一点。

3. 静息电位的影响因素及变化 综上所述，静息电位的产生主要是K^+外流形成的，也有少量的Na^+内流和钠泵的生电作用参与。因此，影响这三方面的因素都可以影响细胞的静息电位。例如，细胞外K^+浓度降低时（如低血钾），可使细胞内外K^+浓度差增大，K^+外流增加，结果是静息电位增大；Na^+通透性加大时，Na^+内流增加，可使膜电位向Na^+平衡电位方向移动，静息电位减小；钠泵活动受到抑制（如细胞缺血、缺O_2导致代谢障碍）时，其生电作用下降，也会导致静息电位减小。

在生理情况下，大多数神经细胞、肌细胞的静息电位是比较稳定的。但是也有某些神经细胞和特殊分化的心肌细胞，不能够维持稳定的静息电位，而是呈周期性的去极化，并在此基础上产生动作电位。

例如：窦房结细胞、小肠平滑肌细胞的静息电位就不稳定。

二、动作电位

（一）动作电位的概念及过程

动作电位（action potential，AP）是指可兴奋细胞受到有效刺激后产生的一个迅速可向远处传播的电位变化。动作电位是细胞兴奋的标志，是细胞出现功能活动的前提。也就是说，细胞要表现出功能活动，必先产生动作电位，再由动作电位触发其功能活动出现。

以神经细胞的膜电位变化为例，每一个动作电位都包括一个上升相（去极化）和一个下降相（复极化）。在安静状态下，当神经细胞受到一个有效刺激后，其膜电位从-70mV逐渐去极化达阈电位水平，此后迅速上升至+30mV，形成动作电位的上升支；随后又迅速复极至接近静息电位的水平，形成动作电位下降支；随后出现膜电位低幅缓慢的波动，称为后电位（包括负后电位和正后电位）（图2-3-2）。其中，上升支和下降支共同形成尖锋状的电位变化，称为锋电位；超过零电位的部分，称为超射。锋电位是动作电位的主要组成部分，具有动作电位的主要特征，因此通常意义的动作电位主要指峰电位。

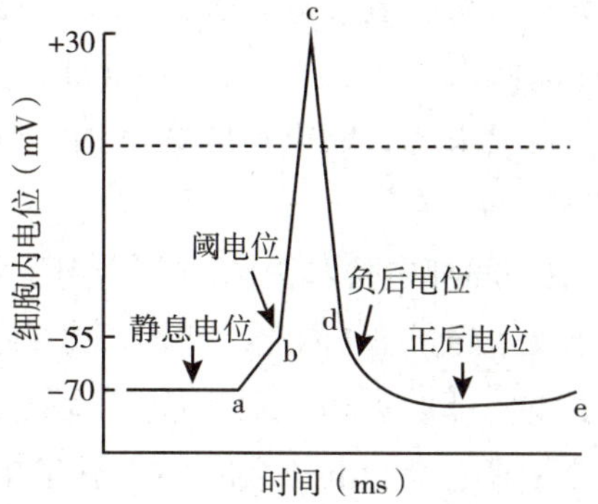

图2-3-2　神经纤维动作电位示意图

ab：膜电位去极化至阈电位；bc：动作电位去极相；cd：动作电位复极相；bcd：锋电位；de：后电位

（二）动作电位的产生机制

在静息状态下，细胞膜外Na^+的浓度比细胞内高得多，有从细胞外向细胞内扩散的趋势，但Na^+能否进入细胞是由细胞膜上钠通道的状态来决定的。

当可兴奋细胞受到有效刺激时，首先是少量兴奋性较高的钠通道开放，少量钠离子顺浓度差进入细胞内，使膜内外电位差减小，发生一定程度的去极化。当膜电位减小到一定程度（即达到阈电位）时，就会引起细胞膜上大量的钠通道同时开放，此时在膜两侧钠离子浓度差（动力）和电位差（阻力）的作用下，使细胞外的钠离子快速、大量地内流，导致膜内正电荷迅速增加，电位急剧上升，形成动作电位的上升支，即去极相。当膜两侧钠离子浓度差和电位差相等时，钠离子停止内流，此时膜两侧的电位差称为Na^+的电-化学平衡电位，形成了内正外负的反极化状态。在这个过程中钠通道开放的时间很短，钠离子内流与去极化形成正反馈（钠离子爆发性内流），随后钠通道失活迅速关闭。而同时细胞膜上的K^+通道被激活而开放，使得细胞膜对K^+通透性增大，K^+在电-化学驱动力作用下大量快速外流，使膜出现迅速复极化，膜内电位急剧下降，当钾离子浓度差和电位差达到平衡时，K^+净外流停止，膜电位基本恢复到静息水平，形成动作电位的下降支，即复极相。

需要注意的是，此时细胞膜电位虽然基本恢复到静息电位的水平，但是由去极化流入的钠离子和复极化流出的钾离子并未各自复位，此时，通过钠钾泵的活动将流入的钠离子泵出并将流出的钾离子泵入，恢复动作电位之前的细胞膜两侧两种离子的不均衡分布，为下一次兴奋做好准备。故在动作电位发生期间，Na^+内流和K^+外流都属于经通道的易化扩散，不消耗能量；而随后离子不均衡分布状态的恢复、静息状态的维持，是由细胞膜上的钠泵逆浓度差转运Na^+和K^+实现的，消耗能量。

综上所述，动作电位的上升相主要是由于Na^+通道激活后Na^+大量快速内流形成的；动作电位的下降支是Na^+通道失活后K^+通道激活K^+快速外流的结果。因此，改变电压门控Na^+、K^+通道本身的特性或者改变细胞膜两侧两种离子的浓度差或膜两侧的电位差，均可影响动作电位。例如，临床上用普鲁卡因作为局部麻醉药，是因为普鲁卡因能够可逆性阻断神经纤维上引起动作电位的电压门控Na^+通道；实验中用氯化胆碱或葡萄糖替代细胞外液中的NaCl，将使动作电位幅度下降甚至消失，主要是改变了细胞外液中的Na^+浓度。

（三）动作电位的引起

1. 阈电位 并不是任何刺激都能产生动作电位，只有达到有效刺激（阈刺激或阈上刺激）时，引起膜上的钠通道大量激活、开放，Na^+大量内流才能触发动作电位，这个能触发动作电位的临界膜电位值称为阈电位（threshold potential，TP）。因此，去极化达到阈电位水平是细胞产生动作电位的必要条件。一般来说，阈电位的数值约比静息电位小10~20mV，如神经纤维的静息电位为-70mV，其阈电位为-55mV左右。

2. 局部电位和总和 单个阈下刺激虽不能触发动作电位，但可使受刺激的局部细胞膜的少量钠通道开放，少量Na^+内流，产生轻微的去极化。这种去极化的幅度达不到阈电位水平，电位波动较小，只限于膜局部的去极化而不能向远距离传播的电位波动称为局部电位（local excitation）或局部兴奋。首先，局部电位的电位数值小，不存在"全或无"，反应幅度会随刺激的强度增大而增大；其次，局部电位呈递减性传播，随传播距离的增加而迅速减小，最后消失，称为电紧张性扩布；最后，局部电位具有总和效应，一次阈下刺激引起的一个局部反应虽然不能引发动作电位，但是多个阈下刺激引起的多个局部反应如果在时间上（多个刺激在同一部位连续给予）或空间上（多个刺激同时在相邻的部位给予）叠加起来，就有可能使膜的去极化达到阈电位，从而引发动作电位。

知识拓展

河豚毒

河豚（河鲀的别称）营养丰富，味道鲜美，有长江第一鲜之称。河豚体内含有一种生物碱——河豚毒素（tetrodotoxin，TTX），是自然界中所发现的毒性最大的神经毒素之一，误食后会引发一系列中毒症状，甚至死亡。

TTX是典型的钠离子通道阻断剂，它能选择性与肌肉、神经细胞的细胞膜表面的钠离子通道受体结合，阻断电压依赖性钠离子通道，从而阻滞动作电位，导致与之相关的生理功能的障碍。由于河豚毒素在极低浓度即可阻塞Na^+通道，使河豚中毒潜伏期缩短，绝大多数人在食用后10~45分钟发病，病情发展迅速，临床表现常先是皮肤有麻木或刺痛感，很快延及手指、四肢及其他部位，产生广泛的肌肉麻痹；消化系统出现呕吐、腹泻，严重者体温和血压下降，最后导致血管运动神经和呼吸神经中枢麻痹而迅速死亡。

河豚毒素对热稳定，于100℃处理24小时或120℃处理20~60分钟方可使毒素完全破坏。治疗上国内外尚无特效解毒剂，中毒后也缺乏有效的解救措施；加上发病急，如果抢救不及时，中毒后最快在10分钟内死亡，最迟4~6小时死亡。

三、兴奋在同一细胞上的传导

可兴奋细胞兴奋的标志是产生动作电位，因此兴奋的传导实质上是动作电位向周围的传播。在细胞膜上任何一点产生的动作电位可沿细胞膜不衰减地传播到整个细胞，这称之为动作电位的传导。如果是发生在神经纤维上，传导的动作电位又称为神经冲动（nerve impulse）。动作电位传导的原理可用局部电流学说来解释（图2-3-3）。

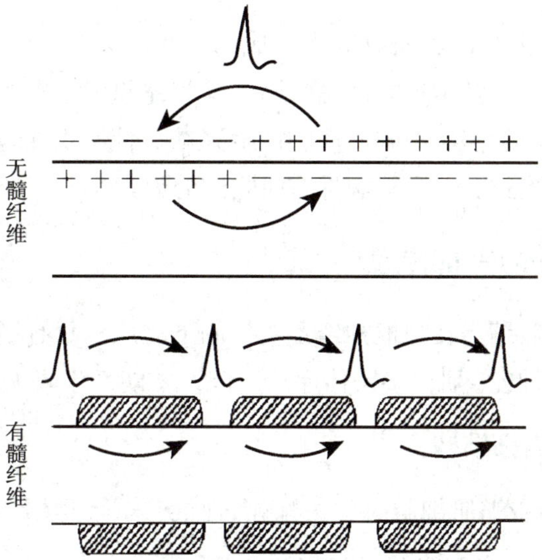

图2-3-3　动作电位在神经纤维上的传导示意图

在无髓神经纤维上，兴奋部位的细胞膜两侧电位呈现内正外负的反极化状态，而与它相邻的未兴奋部位仍处于内负外正的极化状态。因此，兴奋部位与未兴奋部位之间出现了电位差，并由此产生了由正电位到负电位的电流。这种在兴奋部位与邻近未兴奋部位之间产生的电荷移动称为局部电流（local current）。局部电流流动的方向是：在细胞膜内，局部电流由兴奋部位流向未兴奋部位；在细胞膜外，局部电流由未兴奋部位流向兴奋部位。这种局部电流形成对未兴奋部位的有效刺激，使未兴奋部位去极化，当去极化达到阈电位水平时，即可触发该部位爆发动作电位，使它成为新的兴奋部位。这样，兴奋部位与相邻未兴奋部位之间产生的局部电流将不断地向周围移动，使动作电位迅速向四周传播，直到整个细胞膜都发生动作电位为止。由于局部电流可以同时在神经纤维兴奋部位的两端产生，因此动作电位可以从受刺激的兴奋点向两侧传导，称为双向传导。

在有髓神经纤维上，髓鞘具有绝缘作用，局部电流在郎飞结之间形成，使相邻的朗飞结的细胞膜达到阈电位而发生动作电位，呈跳跃式传导。因此，有髓神经纤维的传导速度比无髓纤维或一般细胞的传导速度快得多。

动作电位从产生到传导，具有以下特点。①“全或无”现象：细胞一旦受到阈刺激或阈上刺激，即可触发动作电位，同时幅度也达到最大值，即“全”；即时增大刺激强度，动作电位的幅度也不会改变，也就是说动作电位一旦产生就是最大值，与刺激强度的变化无关。若是阈下刺激，动作电位就不会发生，即“无”。这一特性称为动作电位的“全或无”特性。②双向性传导：动作电位一旦在细胞膜的某一部位产生，它就会立即会沿着细胞膜自兴奋点向两侧传播，直至整个细胞都依次产生一次动作电位。③不衰减式传导：在同一个细胞兴奋传播的过程中，动作电位不会因传导距离增加而衰减，其幅度和波形始终保持不变。④脉冲式：因为动作电位的整个锋电位过程中，细胞兴奋性降低到零，在这段时间里给任何强大的刺激，细胞不会再产生动作电位，所以动作电位总是各自分离。即使连续刺激，产生的多个动作电位之间总是有一定的间隔，不会发生融合，呈现为一个个分离的脉冲式动作电位发放。

第四节　肌细胞的收缩功能

人体各种形式的运动都是由肌肉收缩或舒张完成的。肌肉分为骨骼肌、平滑肌和心肌三种，不同的肌肉组织虽然在结构上不同，但基本功能都是收缩，其收缩原理基本相似。本节以骨骼肌组织为例讨论：运动神经的兴奋如何传递给骨骼肌细胞而使它产生兴奋；骨骼肌细胞的兴奋如何引发它收缩；肌细胞的收缩机制；骨骼肌的收缩形式；以及影响骨骼肌收缩的因素。

一、神经－肌肉接头处的兴奋传递

骨骼肌属于随意肌，它的收缩需在中枢神经系统控制下完成。只有当神经冲动传导到支配骨骼肌的躯体运动神经末梢时，兴奋经神经－肌肉接头传递给肌肉，才能产生收缩活动。

（一）神经－肌肉接头的微细结构

躯体运动神经纤维在接近骨骼肌细胞时失去髓鞘，轴突末梢部位形成膨大并嵌入肌膜形成的凹陷中，形成神经－肌肉接头（neuromuscular junction）。

神经－肌肉接头由接头前膜、接头后膜和接头间隙三部分组成（图2-4-1）。接头前膜是运动神经元轴突末梢的细胞膜，在轴突末梢中含有大量囊泡，称为突触小泡。一个突触小泡含有约1万个乙酰胆碱（acetylcholine，ACh）分子。接头后膜是与接头前膜相对应的凹陷的肌细胞膜，又称运动终板或终板膜。接头后膜进一步向细胞内凹陷，形成许多皱褶，用以扩大它与接头前膜的接触面积，有利于兴奋的传递。接头后膜上有与ACh特异结合的N_2型受体，它的本质是一种化学门控通道。在接头前膜与接头后膜并之间有一个充满细胞外液的间隙，即接头间隙。此外，在接头间隙和接头后膜褶皱上都富含水解ACh的胆碱酯酶。

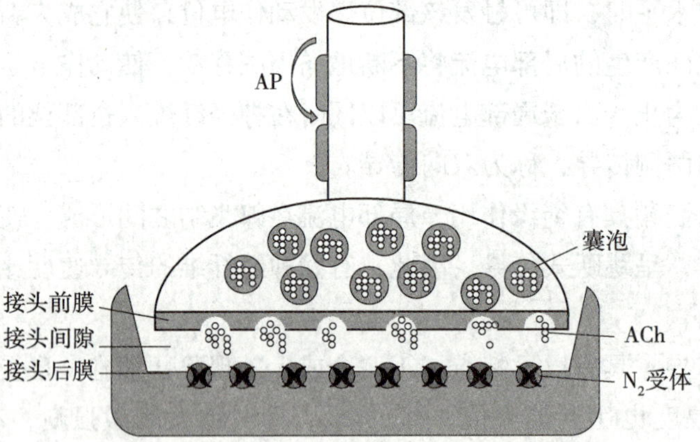

图2-4-1　神经－肌肉接头结构示意图

（二）神经－肌肉接头处兴奋的传递过程

神经－肌肉接头处兴奋的传递是将运动神经纤维的动作电位传给肌细胞，属于化学门控通道介导的信号转导。具体传递过程如下：当神经冲动传到轴突末梢，使接头前膜发生去极化；去极化引起接头前膜上电压门控Ca^{2+}通道开放，膜外Ca^{2+}进入轴突末梢内，触发接头前膜内囊泡移动、融合、破裂，通过出胞作用将ACh分子“倾囊”释放到接头间隙（量子释放）。ACh通过接头间隙扩散到终板膜，与终板膜上的N_2型受体结合，从而引起接头后膜对Na^+、K^+（尤其是Na^+）通透性明显增加，导致终板膜去极化，这一电位改变称为终板电位（end-plate potential，EPP）；终板电位是一种局部电位，大小与ACh释放量呈正相关，可以总和。当终板电位的总和足以引起邻近肌膜去极化达到阈电位时，邻近肌细胞膜爆发动作电位引起肌细胞兴奋，从而完成神经纤维和肌细胞之间的信息传递。

神经-肌肉接头处兴奋的传递是借助化学性神经递质（ACh）介导完成的，可简单概括为电-化学-电过程。其中，ACh的释放是由Ca^{2+}内流触发的，故Ca^{2+}的进入量决定了囊泡释放的数目。ACh在发挥传递信息的作用后，很快被接头间隙中和终板膜上的胆碱酯酶分解而失去作用，从而保证了一次神经冲动只能引起一次肌细胞兴奋，因此神经-肌肉接头处的兴奋传递是1∶1的。即运动神经纤维每有一次冲动到达末梢，就能可靠地使肌细胞产生一次兴奋。

（三）神经-肌肉接头处兴奋传递的特点

神经-肌肉接头处的兴奋传递与动作电位在神经纤维上的传导不同，具有以下特点。

1. 单向传递　即兴奋只能由接头前膜传向接头后膜，而不能反传。这是因为ACh存在于运动神经轴突末梢的囊泡中，从接头前膜释放，与接头后膜的受体结合，引起接头后膜去极化。

2. 时间延搁　兴奋经神经-肌肉接头传递的过程属于电-化学-电过程，化学性神经递质从接头前膜的释放和经突触间隙的扩散耗时较长，故兴奋通过神经-肌肉接头远比神经冲动通过同样距离的神经纤维要慢得多。

3. 易受内环境变化的影响　细胞外液的离子成分、pH、药物等容易影响神经-肌肉接头的传递，许多药物或病理变化可作用于神经-肌肉接头兴奋传递中的不同环节，影响兴奋的正常传递和肌肉的收缩。例如，肉毒杆菌中毒导致的肌无力就是由于毒素抑制了接头前膜ACh释放的结果；箭毒、α银环蛇毒、肌松剂等可特异性阻断终板膜上的N_2型受体，使传递功能丧失；重症肌无力患者的发病机制也与此类似，是由于自身免疫性抗体破坏了终板膜上的N_2型受体而引起的；有机磷农药中毒时，会出现骨骼肌出现自发性纤颤的表现，就是由于有机磷使胆碱酯酶磷酰化而丧失活性，造成ACh在接头间隙过多蓄积所致；药物解磷定能恢复胆碱酯酶的活性，故可用作有机磷中毒的特效解毒剂。

思政课堂

冯德培与“冯氏效应”

冯德培院士是我国神经生理学研究的开拓者之一，在神经-肌肉接头生理学领域，是国际公认的先驱者。1932年当冯德培测定肌肉被拉长或放松时所起的热变化时，他注意到当肌肉保持拉长时放热持续增加，当肌肉被放松时，这一现象即不出现。开始时他猜想这可能是由于某种误差所引起的，为了弄清这个问题，他进行了各种对照实验，排除了试验方法出现误差的可能性。实验结果证明，这不是实验中的“误差”，而是一种被新发现的现象，即在肌肉的静息代谢与肌肉长度之间确实存在着相关性。该发现被称为“冯氏效应”，载入科学史册。他所创导的严谨学风和严格的科学态度在中国生理学界影响至今。

二、骨骼肌的显微结构与收缩机制

（一）骨骼肌细胞的结构特征

1. 肌原纤维和肌节　骨骼肌细胞内含有大量的、有序排列的肌原纤维和高度发达的肌管系统。这些肌原纤维平行排列，纵贯肌细胞全长。在光镜下肌原纤维沿长轴可见明暗交替的横纹，分别称为明带和暗带（图2-4-2）。在暗带中央有一条横线称为M线，M线两侧相对透亮的区域称为H带；在明带中央也有一条横线称为Z线。相邻两Z线之间的区域称为肌节，包括中间的暗带和其两侧各1/2的明带，是肌细胞收缩和舒张的基本功能单位。

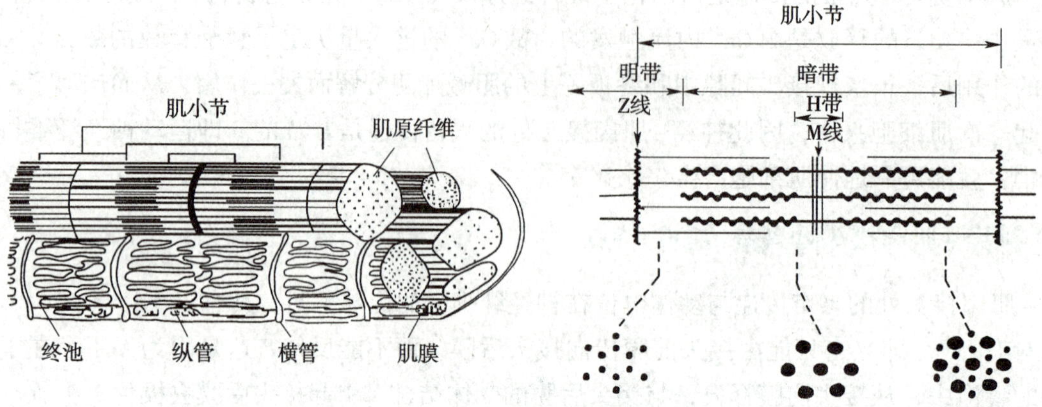

图2-4-2　肌原纤维与肌节示意图

2. 粗肌丝和细肌丝　肌原纤维由粗肌丝和细肌丝构成，正是由于粗、细肌丝在肌节中的规则排列才能使肌原纤维呈现明暗交替的横纹。

①粗肌丝：位于肌节中段的暗带内，固定于M线上，两端游离，主要由肌球蛋白或肌凝蛋白分子组成。单个肌球蛋白分子呈豆芽状，有一个杆部和两个球形的头部。许多肌球蛋白杆部朝向M线聚合成束，形成粗肌丝的主干，从中间向外伸出而形成横桥（cross-bridge）。横桥具有与细肌丝上的肌动蛋白分子可逆性结合的位点；还具有ATP酶的活性。横桥一旦与肌动蛋白上的位点接触，就可以激活ATP酶获得能量，拉动细肌丝向M线方向滑行，使肌节缩短。

②细肌丝：细肌丝一端固定在Z线上，另一端插入粗肌丝之间，主要由肌动蛋白、原肌球蛋白和肌钙蛋白组成。肌动蛋白分子呈球形，通过聚合而形成螺旋状的两条链，构成细肌丝的主干。肌动蛋白分子上有与粗肌丝横桥结合的位点。原肌球蛋白分子呈长杆状，由两条肽链缠绕成双螺旋结构。当肌肉处于舒张状态时，原肌球蛋白所在的位置恰好掩盖住肌动蛋白分子上横桥的结合位点，起“位阻效应”。肌钙蛋白是一个球形分子，由三个亚单位组成，分别是肌钙蛋白T、肌钙蛋白I和肌钙蛋白C。舒张时，肌钙蛋白T和肌钙蛋白I分别与肌球蛋白和肌动蛋白结合，将原肌球蛋白保持在掩盖肌动蛋白结合位点的位置上；肌钙蛋白C具有Ca^{2+}结合位点，当肌钙蛋白与Ca^{2+}结合后，其构象发生改变，可牵拉原肌球蛋白位移，暴露出肌动蛋白上与横桥结合的位点，使横桥与肌动蛋白上的位点结合，引发肌肉收缩（图2-4-3）。

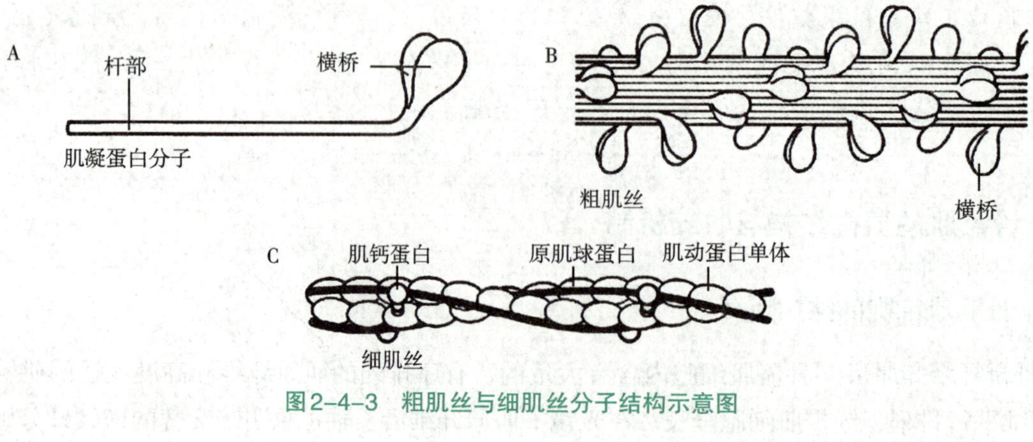

图2-4-3　粗肌丝与细肌丝分子结构示意图

在上述肌丝中，肌球蛋白和肌动蛋白直接参与肌肉收缩，故称为收缩蛋白；而原肌球蛋白和肌钙蛋白不直接参与收缩，但对收缩过程可起调控作用，故称为调节蛋白。

3. 肌管系统 骨骼肌细胞有横管和纵管两种肌管系统（图2-4-2）。横管又称为T管，是与肌原纤维走行方向垂直的管道，由细胞膜向内凹陷形成的，环绕在每条肌原纤维周围。横小管是肌膜的延续，管中的液体是细胞外液。当细胞兴奋时，动作电位可沿横管传入肌细胞内部。纵管也成L管，是与肌原纤维走行方向平行的管道，也就是肌浆网，环绕在肌原纤维周围。纵管在靠近横管附近形成的膨大称为终池，它是细胞内贮存Ca^{2+}的场所，终池内Ca^{2+}的浓度比肌浆高1000倍，膜上有Ca^{2+}释放通道，存有丰富的钙泵。横管膜与终池膜之间有一定的间隙，所以横管与终池并不相通。在骨骼肌，横管与其两侧的终池组成三联体；而在心肌，横管与单侧的终池组成二联体。三联体的作用是把从横管传来的动作电位转换为终池Ca^{2+}的释放，而终池释放的Ca^{2+}则是引起肌细胞收缩的直接动因。所以，三联体是实现骨骼肌兴奋-收缩耦联的重要结构基础。

（二）骨骼肌细胞的收缩机制

在光镜下观察到，骨骼肌收缩时肌肉收缩，但暗带宽度不变，只有明带和H带相应变窄。这种现象说明肌肉收缩并非由肌丝缩短引起。肌细胞的收缩机制一般用肌丝滑行理论来解释，肌肉的缩短和伸长是由粗肌丝和细肌丝在肌节内相互滑行所致，粗肌丝和细肌丝本身的长度并不发生改变。

肌丝滑行的基本过程：①当终池内的Ca^{2+}进入肌浆后，Ca^{2+}通过与细肌丝的肌钙蛋白C结合，使原肌球蛋白发生位移，暴露出肌动蛋白上的横桥结合位点，横桥立即与肌动蛋白结合。②横桥上的ATP酶激活，分解ATP释放能量，引发横桥向M线方向的摆动，将细肌丝拉向粗肌丝内。③横桥扭动完成后，与另一个ATP分子结合，从细肌丝上原来的结合位点脱离，并准备与下一个结合位点结合，完成一个横桥周期。横桥不断重复上述过程，使细肌丝持续向M线方向滑行，肌节逐渐缩短，表现为肌肉收缩。但如果此时肌细胞的兴奋终止，肌浆网上的钙泵将肌质中的Ca^{2+}主动转运回肌浆网内，肌质中Ca^{2+}浓度下降，肌钙蛋白脱离与Ca^{2+}的结合，构象恢复，则细肌丝上的横桥结合位点恢复到隐蔽状态，横桥与肌动蛋白分离，细肌丝从肌节中央滑出，回到原来的位置，肌节恢复原有的长度，表现为肌肉舒张。

三、骨骼肌的兴奋-收缩耦联

骨骼肌细胞的兴奋表现为细胞膜上出现了可传导的动作电位，骨骼肌的收缩则是肌细胞内部肌丝滑行的结果。肌细胞的兴奋不能直接引起收缩，两者之间存在一个耦联过程。将骨骼肌产生细胞的电兴奋和肌丝滑行的机械收缩联系起来的中介过程，称为兴奋-收缩耦联（excitation-contraction coupling）。兴奋-收缩耦联的耦联因子是Ca^{2+}，其结构基础是三联体。

骨骼肌兴奋-收缩耦联的基本步骤如下。

1. 纵管膜的动作电位传导 由于纵管是骨骼肌细胞膜向内凹陷形成的，所以肌膜上的动作电位可沿纵管膜传至细胞内部，激活横管膜上的电压敏感L型钙通道。

2. 终池内Ca^{2+}的释放 L型钙通道通过变构作用激活终池膜上的钙通道，终池中Ca^{2+}释放入胞质，胞质内Ca^{2+}浓度升高达静息时的100倍。

3. Ca^{2+}触发肌肉收缩 胞质内Ca^{2+}浓度的升高促使Ca^{2+}与细肌丝的肌钙蛋白C结合，触发肌肉收缩。

4. 肌浆网回收Ca^{2+} 细胞质内Ca^{2+}浓度升高激活肌浆网膜上的钙泵，细胞质中Ca^{2+}被回收至肌浆网，细胞质Ca^{2+}浓度降低，出现肌肉舒张。

骨骼肌细胞横管膜上的L型钙通道是作为一个电压敏感分子，将信号转导给终池膜上的钙通道来发挥作用的。故如果肌浆中缺少Ca^{2+}，肌细胞的兴奋仍可以发生，但因为缺少Ca^{2+}不能引起肌细胞收缩，这种只产生兴奋不能引发收缩的现象称为“兴奋-收缩脱耦联”。

四、骨骼肌的收缩形式

当肌肉收缩时，肌原纤维内的肌动蛋白丝和肌球蛋白丝相对滑动。肌肉收缩可表现为整块肌肉的长度发生变化，也可不发生变化。根据肌肉收缩时的长度变化把肌肉收缩分为以下几种收缩形式。

1. **等张收缩** 肌肉收缩时张力不变而长度缩短的收缩称为等张收缩（isotonic contraction）。等张收缩是当肌肉收缩产生的张力等于或大于后负荷时出现的肌肉收缩形式。肌肉张力在肌肉开始缩短后即不再增加，直到收缩结束，它的主要作用是引起关节活动，使物体位移，完成肌肉做功。

2. **等长收缩** 肌肉收缩时长度不变而张力增加的收缩称为等长收缩（isometric contraction）。等长收缩是在阻力负荷较大，肌肉收缩产生的张力不足以克服后负荷时产生的一种收缩形式，作用结果虽不产生关节运动，但肌肉内部的张力增加。如提重物但没能提起时，上肢肌肉的收缩属于等长收缩。在体育运动中，体操中的“十字支撑”“直角支撑”和武术中的站桩，参与工作的肌肉就是进行等长收缩。

生活中，人体骨骼肌的收缩大多数情况下是混合式的，既有张力的增加又有长度的缩短，而且总是张力增加在前，长度缩短在后。当肌肉开始收缩时，一般只有肌张力的增加，当肌张力等于或超过阻力负荷时，肌肉才会出现缩短。有些肌肉主要表现为等长收缩，例如人体抗重力肌的收缩就是以产生张力为主，用来持续性抵抗重力，维持一定的姿势；有些肌肉则表现出明显的等张收缩，例如四肢的骨骼肌常常表现有明显的缩短，用于改变肢体的位置，完成某个动作。

五、影响骨骼肌收缩效能的主要因素

肌肉收缩效能是指肌肉收缩时产生的张力大小、缩短程度以及产生张力或缩短的速度。对骨骼肌而言，影响收缩效能的因素包括前负荷、后负荷、肌肉收缩能力以及收缩总和等。

1. **前负荷** 前负荷（preload）是指肌肉在收缩前所承受的负荷。前负荷决定了肌肉在收缩前的长度，即初长度（initial length）。通常可将前负荷与初长度看成同义词，在实验中常用初长度来表示前负荷。例如，在等长收缩条件下，可测定不同初长度时肌肉主动收缩所产生的张力。在一定范围内肌肉收缩张力随初长度的增加而增大，但过度增加初长度收缩张力则下降，表明肌肉收缩存在着一个最适初长度，即产生最大收缩张力的初长度。最适初长度对应的前负荷称为最适前负荷。此时，粗、细肌丝处于最适重叠状态，全部横桥都能发挥作用，做功效率最高，因而能产生最大的收缩张力。

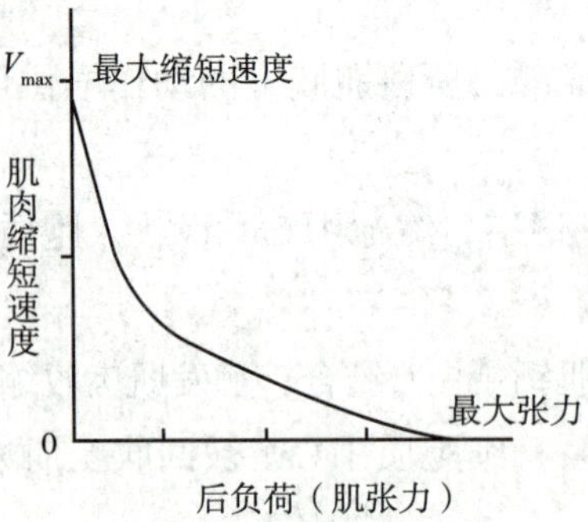

图2-4-4　骨髓肌张力-速度关系示意图

2. **后负荷** 后负荷（afterload）是指肌肉在收缩过程中所承受的负荷。由于肌肉在等张收缩时产生的收缩张力与后负荷大小相等，方向相反，故在数值上可用后负荷反映收缩张力的大小。通过测定不同后负荷（张力）时肌肉缩短的速度，可得到张力-速度曲线（图2-4-4）。随着后负荷的增加，收缩张力增加而缩短速度减小。当后负荷为零时，肌肉可产生最大的缩短速度（Vmax）；当后负荷增加到肌肉完全不能缩短时，便可产生最大的收缩张力（P0）。张力-速度曲线表明，后负荷增大时肌肉收缩能力和速度呈反变关系，适度的后负荷才能获得肌肉做功的最佳效率。后负荷加大引起肌张力增大，是因为同一时间内与肌动蛋白结合的横桥数目增加的结果，用以克服增大的后负荷；而后负荷加大使肌肉缩短速度减小是由于在后负荷加大的情况下横桥摆动速度减慢所致。

3. 肌肉收缩能力　肌肉收缩能力（contractility）是指与负荷无关的决定肌肉收缩效能的肌肉本身的内在特性。肌肉收缩能力属于肌肉的内在特性，是由兴奋－收缩耦联期间肌浆中Ca^{2+}浓度的变化、横桥的ATP酶活性、肌细胞能量代谢水平等多种因素所决定的。许多神经递质、体液因子、病理因素和治疗药物，都可以通过上述途径影响肌肉收缩能力，特别对于心肌收缩效能的改变具有重要的生理意义。

4. 收缩的总和　收缩的总和是指肌细胞收缩的叠加特性，是骨骼肌快速调节收缩效能的主要方式。骨骼肌收缩的总和是在神经系统调节下完成的，其有以下两种形式。

（1）运动单位总和　是中枢神经系统通过改变参与收缩的运动单位数量来改变肌肉收缩强度的一种调节方式。运动单位是指一个运动神经元（如脊髓前角运动神经元）及其所支配的肌纤维。一块骨骼肌内有数量不等的运动单位。当少量的运动单位活动时，可以使肌肉发生较弱的收缩，主要用于调节精细活动；当较多的运动单位活动时，收缩就可以进一步总和，产生更大的肌张力。

（2）频率效应总和　是中枢神经系统通过改变运动神经元发放冲动的频率来改变肌肉收缩的形式和收缩强度（图2-4-5）。当骨骼肌受到一次短促刺激时，可发生一次动作电位，随后出现一次收缩和舒张，这种形式的收缩称为单收缩。当动作电位的频率增加到一定程度时，由前后两个动作电位所触发的两次收缩就可能叠加起来，产生收缩总和。由于骨骼肌细胞一次动作电位的时程约数毫秒而其一次机械收缩过程历时达数百毫秒，因此当肌肉受到频率较高的刺激时，收缩过程就会发生叠加，出现强直收缩（tetanus）。刺激频率相对较低时，上一次收缩的舒张期与下一次收缩的收缩期叠加，出现不完全强直收缩；刺激频率较高时，相邻两次收缩的收缩期叠加，出现完全强直收缩。

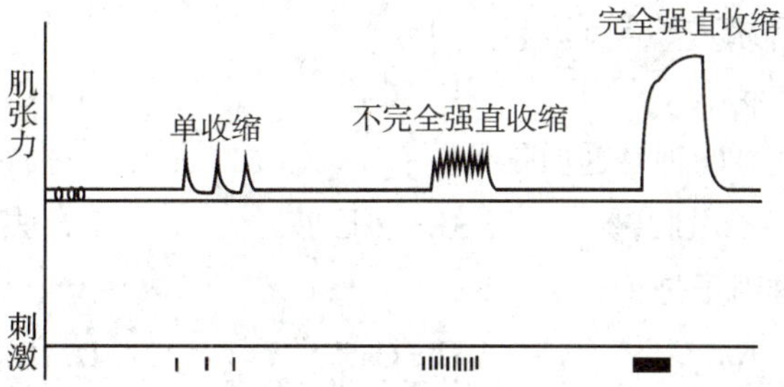

图2-4-5　骨骼肌单收缩和强直收缩示意图

在生理条件下，支配骨骼肌的传出神经总是发出连续的冲动，所以骨骼肌的收缩几乎都是强直收缩。即使在静息状态下，中枢神经也经常发放低频率的神经冲动至骨骼肌，使之产生一定程度的强直收缩，这种微弱而持续的收缩称为肌紧张。

目标检测

答案解析

一、单项选择题

1. O_2跨膜转运形式属于（　）

A. 单纯扩散　B. 易化扩散　C. 主动转运　D. 出胞　E. 入胞

2. 离子经通道蛋白的帮助进入细胞的过程是（　）

A. 单纯扩散　B. 易化扩散　C. 主动转运　D. 入胞作用　E. 出胞作用

3．葡萄糖顺浓度梯度跨膜转运依赖于细胞膜上的（　）

A．脂质分双分子　B．紧密连接　C．通道蛋白　D．载体蛋白　E．钠泵

4．有关钠泵说法错误的是（　）

A．具有ATP酶的活性

B．钠离子与钾离子逆浓度差转运

C．是一种主动转运

D．膜内外离子浓度不均匀分布，是神经和肌肉细胞兴奋性的基础

E．生理情况下，分解一分子ATP，移出2个钠离子，移入3个钾离子

5．神经末梢释放神经递质的方式是（　）

A．单纯扩散　B．经通道易化扩散　C．经载体易化扩散

D．主动转运　E．出胞

6．正常状态下，细胞外分布最多的离子是（　）

A．K^+　B．Na^+　C．Ca^{2+}　D．Cl^-　E．Na^+和Cl^-

7．细胞膜内电位由－90mV变为－120mV时称（　）

A．极化　B．去极化　C．超极化　D．反极化　E．复极化

8．关于神经细胞动作电位叙述错误的是（　）

A．包括上升和下降　B．上升是内流，下降是外流　C．具有可扩布性

D．随传播距离发生改变　E．不会随距离而改变

9．下列与极化具有相同意义的是（　）

A．静息电位　B．内正外负　C．抑制　D．动作电位　E．兴奋

10．阈电位时，通透性突然增大的离子是（　）

A．K^+　B．Na^+　C．Ca^{2+}　D．Cl^-　E．Na^+和Cl^-

11．神经－肌肉接头传递信号的神经递质是（　）

A．胆碱酯酶　B．乙酰胆碱　C．多巴胺　D．去甲肾上腺素　E．5－羟色胺

12．兴奋－收缩耦联的关键因子是（　）

A．K^+　B．Na^+　C．Ca^{2+}　D．Cl^-　E．Na^+和Cl^-

13．人体内骨骼肌的收缩属于（　）

A．单收缩　B．强直收缩　C．不完全强直收缩　D．完全强直收缩　E．都不是

二、简答题

1．简述动作电位的产生机制。

2．试比较局部电位与动作电位有何不同。

3．神经－肌接头处兴奋传递有何特点？

（郝　玲）

书网融合……

知识回顾　微课1　微课2　习题

第三章　血　液

PPT

学习目标

知识要求：

1. 掌握血液的组成及理化特性；红细胞的生理特性和功能、白细胞和血小板的生理功能；血液凝固的基本步骤；ABO血型及临床输血的基本原则。

2. 熟悉红细胞的生成和破坏；血液凝固的机制及影响血液凝固的因素。

3. 了解抗凝系统、纤维蛋白溶解及Rh血型。

技能要求：

1. 熟练掌握血型鉴定的基本操作技术。

2. 学会应用本章节的知识理解临床常见血液疾病的发生机制。

血液（blood）是存在于心血管系统内的液体组织。血液在心血管系统内循环流动，具有运输物质和沟通各部分组织液的作用。血液还具有缓冲、防御、维持体温相对恒定等功能。因此，血液在维持机体内环境稳定中具有重要的作用。

第一节　血液的组成及理化特性

一、血液的组成

血液由血浆（plasma）和悬浮于其中的血细胞（blood cells）组成，其中血细胞包括红细胞（RBC）、白细胞（WBC）和血小板（PLT）。

（一）血细胞

取一定量的血液经抗凝处理后，置于比容管中，以每分钟3000转的速度离心30分钟后，血液分为三层：上层淡黄色透明液体为血浆，占总体积的50%~60%；下层为深红色的红细胞，占总体积的40%~50%；中间薄层灰白色的为白细胞和血小板，约占总体积的1%（图3-1-1）。血细胞在全血中的容积百分比，称为血细胞比容（hematocrit，HCT）。由于血液中白细胞和血小板所占的容积百分比很

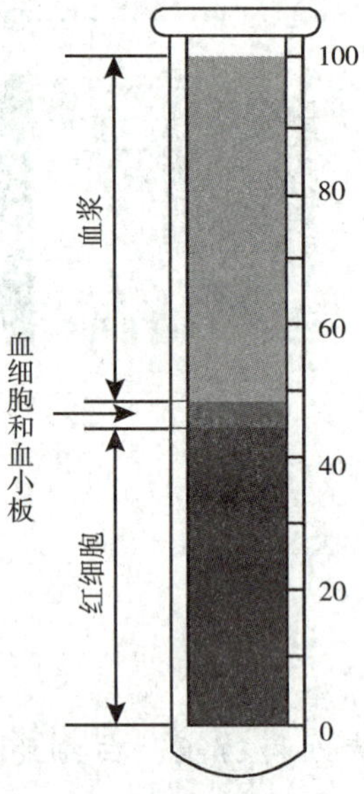

图3-1-1 血液的组成

小，故也称为红细胞比容。正常成年男性血细胞比容为40%~50%，女性为37%~48%，新生儿约为55%。贫血患者由于红细胞数量减少，血细胞比容降低；严重腹泻呕吐和大面积烧伤患者，因血浆量减少，导致血细胞比容升高。

（二）血浆

血浆是由水和溶质组成的混合溶液，其中水占91%~92%；溶质占8%~9%，包括电解质、血浆蛋白、气体及小分子有机物（如营养物质、代谢产物及激素等）。除血浆蛋白外，血浆中的溶质和水都很容易通过毛细血管壁与组织液中的物质进行交换，故血浆中电解质的含量与组织液的基本相同。因血浆蛋白分子大，不易透过毛细血管壁，所以血浆中蛋白质的含量远高于组织液。生理情况下，血浆中的各种溶质在一定范围内保持相对稳定，血浆理化性质发生改变，常能反映机体各系统器官组织的代谢情况，故临床上可通过检验血浆成分辅助诊断某些疾病。

血浆蛋白（plasma protein）是血浆中多种蛋白质的总称。用盐析法可将血浆蛋白分为白蛋白（albumin）、球蛋白（globulin）、纤维蛋白原（fibrinogen）三类。正常成人的血浆蛋白含量为60~80g/L，其中白蛋白为40~50g/L，球蛋白为20~30g/L，纤维蛋白原仅为2~4g/L，白蛋白/球蛋白的比值（A/G）为（1.5~2.5）：1。白蛋白和大多数球蛋白主要由肝脏产生，肝脏疾病时常致A/G比值下降，甚至出现倒置。血浆蛋白的主要功能有：①形成血浆胶体渗透压，调节血管内外水的分布。②作为载体运输脂质、激素、离子、维生素和一些代谢产物等。③参与血液凝固、抗凝和纤溶等过程。④免疫功能，抵御病原微生物。⑤营养功能。

二、血液的理化特性

（一）颜色

血液的颜色主要取决于红细胞内血红蛋白的含量。动脉血中的红细胞因含较多的氧合血红蛋白而呈鲜红色；静脉血中红细胞去氧血红蛋白较高而呈暗红色。血浆因含微量胆色素呈淡黄色，空腹血浆清澈透明；进餐后，尤其是摄入较多脂类食物，脂质吸收入血后可形成悬浮血浆脂蛋白，而使血浆变得浑浊。因此临床上某些血液成分检测时，要求空腹采血。

（二）比重

正常人全血的比重为1.050~1.060，其高低主要取决于红细胞数量；血浆的比重为1.025~1.030，主要取决于血浆蛋白的含量；红细胞的比重为1.090~1.092，主要取决于红细胞内血红蛋白的含量。

（三）黏度

血液的黏度来源于血液内部分子或颗粒之间的摩擦。若水的黏度是1，全血的黏度为水的4~5倍（温度为37℃时），主要取决于红细胞比容的高低；血浆的黏度为水的1.6~2.4倍，主要取决于血浆蛋白的含量。血浆的黏度是形成血流阻力的重要因素之一。

（四）血浆渗透压

将不同浓度的溶液用半透膜分隔开，水会从低浓度一侧向高浓度一侧扩散，这种现象称为渗透（osmosis）。渗透现象的发生须具备两个条件：一是半透膜，其只允许水分子通过，溶质分子不能通过；

二是半透膜两侧单位体积内溶质分子数目不同。溶液渗透压（osmotic pressure）是指溶液中的溶质分子吸引水分子透过半透膜的能力，通常以kPa、mmHg或mOsm/L（毫渗/升）为渗透压的单位。渗透压的大小与溶液中溶质颗粒数目呈正比，与溶质颗粒的种类和大小无关。

1. 血浆渗透压的组成及正常值 正常人的血浆渗透压约为300mOsm/L，相当于770kPa或5790mmHg。血浆渗透压由两部分组成：①血浆晶体渗透压（crystalloid osmotic pressure）：由血浆中的晶体物质形成，其80%来自Na^+、Cl^-。血浆中晶体物质分子量小，溶质颗粒数目多，故血浆晶体渗透压约占血浆渗透压的99.6%，约为298.5mOsm/L。②血浆胶体渗透压（colloid osmotic pressure）：由血浆蛋白形成，由于血浆蛋白中白蛋白的分子数目远多于球蛋白，故血浆胶体渗透压主要由白蛋白形成。血浆胶体渗透压仅占血浆渗透压的0.4%，不超过1.5mOsm/L。

2. 血浆渗透压的作用

（1）血浆晶体渗透压在维持细胞内外水平衡中起重要作用 细胞膜作为半透膜，血浆中的晶体物质绝大多数不易通过细胞膜，而水分子可自由通过。正常情况下，细胞内外的总渗透压相等，水分子进出细胞的量保持动态平衡，对维持细胞内外的水平衡以及红细胞的正常形态有重要作用（图3-1-2）。如高渗性脱水时，血浆晶体渗透压高于红细胞内晶体渗透压，红细胞内的水分移向细胞外，红细胞发生皱缩。

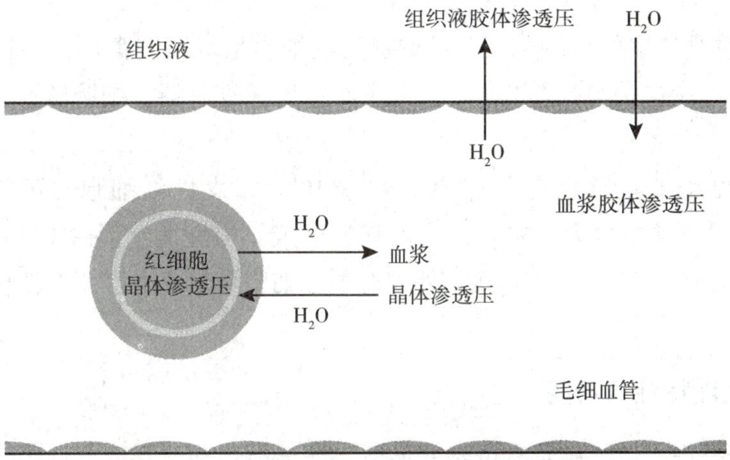

图3-1-2 血浆晶体渗透压与胶体渗透压作用示意图

（2）血浆胶体渗透压在维持血管内、外水平衡中起重要作用 毛细血管壁通透性高，水和血浆内晶体物质能够自由通过，因此血浆晶体渗透压对毛细血管内外水的分布不产生显著影响。正常情况下，血浆蛋白不能通过毛细血管壁，能够在血管内外形成胶体渗透压，在调节血管内外水平衡和维持正常血浆容量中起重要作用（图3-1-2）。某些肝、肾脏疾病或营养不良都会引起血浆中蛋白含量减少，继而使血浆胶体渗透压降低，导致毛细血管液体漏出增多而发生组织水肿。

在临床上和实验中使用的各种溶液中，渗透压与血浆渗透压相等者称为等渗溶液，如0.9%NaCl溶液（生理盐水）、5%葡萄糖溶液和1.9%尿素溶液都属于等渗溶液；渗透压高于血浆渗透压者称为高渗溶液，如10%葡萄糖溶液；渗透压低于血浆渗透压者称为低渗溶液。临床上把能使悬浮于其中的红细胞保持正常形态和大小的溶液，称为等张溶液。将红细胞放置于0.9%NaCl溶液中，红细胞能保持正常形态和大小，所以0.9%NaCl既是等渗溶液又是等张溶液。但并非所有的等渗溶液都可使悬浮于其中的红细胞保持正常的形态和大小，如1.9%的尿素溶液虽为等渗溶液，但将红细胞置于其中时，因为尿素能自由通过红细胞膜，尿素分子进入红细胞后可吸收水分子进入细胞，使红细胞很快发生肿胀、破裂，出现溶血。故等张溶液是由不能自由通过细胞膜的溶质形成的等渗溶液。

（五）酸碱度

正常人血浆pH为7.35~7.45，低于7.35为酸中毒，高于7.45为碱中毒。pH增高或降低均会影响酶的活性，使细胞的代谢和生理功能发生紊乱，pH低于6.9或高于7.8甚至会危及生命。血浆的pH之所以维持相对稳定，有赖于机体血浆中的缓冲对及肺和肾的调节。血浆中的缓冲对包括$NaHCO_3/H_2CO_3$、蛋白质钠盐/蛋白质、Na_2HPO_4/NaH_2PO_4等，红细胞中的包括血红蛋白钾盐/血红蛋白、氧合血红蛋白钾盐/氧合血红蛋白、$KHCO_3/H_2CO_3$等，参与维持了血浆pH的相对稳定，其中最重要的缓冲对是$NaHCO_3/H_2CO_3$，其比值为20。肺和肾在排出体内过剩的酸和碱中发挥重要的作用。

第二节　血细胞

一、红细胞

（一）红细胞的形态、数量

红细胞是血液中数量最多的血细胞。正常成熟的红细胞呈双凹圆盘形，直径7~8μm，周边较厚而中央薄，厚度约2.5μm，中央最薄处约1μm。成熟的红细胞无细胞器、细胞核，胞质内有丰富的血红蛋白（hemoglobin，Hb）。

我国成年男性红细胞的正常数量为（4.0~5.5）$\times 10^{12}$/L，女性红细胞的正常数量为（3.5~5.0）$\times 10^{12}$/L，新生儿红细胞的正常数量为（6.0~7.0）$\times 10^{12}$/L。成年男性血红蛋白正常浓度为120~160g/L，成年女性为110~150g/L，新生儿为170~200g/L。外周血中红细胞数量或血红蛋白浓度低于正常，称为贫血（anemia）。

（二）红细胞的生理特性与功能

1. 红细胞的生理特性　红细胞具有可塑变形性、渗透脆性和悬浮稳定性等生理特性，这些特性与红细胞的形状密不可分。

（1）可塑变形性　红细胞在血管中运行，经常需要通过直径比它小的毛细血管、骨髓血窦和脾索间基底膜上的微孔（图3-2-1）。红细胞可发生变形通过，然后又恢复原状，这种特性称为可塑变形性（deformability）。可塑变形性是红细胞生存所需的最重要的特性，这取决于红细胞双凹圆盘状的形状、红细胞内的黏度和细胞膜的弹性，其中红细胞的几何形状最为重要。衰老的红细胞、形态异常的红细胞（如球形红细胞）、血红蛋白异常（如血红蛋白病患者）的红细胞的变形能力下降，在通过狭窄的毛细血管和血窦时易发生破裂。

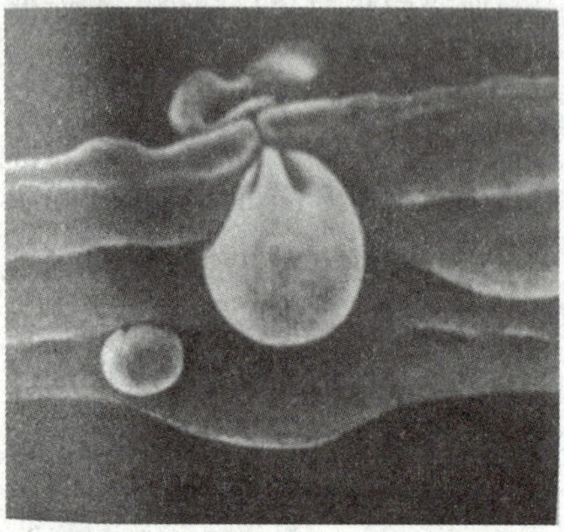

图3-2-1　红细胞穿过血窦电镜图

（2）渗透脆性　红细胞在低渗溶液中发生膨胀破裂的特性称为渗透脆性（osmotic fragility）。将红细胞置于一系列浓度递减的低渗溶液中，观察红细胞对低渗溶液抵抗力的大小，称为脆性试验。如将红细胞置于0.6%~0.8%NaCl溶液中，水在渗透压差的作用下渗入细胞，红细胞逐步肿胀但并不破裂；若将红细胞置于0.42%~0.46%NaCl溶液中，部分红细胞发生破裂溶血；若将红细胞置于0.35%NaCl溶液中，全部红细胞发生破裂溶血。这一现象表明红细胞对低渗溶液有一定的抵抗力。渗透脆性越大，越容易发生破裂，则红细胞对低渗溶液的抵抗力越小；渗透脆性越小，红细胞对低渗溶液的抵抗力越大。生理情况下，血液中新生的红细胞渗透脆性小；衰老的红细胞渗透脆性大。某些疾病可影响红细胞的渗透脆性，如遗传性球形红细胞增多症患者，红细胞渗透脆性变大。

（3）悬浮稳定性　红细胞能相对稳定的悬浮于血浆中而不易下沉的特性，称为悬浮稳定性（suspension stability）。将装有抗凝血的血沉管垂直静置，红细胞在第一小时末下沉的距离称为红细胞沉降率（erythrocyte sedimentation rate，ESR），简称血沉。正常成年男性红细胞沉降率为0~15mm/h，成年女性为0~20mm/h。沉降率越快，表示红细胞的悬浮稳定性越小。红细胞的悬浮稳定性，来源于红细胞在下降时与血浆之间的摩擦阻力。某些疾病，如活动性肺结核、风湿热等，使红细胞彼此凹面相贴，形成红细胞叠连（rouleaux formation）。发生叠连后，红细胞总的表面积与容积的比值减小，摩擦力减小，血沉加快。红细胞发生叠连的原因在于血浆成分的变化，而非红细胞本身。血浆中球蛋白、纤维蛋白原及胆固醇含量增多，血沉加快；白蛋白、卵磷脂含量增多时，血沉减慢。

2. 红细胞的功能　红细胞的主要功能是运输O_2和CO_2，这一功能主要是由血红蛋白完成的。血红蛋白只有存在于红细胞内才具有携带O_2和CO_2的功能。当红细胞破裂溶血时，血红蛋白逸出，其运输O_2和CO_2的功能丧失。此外，红细胞内有多种缓冲对，可参与调节酸碱平衡。

（三）红细胞的生成

1. 红细胞生成的部位　胚胎时期，红细胞的生成部位为肝、脾和骨髓；出生后红骨髓是生成红细胞的主要场所。红骨髓中的造血干细胞首先分化为红系定向祖细胞，再经过原红细胞、早幼红细胞、中幼红细胞、晚幼红细胞、网织红细胞的阶段，最终成为成熟的红细胞。若骨髓受到物理因素（X射线、γ射线等）或化学药物（抗癌药、氯霉素等）因素作用时，骨髓造血功能受抑制而出现全血细胞减少，临床上称为再生障碍性贫血。

2. 红细胞生成的原料　红细胞的主要成分是血红蛋白，蛋白质和铁（Fe^{2+}）是合成血红蛋白的基本原料。通常饮食中，蛋白质的供应能满足机体的需要。铁是合成血红蛋白的必需原料。铁的来源：一是衰老的红细胞被巨噬细胞吞噬后，血红蛋白分解释放出的铁为内源性铁，可被机体再利用；二是从食物中摄取的外源性铁。人体每天需要20~30mg铁用于生成红细胞，仅需从食物中吸收1mg以补充排泄的铁，其余95%来自体内铁的再利用。当铁的摄入不足或吸收障碍，或长期慢性失血致造成体内缺铁，可使血红蛋白合成减少，引起缺铁性贫血。

红细胞在发育成熟过程中，叶酸是DNA合成过程中的必需辅酶。叶酸在体内需转化成四氢叶酸后，才能参与DNA的合成。叶酸的转化需要维生素B_{12}的参与。维生素B_{12}缺乏时，叶酸的利用率下降，可引起叶酸的相对不足。因此缺乏叶酸或维生素B_{12}时，DNA合成障碍使红细胞分裂增殖减慢，红细胞的生长停滞在幼稚阶段而不能成熟，导致巨幼红细胞性贫血。正常情况下，食物中的叶酸和维生素B_{12}能满足红细胞生成的需要，但维生素B_{12}需要与胃黏膜壁细胞分泌的内因子结合形成复合物，这样既可保护维生素B_{12}免受消化酶的破坏，还能促进其在回肠末端吸收。如果缺乏内因子（例如胃大部分切除或萎缩性胃炎）或体内产生内因子抗体，可导致维生素B_{12}吸收障碍而影响红细胞的增殖成熟，导致巨幼红细胞性贫血。

3. 红细胞生成的调节

（1）促红细胞生成素（erythropoietin，EPO）　当组织缺氧或耗氧量增加时，可引起肾合成和释放促红细胞生成素（一种糖蛋白）。此外，肝脏也可合成少量的促红细胞生成素。促红细胞生成素是机体红细胞生成的主要调节物。缺氧时，肾释放出的促红细胞生成素作用于骨髓红系定向祖细胞膜上的促红细胞生成素受体，加速其增殖分化，促进血红蛋白的合成；促使骨髓释放网织红细胞，使血中成熟红细胞增加。当红细胞数量增加，提高血液的运氧能力以满足机体对氧的需求。高原居民、长期从事体力劳动及肺源性心脏病患者，由于组织缺氧的刺激，促红细胞生成素合成释放增多，故血液中的红细胞数量较多。双肾实质严重破坏的晚期肾病患者常因缺乏促红细胞生成素而发生肾性贫血。

（2）雄激素　雄激素调节红细胞的生成主要体现在两个方面：一是雄激素主要作用于肾，刺激促红细胞生成素的产生而间接促进红细胞生成；二是雄激素还可直接刺激骨髓造血，使红细胞生成增多。雌激素可降低红系祖细胞对促红细胞生成素的反应，抑制红细胞生成。这可能是成年男性红细胞数量多于女性的原因之一。

此外，甲状腺激素、生长激素、肾上腺皮质激素在红细胞生成中起一定的促进作用。

（四）红细胞的破坏

红细胞的平均寿命约为120天，每天约有0.8%的衰老红细胞被破坏。由于衰老的红细胞变形能力减弱而渗透脆性增加，在通过微小孔隙时，容易滞留在脾、骨髓等处，进而被巨噬细胞吞噬，称为血管外破坏，是红细胞破坏的主要方式。巨噬细胞将红细胞中的血红蛋白消化分解，释放出铁、氨基酸和胆红素。其中铁和氨基酸可被机体重新利用，胆红素则由胆汁排出，最终随尿或粪排出。肝、脾是红细胞破坏的主要场所，当脾脏功能亢进时，红细胞破坏过多而引起脾性贫血。另外，衰老的红细胞在血管内受到机械冲击发生破损，称血管内破坏。红细胞释放出的血红蛋白与血浆中的触珠蛋白结合后被肝摄取。当血管内的红细胞被大量破坏，血浆中血红蛋白浓度超过触珠蛋白的结合能力，血红蛋白可直接经肾排出，称血红蛋白尿。红细胞破坏过多可引起溶血性贫血。

二、白细胞

（一）白细胞的数量与分类

白细胞是无色、有核的细胞。白细胞分为粒细胞、单核细胞和淋巴细胞。粒细胞又分为中性粒细胞（neutrophil）、嗜酸性粒细胞（eosinophil）和嗜碱性粒细胞（basophil）（表3-2-1）。正常成年人血液中白细胞总数为（4.0~10.0）$\times 10^9$/L，新生儿白细胞数量多于成年人，可达（12.0~20.0）$\times 10^9$/L。白细胞的数量存在明显的生理性波动，如进食、疼痛、妊娠、剧烈运动、月经期等，白细胞数量均有增加。

表3-2-1　白细胞分类百分比与主要功能

分类名称	百分比（%）	主要功能
中性粒细胞	50~70	吞噬细胞、消除衰老的红细胞和抗原-抗体复合物等
嗜酸性粒细胞	0.5~5	抑制过敏反应、参与蠕虫的免疫反应
嗜碱性粒细胞	0~1	参与过敏反应，释放肝素抗凝
单核细胞	3~8	吞噬病原微生物和坏死细胞，诱导特异性免疫应答
淋巴细胞	20~40	细胞免疫和体液免疫

（二）白细胞的功能

白细胞参与机体的保护防御功能。白细胞具有变形、游走、趋化和吞噬等特性，是执行防御功能的生理基础。

1. 中性粒细胞 中性粒细胞是血液中主要的吞噬细胞，主要功能是吞噬和杀灭入侵的病原微生物及异物。发生急性炎症时，中性粒细胞是第一道防线。中性粒细胞在趋化性物质的吸引下，能迅速通过变形运动渗出血管，游走到病变区域进行吞噬活动。中性粒细胞含有大量溶酶体酶，能够分解细菌等病原微生物及组织碎片。当中性粒细胞吞噬3~20个细菌后，其本身即解体，释放的各种溶酶体酶溶解周围组织形成脓液。临床上白细胞总数增大和中性粒细胞百分率增高，往往提示为急性化脓性细菌感染，如肺炎、阑尾炎、扁桃体炎等。

2. 嗜碱性粒细胞 嗜碱性粒细胞的颗粒内含有肝素、组胺、嗜酸性粒细胞趋化因子。当嗜碱性粒细胞被活化时，能释放颗粒中的介质，还合成白三烯等细胞因子。肝素有抗凝的作用，有利于保持血管通畅；组胺和过敏性慢反应物质使毛细血管壁通透性增加，引起局部充血水肿，并可使细支气管平滑肌收缩，引起哮喘、荨麻疹等各种过敏反应的症状；嗜酸性粒细胞趋化因子可吸收嗜酸性粒细胞，使之聚集以限制嗜碱性粒细胞在过敏反应中的作用。

3. 嗜酸性粒细胞 嗜酸性粒细胞因缺乏溶菌酶，故吞噬能力较弱。它的主要功能是抑制嗜碱性粒细胞和肥大细胞在Ⅰ型超敏反应中的作用，减轻速发型过敏反应症状。在蠕虫引起的免疫反应中，嗜酸性粒细胞可黏附在蠕虫上，并释放其溶酶体内所含的酶来杀伤蠕虫。因此，当机体发生过敏反应或蠕虫感染时，常伴有嗜酸性粒细胞增多。

4. 单核细胞 从骨髓进入血液的单核细胞仍是尚未成熟的细胞。单核细胞在血液中停留2~3天后又穿过毛细血管到达肝、脾、淋巴结等组织，发育成巨噬细胞，组成单核-巨噬细胞系统。巨噬细胞不仅吞噬和杀灭入侵的微生物，还能吞噬体内衰老和损伤的细胞（如红细胞、血小板），并能有效地加工处理并递呈抗原，在特异性免疫应答的诱导和调节中起关键作用。

5. 淋巴细胞 淋巴细胞在机体免疫应答过程中起核心作用。淋巴细胞可分为T淋巴细胞、B淋巴细胞和自然杀伤细胞（natural killer，NK）三大类。T淋巴细胞由骨髓内的淋巴干细胞，在胸腺激素的作用下发育成熟，主要参与细胞免疫。B淋巴细胞在骨髓或肠道淋巴组织中发育成熟，在抗原的刺激下，B淋巴细胞转化为浆细胞，浆细胞产生抗体，主要参与体液免疫。NK细胞则是机体固有免疫的重要执行者，能够直接杀伤被病毒感染的自身细胞或肿瘤细胞。

三、血小板

（一）血小板的形态与数量

血小板是由骨髓中成熟的巨核细胞裂解下来的小块胞质，体积小，无细胞核，呈双面微凸的圆盘状。当血小板与异物接触或受到刺激时，可伸出伪足呈不规则形。电镜下可见血小板内存在致密体、α-颗粒等血小板储存颗粒。

正常成年人血液中血小板数量为（100~300）$\times 10^9$/L。血小板数量可随机体功能状态改变而发生一定波动，通常午后较清晨高，冬季较春季高；月经期血小板减少；妊娠、进食、运动时，血小板增加。病理情况下，血小板数量超过1000$\times 10^9$/L称血小板过多，易发生血栓性疾病，栓塞血管；血小板数量低于50$\times 10^9$/L时，微小创口或仅血压增高即可使毛细血管破裂出现小的出血点，甚至出现大块紫癜，称血小板减少性紫癜。

（二）血小板的生理特性

1. 黏附 血小板与非血小板表面的黏着，称为血小板黏附。血小板不能黏附在内皮完整的血管壁上。当血管内皮受损，血管内皮细胞下的胶原纤维暴露出来。流经破损处的血小板立即附着在胶原纤维上。血小板黏附是生理性止血的十分重要的起始步骤。

2. 聚集 血小板与血小板之间彼此聚合在一起的现象，称为血小板聚集。引起血小板聚集的物质ADP、5-羟色胺、组胺和凝血酶、肾上腺素及细菌、病毒、药物、免疫复合物等都可以引起血小板聚集。血小板聚集通常会出现两个时相，即第一聚集时相和第二聚集时相。第一聚集时相发生迅速，为可逆性聚集；第二聚集时相发生缓慢，为不可逆性聚集。血小板聚集是形成血小板栓子的基础。

3. 释放 血小板受刺激后将储存颗粒中的活性物质排出的现象称为释放。血小板受刺激后，其致密体能释放出ADP、5-羟色胺、Ca^{2+}；从颗粒释放出来的物质主要有β-血小板球蛋白、血小板因子4、纤维蛋白原等。释放出来的物质除了来自血小板颗粒，还有血小板临时合成并释放的物质，如血栓烷A_2。能引起血小板聚集的因素大多能引起血小板释放，且血小板的黏附、聚集与释放几乎同时发生。血小板释放的许多物质可进一步加速血小板的活化、聚集，促进止血过程。

4. 收缩 血小板内含有收缩蛋白，血凝块中的血小板通过收缩蛋白收缩时，可使血凝块回缩硬化，有利于止血。

5. 吸附 血小板能将许多凝血因子吸附到它的表面。血管内皮受损，随着血小板黏附、聚集于受损局部，可局部升高凝血因子浓度，加速凝血过程。

（三）血小板的功能

1. 维持血管内皮的完整性 血小板能随时填补内皮细胞脱落下来的空隙，融合内皮细胞，促进血管内皮的完整，对维持血管内皮正常的通透性和防止红细胞的逸出具有重要作用。因此，当血小板数量减少到50×10^9/L以下时，毛细血管壁的脆性增加，红细胞易逸出，导致皮肤、黏膜出血，称为血小板减少性紫癜。

2. 参与生理性止血 生理性止血过程与血小板关系密切。

3. 促进血液凝固 血小板含有多种与凝血有关的凝血因子，统称为血小板因子。血小板因子能提高凝血酶原的激活速度，加速凝血过程。

知识拓展

生理性止血

小血管受损后引起的出血，在几分钟后出血自行停止的现象称为生理性止血。临床上常用小针刺破耳垂或指尖使血液自然流出，然后测定出血持续的时间，称为出血时间，正常人不超过9分钟（模板法）。生理性止血是一个复杂的过程，由血管、血小板和凝血因子共同参与完成。主要包括三个时相：受损伤的血管收缩、血小板血栓形成及血液凝固。血管收缩时使血流减慢，使血小板易于黏附于暴露的内皮下胶原组织，同时血小板激活释放出一些物质，除可使血管进一步收缩外，还可使血小板聚集形成血小板血栓堵塞伤口，实现初步止血。血小板表面可吸附多种凝血因子，激活凝血系统，使血液凝固，达到有效止血。而血液凝固过程中产生的凝血酶又促进血小板的活化。此外，血凝块上的血小板收缩，引起血块回缩，使血凝块更坚实。由此可见，血小板与生理性止血的三个时相密切相关，在生理性止血中处于极为重要的地位。

第三节 血液凝固与纤维蛋白溶解

一、血液凝固

血液由流动的液态变成不流动的凝胶状态的过程称为血液凝固（blood coagulation），简称凝血。其实质是血浆中的可溶性纤维蛋白原转变成不溶性的纤维蛋白多聚体的过程，纤维蛋白多聚体交织成网，将红细胞和血液中的其他成分网罗其中，形成血凝块。血液凝固本质上是一系列凝血因子按一定顺序相继激活的酶促反应。血液凝固1~2小时，血凝块发生回缩，析出淡黄色的液体，称为血清（serum）。由于在凝血过程中一些凝血因子被消耗，故血清与血浆相比，缺乏纤维蛋白原和凝血过程中被消耗的凝血因子，却增添了凝血时血管内皮细胞和血小板释放的化学物质。

（一）凝血因子

血浆与组织中直接参与血液凝固的物质，称为凝血因子（coagulation factor）。已知的凝血因子有14种，依国际命名法按发现的先后顺序，用罗马数字编号的有12种，即凝血因子Ⅰ~ⅩⅢ（简称FⅠ~FⅩⅢ，其中FⅥ是活化的FⅤ，因此不再视为一个独立的凝血因子）。此外，还有参与凝血的前激肽释放酶、高分子量激肽原等（表3-3-1）。凝血因子中，除FⅣ是Ca^{2+}外，其余都是蛋白质。而且正常情况下多数以无活性的酶原形式存在，必须通过其他酶水解才有酶的活性，活化的凝血因子在右下角用字母“a”（activated）表示活化状态，如FⅡa。除FⅢ存在于组织细胞内，其余凝血因子都在血浆中。多数凝血因子在肝脏合成，其中FⅡ、FⅦ、FⅨ、FⅩ的合成需要维生素K，称为依赖维生素K的凝血因子。当肝脏病变或缺乏维生素K时，可出现凝血功能障碍。

表3-3-1 按国际命名法命名的凝血因子

因子	同义名	合成部位	因子	同义名	合成部位
Ⅰ	纤维蛋白原	肝细胞	Ⅷ	抗血友病因子	肝细胞
Ⅱ	凝血酶原	肝细胞*	Ⅸ	血浆凝血激酶	肝细胞*
Ⅲ	组织因子（TF）	内皮细胞	Ⅹ	Stuart-Power因子	肝细胞*
Ⅳ	钙离子Ca^{2+}		Ⅺ	血浆凝血激酶前质	肝细胞
Ⅴ	前加速素	内皮细胞和血小板	Ⅻ	接触因子或Hageman因子	肝细胞
Ⅶ	前转变素	肝细胞*	ⅩⅢ	纤维蛋白稳定因子	肝细胞和血小板

注：*代表该凝血因子在肝脏合成时需要维生素K参与

（二）血液凝固的基本过程

血液凝固的过程可分为三个基本步骤：①凝血酶原激活物的形成。②凝血酶的形成。③纤维蛋白的形成。

1. 凝血酶原激活物的形成 根据凝血酶原激活物的形成途径不同，分为内源性凝血途径和外源性凝血途径。两条途径在启动方式和参与的凝血因子上有所不同。

（1）内源性凝血途径 是指参与此凝血途径的凝血因子全部来源于血液。该途径由FⅫ启动。当血管内皮受损时，FⅫ接触到受损的血管内膜下带负电荷的胶原纤维而被激活，变为活化的FⅫa。FⅫa可激活前激肽释放酶使之成为激肽释放酶，后者反过来又可激活FⅫ，通过正反馈过程生成大量FⅫa。

FⅫa又激活FⅪ成为FⅪa，FⅪa在Ca^{2+}的参与下激活FⅨ生成FⅨa。FⅨa与Ca^{2+}、FⅧa、血小板第三因子（PF_3，即血小板膜上的磷脂）形成因子Ⅷ复合物，可进一步激活FⅩ，生成FⅩa。FⅩa、FⅤa、Ca^{2+}、PF_3形成凝血酶原激活物。

在这个过程中，FⅧa是一种辅助因子，它可使FⅨa激活FⅩ的速度提高20万倍左右。FⅧ、FⅨ、FⅪ的缺乏引起的疾病分别称为甲型、乙型、丙型血友病，都表现为凝血过程缓慢，轻微外伤常可引起出血不止。

（2）外源性凝血途径　由来自血管外的组织因子（FⅢ）暴露于血液而启动的凝血过程，称为外源性凝血途径。FⅢ为磷脂蛋白，广泛存在于血管外组织，尤其是在脑、肺和胎盘组织中特别丰富。当血管发生破损，如果血管壁及周围受损组织释放出的组织因子进入血液，在Ca^{2+}存在的条件下，与血浆中的FⅦa结合，形成FⅦa-组织因子复合物。该复合物可激活FⅩ为FⅩa，进而与FⅤa、Ca^{2+}、PF_3形成凝血酶原激活物。

2. 凝血酶的形成　上述两条途径均形成凝血酶原酶复合物，凝血酶原激活物又激活凝血酶原（FⅡ）为凝血酶（FⅡa）。凝血酶原激活物中的FⅤa是一种辅因子，可使凝血酶原激活的速度增快10000倍。凝血酶可分解纤维蛋白原，使之转变为纤维蛋白单体。

3. 纤维蛋白的形成　在Ca^{2+}的参与下，凝血酶还能将FⅩⅢ激活为FⅩⅢa，FⅩⅢa使纤维蛋白单体相互聚合，形成不溶于水的纤维蛋白多聚体，即纤维蛋白。纤维蛋白交织成网，把血细胞网罗其中形成血凝块，完成凝血过程。

血液凝固过程（图3-3-1）是一个正反馈，是一系列凝血因子相继酶解激活的过程，少量被激活的凝血因子可使大量下游凝血因子激活，逐级激活，整个凝血过程呈巨大的放大现象。将静脉血放在玻璃试管中，自采血开始到血液凝固所需的时间称为凝血时间（clotting time，CT），正常人为4~12分钟，反映了FⅫ从激活到纤维蛋白形成所需要的时间。通常情况下，在体内生理性凝血过程中，内源性凝血途径和外源性凝血途径相互联系，相互促进，共同完成凝血过程。研究表明，缺乏内源性凝血途径启动因子FⅫ及前激肽释放酶、激肽原的患者，几乎没有出血症状；而FⅦ严重缺乏的患者却会出现明显的出血症状。因而认为，外源性凝血途径在体内生理性凝血反应的启动中发挥关键作用，内源性凝血途径在凝血过程的维持中起重要作用。

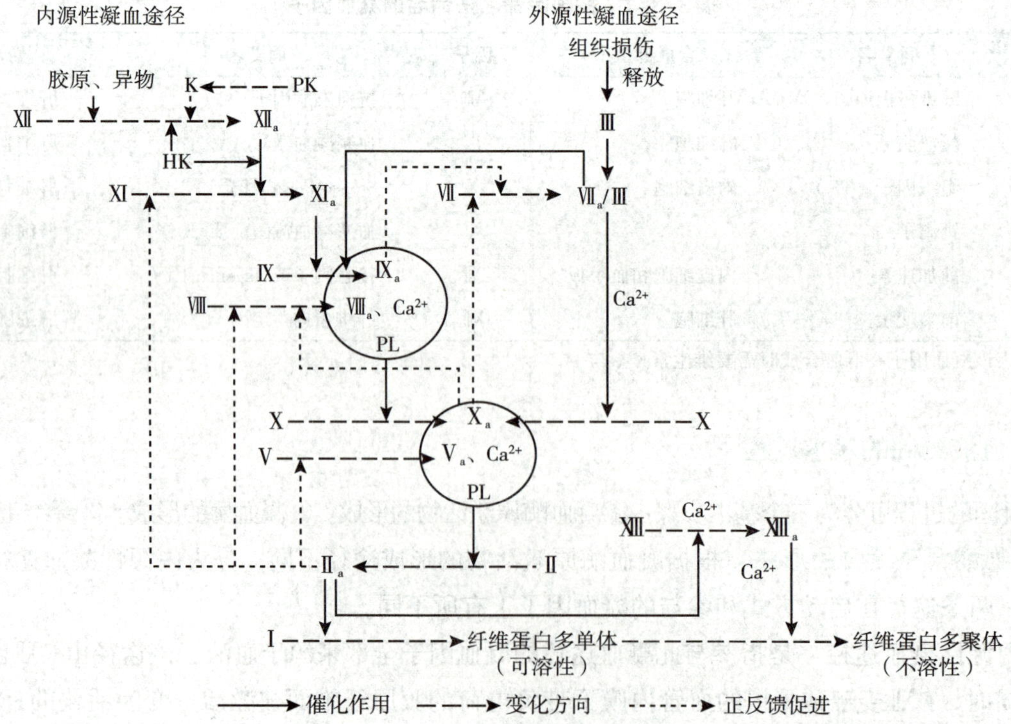

图3-3-1　血液凝固过程示意图

（三）生理性抗凝机制

正常情况下，血管内血液能保持流体状态而不发生凝固，这是多种因素共同作用的结果，包括：①血管内膜光滑完整，防止凝血因子、血小板与内皮下的成分接触进而避免凝血系统和血小板激活。②血管内皮细胞能产生前列腺素（PGI_2）和一氧化氮（NO），抑制血小板聚集和活化。③进入血液循环的少量凝血因子可被血流稀释，其浓度不足以激活凝血。④血液中的单核吞噬细胞可吞噬血液中活化的凝血因子，在体内抗凝中起重要作用。⑤血液中有多种生理性抗凝物质，尤其是抗凝血酶Ⅲ和肝素等，都有很强的抗凝血作用。

1. 抗凝血酶Ⅲ　抗凝血酶Ⅲ是由肝细胞和血管内皮细胞合成的一种丝氨酸蛋白酶抑制物，能与凝血酶及内源性凝血途径中的凝血因子FⅨa、FⅩa、FⅪa、FⅫa等结合，抑制其活性，从而阻断凝血过程。抗凝血酶Ⅲ与肝素结合，其抗凝作用可增强2000倍，缺乏肝素时，其抗凝作用弱而慢。

2. 肝素　肝素是一种由肥大细胞和嗜碱性粒细胞产生的酸性黏多糖，除了能加强抗凝血酶Ⅲ的作用外，还能直接抑制凝血酶原的激活，还能抑制血小板的黏附、聚集和释放反应，促进血管内皮细胞释放凝血抑制物和纤溶酶原激活物。肝素是一种很强的抗凝物质，临床上把肝素广泛应用于体内、外抗凝。

3. 蛋白C系统　蛋白C系统包括蛋白质C、蛋白质S、凝血酶调节蛋白和蛋白质C的抑制物。蛋白质C是由肝脏合成的维生素K依赖因子，以酶原形式存在于血浆中。蛋白质C激活后，可灭活FⅧa、FⅤa，抑制FⅩ和凝血酶原的激活，促进纤维蛋白溶解。

4. 组织因子途径抑制物　组织因子途径抑制物（tissue factor pathway inhibitor，TFPI）是一种由血管内皮细胞产生的糖蛋白，是外源性凝血途径的特异性抑制物。它可直接抑制FⅩa的活性，还可与FⅦ-组织因子复合物结合而抑制其活性。

（四）血液凝固的加速或延缓

因疾病的诊断治疗需要，临床上往往需采用一些措施加速、延缓或防止血液凝固。

1. 延缓或抑制血液凝固的方法　①温度：当温度降低时，参与凝血过程的酶活性下降，可延缓血液凝固。②肝素：肝素抗凝作用强，临床上已广泛应用肝素于在体内、外抗凝。③Ca^{2+}：由于血液凝固的多个环节都需要Ca^{2+}的参与，向血液中加入体外抗凝剂如枸橼酸钠、草酸钾等，这些物质能与Ca^{2+}结合形成不易解离的络合物以减少血浆中的Ca^{2+}，防止血液凝固。④维生素K拮抗剂，如华法林可以抑制FⅡ、FⅦ、FⅨ和FⅩ等维生素K依赖性凝血因子的合成，因此在体内具有抗凝作用。

2. 促进血液凝固的方法　①粗糙面：提供粗糙表面利于FⅫ的激活及血小板黏附、聚集，从而加速血液凝固的过程，如临床上常用生理盐水纱布或明胶海绵压迫伤口止血。②温度：适当提高温度，增强酶的活性，从而加速血液凝固。③凝血因子：为防止手术中出血，常在术前为患者注射维生素K，促进凝血因子合成，加速血液凝固。

二、纤维蛋白溶解

正常情况下，血液凝固形成的凝血块在完成止血功能后将被溶解，以保证血管的畅通，也有利于受损组织的再生和修复。纤维蛋白被分解、液化的过程称为纤维蛋白溶解，简称纤溶。纤溶系统包括四种成分：①纤维蛋白溶解酶原（plasminogen），简称纤溶酶原。②纤维蛋白溶解酶（plasmin），简称纤溶酶。③纤溶酶原激活物（plasminogen activator，PA），即能激活纤溶酶原使之转变成纤溶酶。④纤溶抑制物（plasmin inhibitors），分为抗纤溶酶和纤溶酶原激活物抑制物两类。纤维蛋白溶解的基本过程分两个阶段，纤溶酶原的激活和纤维蛋白的降解（图3-3-2）。

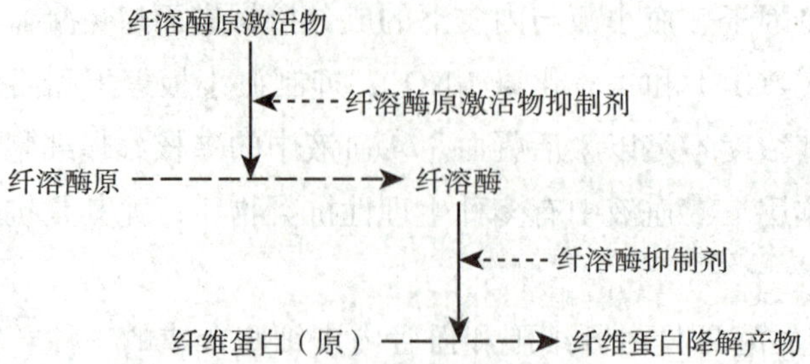

图3-3-2　纤维蛋白溶解系统

（一）纤溶酶原的激活

纤溶酶原是一种单链糖蛋白，纤溶酶原被纤溶酶原激活物的作用下水解激活成为纤溶酶。纤溶酶原激活物按其来源的不同分为三类。①血管激活物：主要是由血管内皮细胞合成和释放的组织型纤溶酶原激活物（tissue plasminogen activator，t-PA），与纤维蛋白结合后活性增强从而确保纤维蛋白生成时纤溶的即刻启动和将纤溶限制于血凝块局部，并增强局部的纤溶强度。目前临床上已经广泛应用重组人组织型纤溶酶原激活物作为溶栓治疗药物。②组织激活物，如肾小管上皮细胞合成的尿激酶型纤溶酶原激活物（urokinase plasminogen activator，u-PA）主要由肾小管、集合管上皮细胞产生，可溶解血管外纤维蛋白防止肾小管栓塞。在子宫、前列腺、肺、甲状腺等处也存在组织激活物，是这些器官术后易发生渗血以及月经血不发生凝固的原因。③依赖FⅫ的激活物：如血浆中无活性的前激肽释放酶被FⅫa激活为激肽释放酶，激肽释放酶又可激活纤溶酶原。

（二）纤维蛋白与纤维蛋白原的降解

在纤溶酶作用下，纤维蛋白和纤维蛋白原可被纤溶酶分解为许多可溶性小肽，称为纤维蛋白降解产物（FDP）。纤维蛋白降解产物通常不再发生凝固，其中部分小肽还具有抗凝血作用。临床上可通过检测FDP了解纤溶发生的情况。纤溶酶是血浆中活性最强的蛋白酶，其特异性低，除降解纤维蛋白和纤维蛋白原外，对凝血因子也有一定的降解作用。

（三）纤溶抑制物

体内许多物质可抑制纤溶过程，这些物质称为纤溶抑制物，可分为两类：一类是纤溶酶原激活物的抑制物（plasminogen activator inhibitor type-1，PAI-1），如PAI-1能结合组织型纤溶酶原激活物（t-PA）和尿激酶型纤溶酶原激活物（u-PA）而灭活t-PA和u-PA的作用；另一类是纤溶酶的抑制物，如α_2-抗纤溶酶与纤溶酶结合形成复合物，从而使纤溶酶失活。

血液凝固与纤维蛋白溶解是既对立又统一的两个功能系统，它们之间存在着动态平衡，使机体在出血时能有效止血，又能防止血块堵塞血管，从而保证血流通畅。

课堂互动 3-1

为什么生理状态下，血管内血液不会发生凝固？
全班分成六个组，进行小组讨论，最后以说出原因最多的小组获胜。

答案解析

第四节 血量与血型

一、血量

血量（blood volume）指人体内血液的总量。正常成人的血量占体重的7%~8%，即每千克体重约有70~80mL血量。大部分血液在心血管系统中快速循环流动，称为循环血量；小部分血液滞留在肝、脾、肺以及腹腔静脉和皮下静脉丛内，流动很慢，称为储存血量。剧烈运动、情绪激动以及其他应急状态下，储存血量可以释放进入循环，以补充循环血量的不足，维持正常血压及心、脑等重要脏器的血液供应。

生理情况下，受神经、体液因素的调节，体内血量保持相对恒定。相对恒定的血量有助于维持正常的血压和血流，保证组织、器官的血液供应。如果少量失血（不超过全身血量的10%），可通过心脏活动增强，血管收缩和储血库中血液释放等代偿，机体无明显临床症状；中等失血（全身血量的20%）时，人体的代偿功能不足以维持正常血压，会出现血压下降、脉搏加速、四肢冰冷、眩晕、口渴、乏力的现象；严重失血（超过全身血量的30%以上）时，可能危及生命，应立刻输血抢救。

二、血型与输血

（一）血型

血型（blood group）是指红细胞膜上特异性凝集原的类型。到目前为止，根据红细胞表面的抗原特异性的不同，已确认红细胞有25个血型系统，与临床关系最密切的是ABO血型系统和Rh血型系统。

1. ABO血型系统

（1）ABO血型系统的分型依据 ABO血型系统是根据红细胞膜表面A凝集原、B凝集原的类型和有无而分为4种血型：红细胞膜上只有A凝集原者为A型；红细胞膜上只有B凝集原者为B型；红细胞膜上含有A、B两种凝集原者为AB型；红细胞膜上A、B两种凝集原均无者为O型。在血清中含有与凝集原相对应的天然凝集素，即抗体。凝集素分为抗A凝集素和抗B凝集素两种。不同血型的人的血清中含有不同的凝集素，但不含有与自身凝集原相对应的凝集素。A型血的血清上，含有抗B凝集素；B型血的血清中，含有抗A凝集素；AB型血的血清中，无抗A、抗B两种凝集素；O型血的血清中，抗A、抗B两种凝集素都有（表3-4-1）。

表3-4-1 ABO血型系统的凝集原与凝集素

血型	红细胞膜上的凝集原	血清中的凝集素
A型	A	抗B
B型	B	抗A
AB	A、B	无
O	无	抗A、抗B

当凝集原与相对应的凝集素相遇时即发生红细胞凝集反应。凝集反应是指某一血型的红细胞与相

应的凝集素相遇，如A凝集原与抗A凝集素相遇，红细胞聚集成一簇簇不规则的细胞团的现象。一旦发生红细胞凝集反应，在补体的参与下，可发生红细胞溶解现象。红细胞凝集反应的本质是抗原-抗体反应，是免疫反应的一种形式。

ABO血型系统还有多个亚型，其中与临床关系最密切的主要是A型中的A_1和A_2两个亚型。A_1亚型红细胞膜上含有A和A_1两种凝集原，血清中只有抗B凝集素；A_2亚型红细胞膜上只含有A凝集原，血清中含有抗B凝集素和抗A_1凝集素。同样，AB型血型中有A_1B和A_2B两个亚型。由于A_1型红细胞膜上的凝集原可与A_2型血清中的抗A_1凝集素发生凝集反应，且A_2型和A_2B型红细胞比A_1和A_1B红细胞的抗原性弱得多，用抗A抗体做血型鉴定时，容易将A_2型和A_2B型误定为O型和B型。因此，在输血时应注意A_2和A_2B亚型的存在。

（2）ABO血型的抗体　不同血型新生儿的血液尚无ABO血型系统的凝集素，出生后2~8个月开始产生，8~10岁时达到高峰。天然凝集素多属于IgM，分子量大，不能通过胎盘。当孕妇血型与胎儿血型不合时，由于体内的天然ABO血型凝集素一般不能通过胎盘到达胎儿体内，所以不会使胎儿的红细胞发生凝集破坏。

2. Rh血型系统

（1）Rh血型系统分型依据　Rh血型系统是人类红细胞膜上与ABO血型系统同时存在的另一种血型系统。Rh凝集原最先发现于恒河猴（Rhesus monkey）的红细胞上，以其名字的前两个字母命名。Rh血型系统是红细胞血型中最复杂的一个系统。目前已发现40多种Rh凝集原，与临床密切相关的有C、c、D、E、e五种凝集原，其中D凝集原的抗原性最强。通常将红细胞膜上含有D凝集原者称为Rh阳性；而红细胞上缺乏D凝集原者称为Rh阴性。

（2）Rh血型系统的特点及临床意义　Rh血型有明显的种族差异，在我国汉族人群中，Rh阳性血型的人约占99%，Rh阴性血型的人不到1%。某些少数民族中，Rh阴性血型的人相对较多，如苗族为12.3%。

与ABO血型系统不同，Rh血型系统的显著特点是血清中不存在抗Rh的天然抗体，只有当Rh阴性者在接受Rh阳性者的血液后，通过体液免疫才产生抗Rh的免疫性抗体，输血后2~4个月血清中抗Rh抗体的水平达到高峰。因此Rh阴性受血者第一次输入Rh阳性血液后，由于其体内没有天然抗体，一般不会出现明显的输血反应，但输入Rh阳性血液后他们体内将产生抗Rh的免疫性抗体，如第二次或多次输入Rh阳性血液时，即可发生红细胞凝集反应进而发生溶血反应。

Rh系统与ABO系统之间的另一个不同点是抗体的特性。Rh系统的抗体主要是IgG，因其分子量较小，能透过胎盘。Rh阴性血型的母亲，在第一次妊娠中，若胎儿为Rh阳性血型，在妊娠末期或分娩时，胎儿的红细胞或D抗原可进入母体，使母体产生免疫性抗体，故Rh阴性的母亲怀第一胎Rh阳性的胎儿时，不会出现新生儿溶血的情况；但第二次妊娠时，如胎儿为Rh阳性血型，母体内的抗Rh抗体可进入胎儿体内引起新生儿溶血。Rh阴性母亲在生育第一胎后，及时输注特异性抗D免疫球蛋白，中和进入母体的D抗原，可预防第二次妊娠时新生儿溶血的发生。

（二）输血

输血是治疗某些疾病、抢救大失血和保证一些手术得以顺利进行的重要手段。输血的基本原则是确保供血者的红细胞不与受血者血浆中的凝集素发生红细胞凝集反应。若输血不当或发生差错，会发生严重的溶血反应，导致休克、血管内凝血和肾功能损伤，严重者可发生死亡。

1. 输血原则　在准备输血时，首先必须鉴定血型，保证供血者与受血者的ABO血型相合。对于生育年龄的妇女和需要反复输血的患者，还必须使供血者与受血者的Rh血型相合，特别要注意Rh阴性受血者产生抗D抗体的情况。

即使已知供血者和受血者的ABO血型相同，为了避免由于ABO血型系统中的亚型和其他因素也可引发同型输血的凝集反应，在输血前要进行交叉配血试验（cross-match test）：将供血者的红细胞混悬液和受血者的血清相混合称为交叉配血主侧；将受血者的红细胞混悬液与供血者的血清相混合称为交叉配血次侧（图3-4-1）。如果主侧和次侧配血均无凝集反应，即为配血相合，可进行输血；如果主侧有凝集反应，不管次侧结果如何，则为配血不合，此种情况绝对不能输血；如果主侧不发生凝集反应，而次侧发生凝集反应，则为配血基本相合，一般不宜进行输血，只能在紧急情况下（如缺乏同型血源）输血，而且必须少量（一次不超过300mL）、缓慢输血，同时还要密切观察受血者的情况，如发生输血反应，必须立即停止输血。

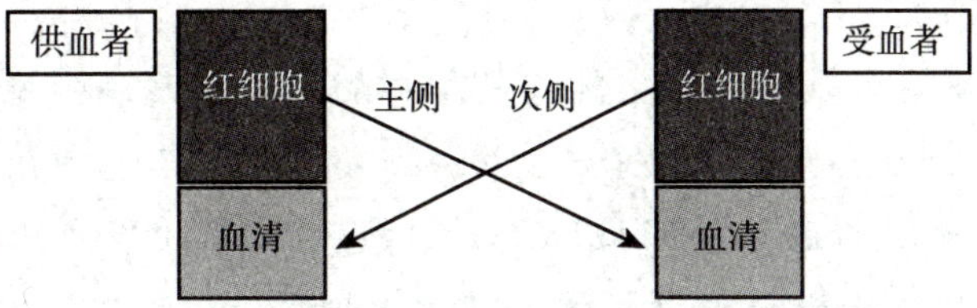

图3-4-1 交叉配血试验

思政课堂

中华现代血库的创始人——易见龙

易见龙是我国著名的医学教育家与生理学家。1904年出生于湖南省湘阴县（今汨罗市）。1941年易见龙满怀抗日救国之心，为我国抗日战争的输血救伤筹建“华人血库”。1943年，在抗日战争的严峻关头，由中国人主持的第一个血库在纽约成立。中国留学生、华侨及友好人士竞相献血，半年之内献血者共1157人，捐献的血液被制成干燥血浆。1944年易见龙率领血库工作人员，携带仪器设备及所制的干血浆历经艰难险阻辗转回到祖国，克服重重困难建立我国第一个血库——“昆明血库”。该血库的成立，抢救了无数受伤的抗日将士的生命，为抗日救亡做出了重大贡献。

知识拓展

万能供血者

以往人们曾把O型血称为“万能供血者”，认为他们的血液可以输给其他任何ABO血型的人。原因是O型血的红细胞膜上没有A、B凝集原，不会与受血者的血浆中的凝集素发生凝集反应，所以作为交叉配血的主侧没有发生凝集。但由于O型血的血浆中存在抗A、抗B凝集素，这些抗体能与其他血型受血者的红细胞发生凝集反应。尤其当输入的血量较大时，供血者血浆中的凝集素未被受血者血浆足够稀释时，受血者的红细胞会被广泛凝集。所以这种说法是不可取的。另外，也曾把AB血型的人称为“万能受血者”，认为AB血型的人可以接受其他任何ABO血型的血液，这种说法同样是不可取的。

2. 成分输血 随着医学和科学技术的发展进步，临床应用中已经从原来的输全血发展到当今的成分输血，即把血液中的各种成分如红细胞、白细胞、血小板和血浆，通过一定的技术分离，制成高纯度或高浓度制品，根据实际需要选择适当的血液成分输注给患者。成分输血还可增强治疗的针对性，提高疗效，减少不良反应，且能节约血源。如严重贫血患者主要是由于红细胞不足，血量不一定减少，故适宜输注浓缩的红细胞原液；对各种出血性疾病患者，可根据疾病的具体情况输注浓缩的血小板悬液或含凝血因子的新鲜血浆，以促进止血或凝血过程。

知识拓展

输血反应

输血反应是指在输血过程中或输血后，受血者发生了与输血相关的新的异常表现或疾病，包括溶血性和非溶血性两类。

溶血性不良反应是在输血或输血后，输入的红细胞或受血者本身的红细胞被过量破坏，即发生输血相关性溶血，分为急、慢性两类。急性输血相关性溶血指在输血中或输血后数分钟至数小时内发生溶血，表现为高热、寒战、心悸、气短、血红蛋白尿甚至尿闭、急性肾衰竭和DIC表现，甚至死亡。慢性输血相关性溶血常表现为输血数日后出现黄疸、网织红细胞升高等。

非溶血性不良反应有发热、过敏反应、传播疾病及其他。非溶血性发热是最常见的输血反应，主要表现在输血过程中出现发热、寒战。暂时终止输血，用解热镇痛药或糖皮质激素处理有效。过敏反应包括荨麻疹、血管神经性水肿，重者为全身皮疹、喉头水肿、支气管痉挛、过敏性休克等。应减慢或停止输血，并进行抗过敏治疗。经输血传播的疾病主要有病毒性肝炎、艾滋病、巨细胞病毒感染、梅毒感染及污染血导致的各种可能的病原微生物感染。这类反应重在预防，采取的措施包括控制献血者资质及血液采集、贮存、运输、质检、输注等无菌化。

实训实练二　ABO血型鉴定

【实训目的】

学会用玻片法鉴定ABO血型，观察红细胞凝集现象，学习末梢采血技术。

【实训原理】

ABO血型系统根据红细胞膜上是否含有A、B抗原分为A、B、O、AB四型。ABO血型鉴定就是通过观察有无发生红细胞凝集现象（抗原-抗体反应），即用已知的抗体的标准血清检测红细胞膜上的A、B抗原（正向定型）的有无。

【实训用品】

抗A（含有A凝集素）、抗B（含有B凝集素）分型血清试剂，采血用具，双凹玻片，75%乙醇，棉球，消毒棉签，显微镜，小试管，生理盐水，蜡笔。

【实训步骤】

ABO血型鉴定——玻片法：

1．取玻片一块，用干净纱布轻拭，使之洁净，再用蜡笔在中间画一竖线，两端分别画一圆圈并标明A、B。

2．在A侧中央圈滴一滴抗A血清，在B侧中央圈内滴一滴抗B血清。

3．轻揉耳垂或无名指指尖，使之轻度潮红充血，用酒精棉球消毒皮肤，针刺采血1~2滴，置于盛有1mL生理盐水的小试管中混匀，制成红细胞悬液。再用消毒棉球擦去指端余血并压迫止血。

4．用滴管吸取红细胞悬液，分别各滴一滴于玻片两端的血清上，注意勿使滴管尖端与血清接触。

5．用牙签一端混合抗A血清与红细胞悬液，另一端混合抗B血清与红细胞悬液。置室温下10~30分钟后，观察有无红细胞凝集现象，从而判定血型。

6．观察结果。先用牙签搅匀，肉眼观察，如有凝集反应，可见鲜红色点状或片状凝集块，搅拌后不能使之消失。再在低倍镜下观察，如有凝集反应，可见红细胞聚集成团。如两侧均未见凝集现象，则应搅拌后再静置15分钟，观察结果。

7．判断血型。根据被测试者红细胞是否与抗A血清、抗B血清发生凝集反应判定其血型。

【注意事项】

1．标准血清必须有足够凝集效价，血清及红细胞悬液须保持新鲜。

2．采血时要严格消毒，标本要充分混匀。

3．用牙签两端分别与抗A、抗B血清混合时，严防两种血清相互混淆。

目标检测

答案解析

一、单项选择题

1．血清与血浆的主要区别在于血清缺乏（ ）

A．凝血因子　B．纤维蛋白原　C．纤维蛋白　D．血小板　E．Ca^{2+}

2．血浆的比重主要取决于血浆中的（ ）

A．血浆蛋白含量　B．无机物含量　C．血细胞量

D．脂肪含量　E．晶体物质含量

3．血细胞比容是指血细胞（ ）

A．与血浆容积之比　B．与红细胞容积之比　C．与血细胞容积之比

D．在血液中所占的容积百分比　E．在血液中所占的重量百分比

4．某人的红细胞能与B型血清发生凝集，其血清与B型红细胞也发生凝集，此人的血型是（ ）

A．O型　B．A型　C．B型　D．AB型　E．B或AB

5．形成血浆胶体渗透压的物质主要是（ ）

A．NaCl　B．葡萄糖　C．白蛋白　D．球蛋白　E．血红蛋白

6．红细胞悬浮稳定性下降是由于（ ）

A．红细胞叠连增加　B．红细胞脆性增大　C．红细胞凝集增加

D．红细胞体积增大　E．负电荷形成

7．血浆胶体渗透压的生理作用是（ ）

A．调节血管内外水的交换　B．调节细胞内外水的交换　C．维持细胞正常体积

D．维持细胞正常形态　　E．决定血浆总渗透压

8．巨幼红细胞性贫血是因为人体内缺乏（　）

A．铁和蛋白质　　B．铁　　C．叶酸和维生素B_{12}

D．促红细胞生成素　　E．雄激素

9．再生障碍性贫血是由于人体（　）

A．缺乏Fe^{2+}　　B．缺乏叶酸和维生素B_{12}　　C．内因子缺乏

D．骨髓异常　　E．严重肾病

10．血小板减少，皮肤黏膜常自发性出现出血点和发绀，主要是由于（　）

A．不易形成止血栓　　B．血管不易收缩

C．不能维持血管内皮的完整性　　D．血凝块回缩障碍

E．血液凝固障碍

11．患者在接受输血前进行交叉配血试验，已知受血者为A型血，经交叉配血试验发现主侧发生凝集，次侧不发生凝集，故献血者血型为（　）

A．AB型　　B．B型　　C．O型

D．A型　　E．B型或AB型

12．Rh血型系统中抗原性最强的抗原是（　）

A．C抗原　　B．c抗原　　C．D抗原　　D．e抗原　　E．E抗原

二、简答题

1．红细胞的生理特性有哪些？

2．试述血液凝固的基本过程。

3．试述Rh血型的临床意义。

（卢　静）

书网融合……

知识回顾　　微课　　习题

第四章 血液循环

PPT

学习目标

知识要求：

1. 掌握心室肌和窦房结细胞的动作电位及其形成机制，心肌细胞的生理特性；心动周期，心脏射血过程，心输出量及其影响因素；动脉血压的形成及其影响因素，中心静脉压的定义、正常值及影响因素，组织液生成的影响因素；降压反射，肾上腺素、去甲肾上腺素对心血管活动的调节。

2. 熟悉心脏泵血功能评价指标，正常心电图波形及意义，心音；静脉回心血量的影响因素，微循环；心脏和血管的神经支配和作用。

3. 了解浦肯野细胞的跨膜电位及其形成机制，心力储备；血流量、血流阻力和血压的关系，淋巴循环；颈动脉体和主动脉体化学感受器反射、容量感受器反射，其他体液调节物质；重要器官血液循环特点。

技能要求：

1. 熟练掌握心电图操作、心音听诊、血压测量以及家兔动脉插管等技能。

2. 学会应用所学知识理解临床常见心血管疾病的临床表现及治疗措施。

血液在心脏和血管内按照一定方向周而复始地流动，称为血液循环（blood circulation）。

血液循环系统由心脏和血管构成，其中心脏是血液循环的动力器官，血管是输送、分配血液的管道。血液循环的主要功能是完成体内的物质运输，包括运输O_2、CO_2、营养物质、代谢产物、内分泌激素和其他体液因子，以维持内环境的稳态和新陈代谢的正常进行；实现血液防御；此外，心脏和血管还具有内分泌的功能。因此，对于高等动物来讲血液循环一旦停止，生命也将随之终止。

第一节 心脏生理

心脏的主要功能是泵血。通过心房和心室有节律地、交替地收缩和舒张，使静脉内的血液回流到心脏并射入动脉，使血液在心血管内循环流动。心脏节律性的收缩和舒张，是由其生理特性所决定的，而心肌细胞的生物电现象是触发心肌收缩和泵血的动因。因此，学习心肌细胞生物电现象，对于理解心肌的生理特性和心脏泵血功能有着重要意义。

一、心肌细胞的生物电现象

（一）心肌细胞的分类

心肌细胞按其生物电特点分为不同的类型。

1. 非自律细胞和自律细胞 根据心肌细胞的电生理特性，将其分为两大类。①非自律细胞：构成心房和心室壁的普通心肌细胞，细胞内含有排列有序的丰富肌原纤维，具有兴奋性、传导性和收缩性，执行心肌的收缩功能，故又称为工作细胞。②自律细胞：是一些特殊分化的心肌细胞，在没有外来刺激的条件下，会自动产生节律性兴奋，它们也具有兴奋性和传导性，但是细胞内肌原纤维少且排列不规则，故收缩性弱，主要功能是产生和传播兴奋，控制心脏活动的节律。这类细胞包括：窦房结P细胞、房室交界区、房室束、左右束支和浦肯野细胞等，它们共同构成心脏内的特殊传导系统。

2. 快反应细胞和慢反应细胞 根据心肌细胞动作电位去极化速率的快慢，将其分为快反应细胞和慢反应细胞。心肌细胞去极化与钠通道和钙通道激活有关，钙通道激活和失活的速度比钠通道慢。由钠通道激活而产生去极化的细胞称快反应细胞，由钙通道激活而产生动作电位的细胞称慢反应细胞。

依照电生理特性的两个标准可以将心肌细胞分为四种类型：①快反应非自律细胞：包括心室肌细胞和心房肌细胞。②快反应自律细胞：包括房室束及其分支和浦肯野细胞。③慢反应自律细胞：包括窦房结P细胞和房室交界内房结区和结希区的细胞。④慢反应非自律细胞：存在于房室交界的结区。

（二）心肌细胞的跨膜电位及其形成机制

心肌细胞的跨膜电位比神经细胞、骨骼肌细胞跨膜电位要复杂得多，不同类型心肌细胞的跨膜电位也不完全相同。

1. 工作细胞的跨膜电位及其离子机制 人和哺乳动物的心室肌细胞和骨骼肌细胞一样，静息电位约−90mV，主要是由K^+外流形成的。心肌细胞膜内K^+浓度比膜外浓度高，且安静状态下心肌细胞膜对K^+有较高的通透性，因此，心室肌细胞静息电位的产生是K^+顺浓度梯度由膜内向膜外扩散而形成的K^+电－化学平衡电位。

与神经纤维、骨骼肌细胞动作电位相比，心室肌细胞动作电位复极化比较复杂，持续时间长，波形上升支与下降支不对称。心室肌细胞的动作电位可分为0、1、2、3、4五个时期（图4-1-1）。

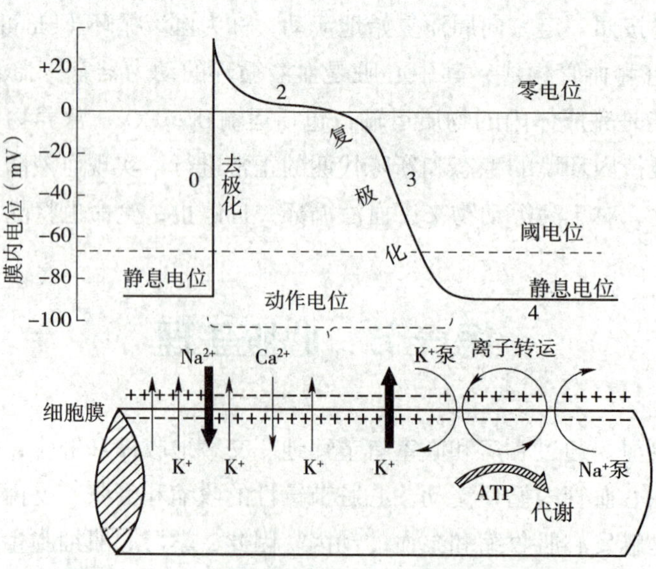

图4-1-1 心室肌细胞动作电位的离子活动示意图

0期：为动作电位的快速去极化过程，又称去极化期。在适宜刺激作用下，膜内电位由静息时的–90mV迅速上升到+30mV左右，即膜两侧由原来的极化状态，迅速转换成反极化状态，构成了动作电位的上升支。此期仅持续1~2毫秒（ms），但去极化幅度很大，去极化速率快。0期的产生机制和骨骼肌、神经纤维基本相同。刺激引起细胞膜上部分钠通道开放，少量Na^+内流，使细胞产生局部去极化；当去极化达到阈电位水平（–70mV）时，大量钠通道开放，Na^+快速内流，膜内电位迅速上升到+30mV，达到Na^+的平衡电位。决定0期去极化的Na^+通道是一种快通道，它激活和失活的速度均很快，开放时间为1毫秒左右，可被河豚毒素（TTX）阻断。

1期：又称为快速复极初期。0期去极化后，出现快速而短暂的复极化，膜内电位迅速由+30mV下降到0mV左右，历时10毫秒。此时钠通道失活关闭，Na^+内流停止，同时激活一种主要由K^+负载的一过性的外向离子流。因此，1期形成的原因主要是K^+外流形成的。

2期：又称为平台期。1期复极结束，膜内电位降到0mV左右时，复极化过程变得非常缓慢，膜电位基本停滞于0mV水平，历时100~150毫秒，在下降支上形成坡度很小的平台，这是整个动作电位持续时间长的主要原因，是心室肌细胞动作电位区别于神经细胞和骨骼肌细胞的主要特征。平台期主要由于Ca^{2+}内流和K^+外流同时存在，两种离子所负载的跨膜正电荷基本相当，使膜电位稳定于0mV左右。

3期：又称为快速复极末期。此期钙通道关闭，而膜对K^+通透性增大，K^+外流进行性增加，心肌细胞复极化速度加快，膜内电位由平台期的0mV左右迅速恢复到–90mV，形成快速复极化末期，历时100~150毫秒。

4期：又称为静息期。3期之后，膜内电位虽然恢复并稳定在–90mV水平，但是膜内外离子的分布尚未恢复。此时，细胞膜的离子主动转运作用增强，通过钠泵活动，将动作电位期间进入细胞内的Na^+泵出，将流到细胞外的K^+泵入，同时通过Na^+–Ca^{2+}交换活动，Ca^{2+}逆浓度梯度运出细胞，使细胞内外离子分布恢复至原先的水平，为心肌细胞的再度兴奋做好准备。

心房肌细胞动作电位与心室肌细胞基本相同，但动作电位的时程较短，约150毫秒，可能与细胞膜对K^+的通透性较大有关。

2. 自律细胞的跨膜电位及其离子机制 与工作细胞相比，自律细胞跨膜电位的特点是4期膜电位不稳定，能够自动产生去极化。自律细胞在动作电位复极化达到最大值，即最大复极电位时，膜电位开始自动去极化，达到阈电位就产生一次新的动作电位。因此，4期自动去极化是自律细胞产生自动节律性的电生理学基础。不同类型的自律细胞，4期自动去极化的速度和离子基础各不相同。

（1）窦房结P细胞 P细胞属于慢反应自律细胞，其动作电位的形态与心室肌细胞动作电位明显不同，主要特征如下：①无明显的1期和2期，仅表现为0、3、4三个时期。②动作电位0期去极化速度慢、幅度小，膜内电位仅上升到0mV左右，无明显的极化反转。③3期最大复极电位（–70mV）和阈电位（–40mV）的绝对值较小。④4期膜电位不稳定，由最大复极电位开始自动去极化，当去极化达到阈电位水平（–40mV）时，爆发一次动作电位。⑤4期自动去极化的速度较快。

P细胞动作电位主要是由Ca^{2+}的内流引起的。当膜电位由最大复极电位自动去极化达到阈电位水平时，膜上钙通道被激活，Ca^{2+}内流到细胞内，导致0期去极化。随后，钙通道逐渐失活，Ca^{2+}内流减少，同时有K^+通道被激活，K^+外流增加，形成了3期复极化。当达到最大复极化电位–70mV时，K^+通道逐渐失活，K^+外流逐渐减少，而Na^+与Ca^{2+}少量的内流，导致膜内电位缓慢上升，因而出现4期自动去极化（图4–1–2）。窦房结P细胞4期自动去极化速度较快，自律性最高，为心脏正常起搏点。

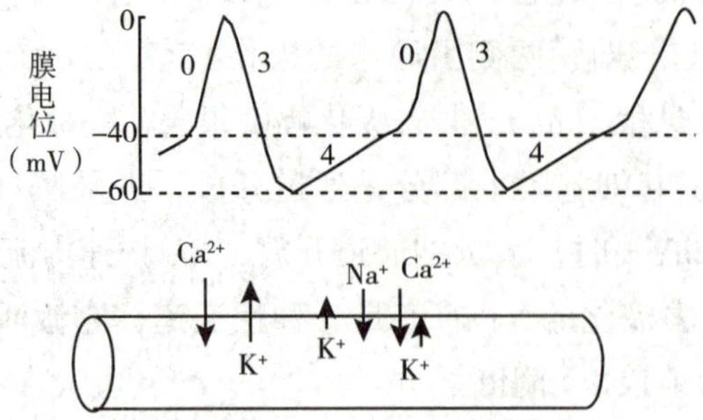

图4-1-2　窦房结P细胞动作电位的离子活动示意图

（2）浦肯野细胞　浦肯野细胞动作电位的形态与心室肌相似，产生的离子基础也基本相同，但4期膜电位不稳定。

浦肯野细胞4期自动去极化主要是Na^+内流形成的，也有K^+外流的进行性衰减参与，造成4期净内向电流，导致自动去极化。

二、心肌的生理特性

心肌具有兴奋性、自律性、传导性和收缩性四种生理特性。兴奋性、自律性、传导性是以心肌细胞的生物电活动为基础的，故称为电生理特性；收缩性是以肌细胞收缩蛋白的功能活动为基础，称为心肌细胞的机械特性。

（一）自动节律性

自动节律性是指组织或细胞在没有外来因素作用下，自动地产生节律性兴奋的能力，简称自律性（autorhythmicity）。具有自律性的组织或细胞称为自律组织或自律细胞。自律性的高低用单位时间内自动发生兴奋的次数来衡量。窦房结P细胞的自律性最高，自动兴奋的频率约为100次/分，房室交界区次之，约50次/分，浦肯野纤维自律性最低，约25次/分。

1. 心脏的起搏点　在正常情况下，因窦房结自律性最高，由窦房结发出的兴奋按一定顺序传播，心脏各部分按顺序接受由窦房结传来的冲动而发生兴奋和收缩，故把窦房结称为心脏的正常起搏点（pacemaker）。由窦房结控制的心脏搏动节律，称为窦性心律（sinus rhythm）。其他部位自律细胞的自律性较窦房结低，它们的自律性不表现出来，只起到传导兴奋的作用，故称为潜在起搏点（latent pacemaker）。在某些异常情况下，潜在起搏点的自律性也会表现出来，引发心房或心室的兴奋和收缩，这些起搏部位称为异位起搏点（ectopic pacemaker）。由异位起搏点引起的心脏活动，称为异位心律。

2. 影响心肌自律性的因素（图4-1-3）

（1）4期自动去极化的速度　4期自动去极化的速度快，膜内电位上升到阈电位所需要的时间缩短，则单位时间内爆发兴奋的次数就多，即自律性增高；反之，则自律性降低。

（2）最大复极电位　在其他因素不变的情况下，最大复极电位值变小，接近阈电位，4期自动去极化由最大复极电位达到阈电位所需时间变短，自律性增高；反之，自律性降低。

（3）阈电位水平　如4期自动去极化的速度和最大复极电位不变，阈电位下移，最大复极电位与阈电位之间的差距减小，去极化达到阈电位所需的时间缩短，自律性增高；反之，则自律性降低。

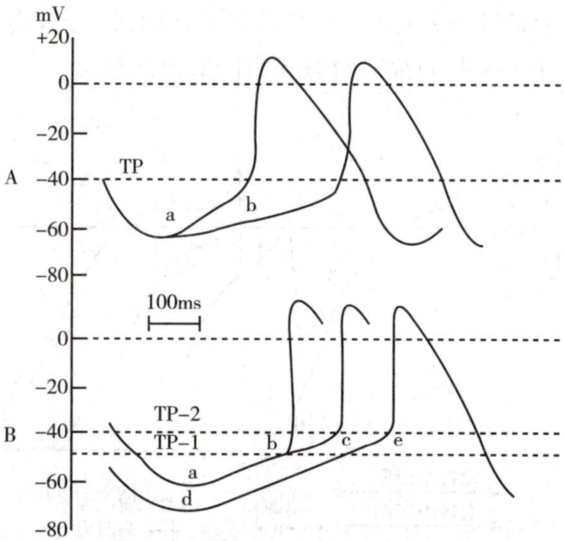

图4-1-3 影响自律性的因素

A：4期自动去极化速率由a变为b时，自律性降低；TP：阈电位；B：最大复极电位由a变为b时，或阈电位由TP-1变为TP-2时，自律性降低

因此，凡是能影响自律细胞4期自动去极化速度、最大复极电位和阈电位水平的神经、体液因素以及药物等都能影响心肌的自动节律性。

（二）兴奋性

心肌细胞和神经细胞或骨骼肌细胞一样，具有对刺激发生反应的能力，即具有兴奋性。心肌细胞的兴奋性不是固定不变的，在一次兴奋的过程中兴奋性发生周期性的变化。

1. 心肌细胞兴奋性的周期性变化 心肌细胞在发生一次兴奋时，其兴奋性呈现周期性改变，表现在对第二个刺激的反应能力发生变化，这主要是由于膜电位变化引起离子通道的状态发生改变。心肌细胞在产生一次兴奋时其兴奋性的周期性变化分为以下几个时期。

（1）有效不应期（ERP） 从心肌细胞动作电位去极化开始到3期复极化-55mV的这一时期内，如果受到第二个刺激，无论刺激多强，心肌细胞都不会产生任何反应，这一时期称为绝对不应期。从复极化-55mV到-60mV这段时间内，如给予阈上刺激可引起局部去极化，但不能引起可传播的动作电位，称为局部反应期。从去极化开始到3期复极化至-60mV的这段时间，任何刺激均不能产生动作电位，兴奋性等于零，称为有效不应期。在此期，膜电位绝对值太低，Na^+通道完全失活，或刚刚复活，不能形成动作电位，因此，在有效不应期内心肌细胞是不可能发生兴奋和收缩的。

（2）相对不应期（RRP） 复极化从-60mV至-80mV的期间内，须给予阈上刺激才可以使心肌细胞产生可传导的动作电位，心肌细胞的兴奋性低于正常，这一时期称为相对不应期。其发生原因是此时钠通道尚未完全复活，其开放能力未达到正常状态，细胞的兴奋性仍低于正常，只有给予阈上刺激才能引起细胞兴奋，并且产生的动作电位去极化的速度和幅度均小于正常，兴奋的传导速度也比较慢。

（3）超常期（SNP） 复极化从-80mV到-90mV的时间为超常期。在此期用阈下刺激即能引起动作电位，表明兴奋性高于正常。此期钠通道已基本恢复到备用状态，膜电位与阈电位之间的距离小于正常，容易产生兴奋，因而细胞兴奋性高于正常。此时，动作电位去极化的速度和幅度也都小于正常，兴奋传导的速度也较慢。

复极化完毕，膜电位恢复至静息水平，细胞的兴奋性也恢复到正常状态。

心肌细胞兴奋性周期性变化的特点为有效不应期特别长，相当于整个收缩期和舒张早期（图4-1-4）。因而心肌不会发生强直收缩，始终保持收缩与舒张交替的节律活动。

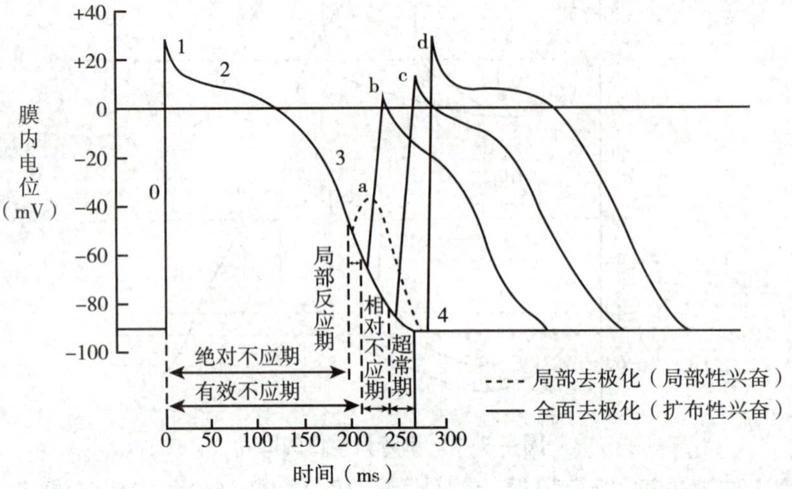

图4-1-4 心室肌动作电位兴奋性的周期性变化

2. 影响心肌兴奋性的因素

（1）静息电位和阈电位之间的距离 在一定范围内，静息电位水平上移或阈电位水平降低，两者之间的差距减小，兴奋性增高。反之，静息电位水平下移或阈电位水平上移，二者之间的差距增大时，则兴奋性降低。

（2）钠离子通道的状态 心肌细胞产生兴奋，是以钠通道被激活为前提的。钠通道的状态是决定兴奋性高低的主要因素。钠通道有备用、激活和失活三种状态，钠通道处于哪种状态，取决于膜电位的水平以及动作电位的时程。当膜电位处于静息电位水平时，钠通道处于备用状态，给予一个有效刺激，可激活钠通道，使膜电位去极化至阈电位水平，引发动作电位，此时兴奋性为正常。当钠通道处于失活状态，无论给予多大刺激都不能引起兴奋，此时兴奋性为零。

3. 期前收缩和代偿性间歇 正常情况下，整个心脏是按照窦房结发出的兴奋节律进行活动的。如果在有效不应期之后，下一次窦房结的兴奋到达之前，有一个人工或病理性的额外刺激作用于心肌，将导致心肌产生一次提前出现的兴奋，即期前兴奋，由期前兴奋所引起的收缩称为期前收缩（premature systole），又称早搏。期前收缩也有自己的有效不应期，如果正常窦房结的节律性兴奋正好落在心室期前收缩的有效不应期内，将不能引起心室兴奋，即出现一次兴奋的“脱失”，必须等到下一次窦房结的兴奋到来才能引起心室的兴奋和收缩。因此，在一次期前收缩之后往往出现一段较长时间的心室舒张期，称为代偿性间歇（compensatory pause）（图4-1-5）。

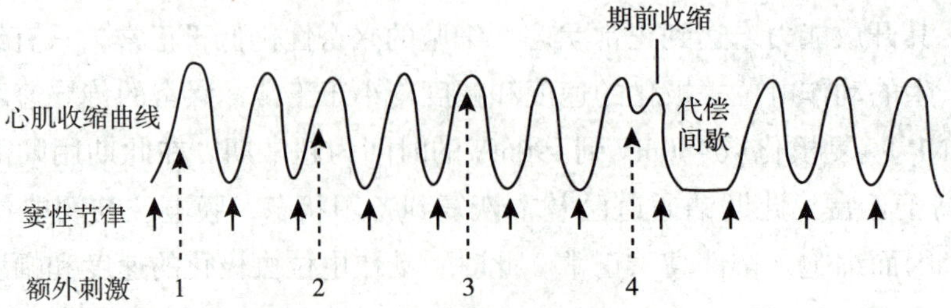

图4-1-5 期前收缩与代偿间歇

（三）传导性

心肌细胞具有传导兴奋的能力，称为传导性。心脏内由自律细胞构成的特殊传导系统将窦房结产生的兴奋按一定的途径传遍整个心脏。

1. 心脏内兴奋传播的途径和特点　正常情况下，窦房结发出的兴奋可以通过心房肌传导到左、右两个心房。心房内有传导速度较快的“优势传导通路”将兴奋传导到房室交界区，这是兴奋从心房传到心室的唯一通道，然后经房室束、左右束支、浦肯野纤维网到心室心内膜下心肌，再靠心室肌本身的传导，将兴奋经室壁中层传到心外膜下心肌，引起左右心室的兴奋。

兴奋在心脏各个部分的传导速度是不相同的，心房的传导速度约为0.4m/s，“优势传导通路”为1.0~1.2m/s，房室交界区的结区传导性最低，仅为0.02m/s，心室肌为1m/s，而浦肯野纤维的传导速度可达4m/s（图4-1-6）。

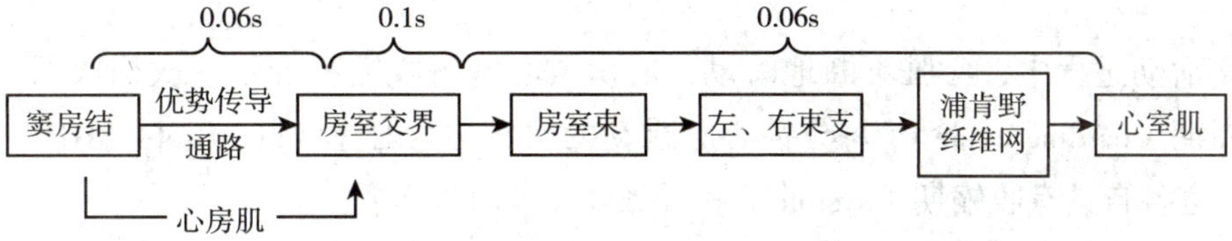

图4-1-6　兴奋在心脏内传导途径示意图

房室交界区传导速度较慢，需要的时间较长，称为房室延搁。其生理意义是心室在心房收缩完毕之后才开始收缩，避免心室和心房同时收缩，这对保证心室有充分的血液充盈，以利于心室射血，具有十分重要的意义。

2. 影响传导性的因素

（1）动作电位0期去极化的速度和幅度　0期去极化的速度越快，形成局部电流越快，达到阈电位水平的速度越快，兴奋的传导也就越快；0期去极化的幅度越大，和未兴奋部位的电位差越大，形成的局部电流越强，兴奋的传导也就越快。反之，兴奋的传导速度越慢。

（2）邻近部位膜的兴奋性　兴奋在心肌细胞上的传导，就是心肌细胞膜依次逐步兴奋的过程。只有邻近未兴奋部位心肌的兴奋性是正常的，兴奋才可以传过去。如果邻近部位的细胞正处在有效不应期内，离子通道失活，不能形成动作电位，导致传导阻滞；如邻近未兴奋部位膜的兴奋性处于相对不应期或超常期内，则产生的动作电位0期去极化的速度和幅度都降低，传导速度减慢。

（3）不同心肌细胞的直径不同，其传导速度也不同　直径大，细胞内电阻低，传导速度快。反之则慢。

（四）收缩性

心肌收缩的原理与骨骼肌基本相同，但心肌细胞的收缩也具有明显的自身特点。

1. “全或无”式的收缩　心房和心室内传导速度快，且心肌细胞间闰盘电阻又很小，因此，当一处心肌细胞兴奋时，兴奋便很快传播到所有的心房或心室，引起所有的心房（或心室）肌细胞几乎同步收缩，称为“全或无”式收缩。即心房肌纤维或心室肌纤维要么完全不收缩，要么全部收缩。这种方式的收缩力量大，有利于心脏泵血。

2. 心肌细胞的有效不应期特别长　有效不应期相当于心肌的整个收缩期和舒张早期，因此心肌不像骨骼肌那样发生多个收缩过程的融合。心肌只有在收缩完毕并开始舒张后，才可能接受新的刺激而产生第二次兴奋和收缩，所以不会形成强直收缩。这就使心肌始终保持收缩与舒张交替进行的节律性活动，从而保证心脏有序地充盈与射血。

3. 对细胞外液中Ca^{2+}浓度的依赖性　Ca^{2+}是兴奋–收缩耦联的耦联因子。心肌的肌质网不发达，容积小，Ca^{2+}的贮存少，兴奋–收缩耦联过程所需的一部分Ca^{2+}要从细胞外液转运进来。因此，心肌细胞的收缩对细胞外液Ca^{2+}浓度有明显的依赖性。在一定范围内，细胞外液中Ca^{2+}浓度升高，细胞兴奋时内流的Ca^{2+}增多，心肌收缩力增强；细胞外液中Ca^{2+}浓度降低，心肌收缩力减弱。当细胞外液中Ca^{2+}浓度显著降低甚至无Ca^{2+}时，心肌细胞虽然能够产生动作电位但不能发生收缩，称为兴奋–收缩脱耦联。

三、心脏的泵血功能

（一）心动周期和心率

在人的生命活动过程中，心脏不断地跳动，心房或心室每收缩和舒张一次构成的一个机械活动周期，称为心动周期（cardiac cycle）。每分钟心脏跳动的次数称为心率（heart rate，HR）。在一个心动周期中，心房和心室各自具有收缩期（systole）和舒张期（diastole）。

心动周期的时长与心率呈反变关系。正常成人静息时的心率为60~100次/分，平均75次/分，心动周期长0.8秒。在一个心动周期中，两侧心房首先收缩，持续0.1秒，然后心房舒张，舒张期占0.7秒。心房进入舒张期时，两心室开始收缩，收缩期持续0.3秒，随后进入舒张期，持续0.5秒。从心室舒张开始到下一个心动周期心房开始收缩之间的0.4秒，心房和心室都处于舒张状态，称为全心舒张期（图4–1–7）。无论是心房还是心室，其舒张期均明显长于收缩期，这样既保证心室有充分的血液充盈，又能让心肌得到充分休息。当心率过快时，心动周期缩短，心舒期缩短更加明显，这样不利于心脏持久地工作。

在泵血过程中心室起主要作用，所以通常所说的心缩期和心舒期一般是指心室的收缩期和舒张期。

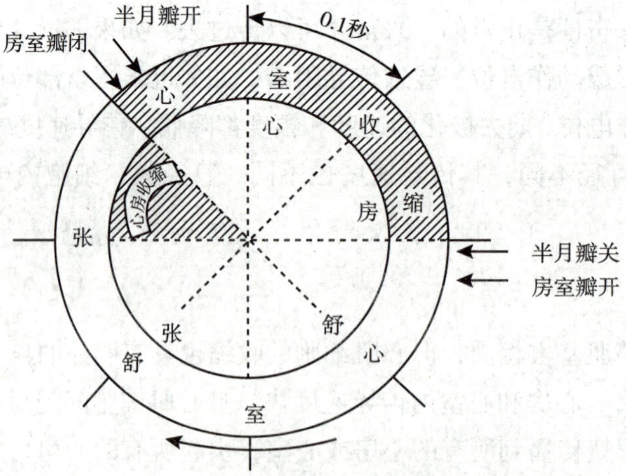

图4–1–7　心动周期中心房与心室的活动示意图

（二）心脏的泵血过程

左右心室的射血几乎同时进行，而且相似。现以左心室为例来说明心脏的泵血过程（4–1–8）。

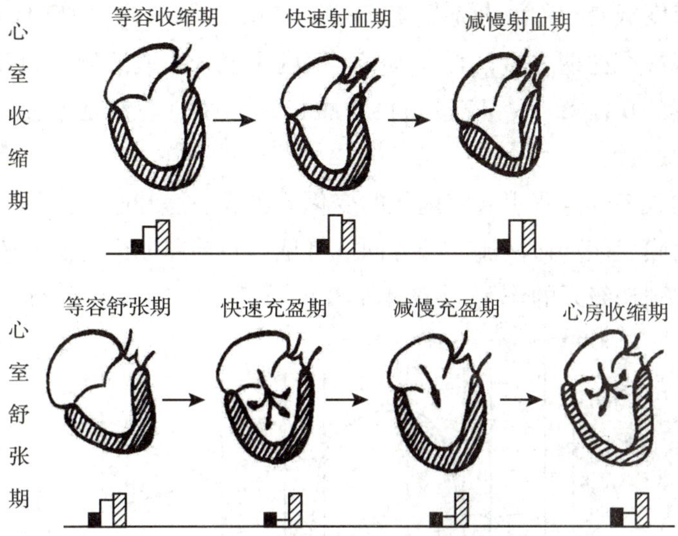

图4-1-8 心脏泵血过程示意图

1. 心室收缩与射血过程　这一过程包含等容收缩期、快速射血期和减慢射血期。

（1）等容收缩期　心室在心房收缩结束后开始收缩，此时，心室内压迅速上升，很快超过心房内压，推动房室瓣关闭，阻止血液返流入心房。此时心室内压仍低于主动脉压，主动脉瓣尚未开放，心室处于密闭状态，由于心室肌的强烈收缩，血液又具有不可压缩性，所以心室内的压力急剧升高，此期心室的容积不变，故称为等容收缩期（isovolumic contraction phase）。此期历时约0.05秒，心室内压力上升速度最快。

（2）快速射血期　随着心室收缩，心室内压力继续升高，当室内压高于主动脉压时，血液冲开主动脉瓣射入主动脉，这一时期心室射血量约占心室总射血量的2/3，血流速度很快，故称为快速射血期（rapid ejection phase），历时约0.1秒。此期心室容积明显缩小，室内压持续上升并达到峰值。

（3）减慢射血期　在快速射血期后，因大量血液进入动脉，导致动脉内压力升高，同时，由于心室内血液减少，心室收缩强度减弱，导致射血速度减慢，称为减慢射血期（reduced ejection phase），历时约0.15秒。在减慢射血期内，室内压已略低于主动脉压，但由于心室肌的收缩，心室内血液具有较高的动能，仍能继续流入动脉，心室容积继续减小。

2. 心室舒张与充盈过程　心室舒张期包括等容舒张期和心室充盈期，心室充盈期又可分为快速充盈、减慢充盈和心房收缩充盈三个时期。

（1）等容舒张期　减慢射血期结束，心室开始舒张，室内压下降，主动脉内血液顺压力差向心室反流，推动动脉瓣关闭，阻止血液回流入心室。此时，室内压仍大于房内压，房室瓣仍处于关闭状态，心室又成为封闭的腔，称为等容舒张期（isovolumic relaxation phase），历时0.06~0.08秒。此期心室内压力下降的速度最快。

（2）心室充盈期

①快速充盈期：随着心室舒张，室内压进一步下降，当室内压低于房内压时，血液顺压力差冲开房室瓣快速流入心室，心室容积迅速增大，称为快速充盈期（rapid filling phase），历时约0.11秒。此期是心室充盈的主要阶段，进入心室的血液量约占心室总充盈量的2/3，此时心房与大静脉的血液主要由室内压下降形成的“抽吸”作用迅速流入心室。

②减慢充盈期：快速充盈期之后，随着心室内血量的增多，心室与心房和大静脉间的压力梯度逐渐

减小，血液流向心室的速度减慢，称减慢充盈期（reduced filling period），历时约0.22秒。

③心房收缩期：在减慢充盈期之后，心房收缩，房内压上升，血液顺压力差进入心室，使心室血液进一步充盈。房缩期持续约0.1秒，心室充盈量再增加10%~30%。心室充盈过程到此完成，并立即开始下一次心室收缩与射血的过程。

如上所述，心室肌的收缩和舒张引起室内压的变化，造成心房和心室之间、心室和动脉之间压力差的形成，而压力差决定瓣膜启闭和血液流动的方向。可见，心动周期中心室的收缩与舒张是影响心脏功能的主要因素，心房仅起到初级泵的作用。（图4-1-9）

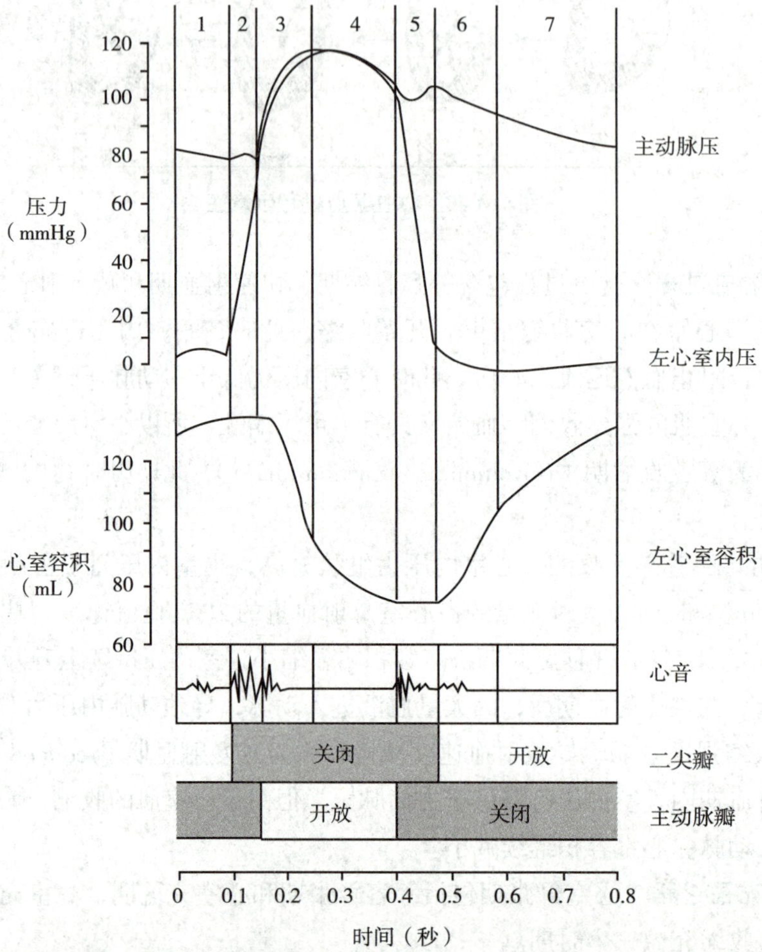

图4-1-9 心动周期中左心室内压力、容积和瓣膜的变化

1.心房收缩期；2.等容收缩期；3.快速射血期；4.减慢射血期；5.等容舒张期；6.快速充盈期；7.减慢充盈期

四、心脏泵血功能的评价

心脏的主要功能是不断地泵出血液以适应机体新陈代谢的需要。因此，在临床医疗实践中，往往需要对心脏的泵血功能进行客观地评价。

（一）评价指标

1. 每搏输出量和射血分数 每搏输出量是指一侧心室一次收缩时射入动脉的血量，简称搏出量（stroke volume），相当于心室舒张末期容积与收缩末期容积之差，安静时每搏输出量为60~80mL，平均

70mL。

搏出量占心室舒张末期容积的百分比，称为射血分数（ejection fraction，EF），健康成年人的射血分数为55%~65%。在正常情况下，搏出量与心室舒张末期容积是相适应的，即当心室舒张末期容积增加时，搏出量也相应增加，故射血分数改变很少。在心室功能减退、心室异常扩大的情况下，虽然搏出量与正常人相比可能没有明显区别，但射血分数明显下降，所以用射血分数来评定心脏泵血功能比搏出量更为全面。

2. 心输出量与心指数　一侧心室每分钟射入动脉的血量称为每分输出量，简称心输出量（cardiac output），它等于搏出量与心率的乘积。正常成人安静状态下，搏出量为60~80mL，按心率平均75次/分计算，心输出量为4.5~6.0L，平均5.0L左右。成年女性比同体重男性心输出量约低10%，老年人的心输出量比青年人略低。同一个体在不同生理状况下，其心输出量也可发生巨大变化，如重体力劳动或剧烈运动时，心输出量可高达25~35L，情绪激动时心输出量可增加50%~100%。

心输出量是以个体为单位衡量的，身材不同的个体，维持正常新陈代谢所需的心输出量也不同。所以用心输出量的绝对值来衡量不同个体的心功能，显然是不全面的。资料显示，人体静息时的心输出量并不与体重呈正比，而与其体表面积（m^2）呈正比关系。以每m^2体表面积计算的心输出量（L/min）称为心指数（cardiac index）。我国成年人中等身材的体表面积为1.6~1.7m^2，安静和空腹情况下心输出量为4.5~6.0L/min，因此心指数为3.0~3.5L/（min·m^2），称为静息心指数。心指数可以因代谢、年龄不同而异。一般静息心指数在10岁左右时最大，可达4L/（min·m^2）以上。以后随年龄增长逐渐下降，到80岁时，静息心指数降到接近于2L/（min·m^2）。运动、妊娠、情绪激动、进食等情况下，心指数均增大。

3. 心脏做功量　心脏做功是维持心输出量和血液流动的前提。心脏做功所释放的能量，一方面将血液由心脏输送到动脉，并使动脉压升到一定的高度，即转化为压强能，这是心脏做功的主要部分；另一方面使血液以较快的流速向前流动，即转化为血流的动能，这部分能量在整个心脏做功中占的比例很小，可忽略不计。

心室收缩一次所做的功称为搏出功（stroke work）。肌肉做功可用收缩时产生的张力与缩短距离的乘积表示。心室射血时，张力与缩短距离的变化转化为压力与容积的变化。心室所做的功应为射血期心室内压与搏出量的乘积。心室舒张期末，心室尚未收缩时，左心室内已存在由血液充盈所形成的充盈压。由于充盈压不是来自心室的收缩，在计算搏出功时应该从左心室内压中减去。

$$\text{心室搏出功}=\text{搏出量}\times(\text{射血期左心室内压}-\text{左心室充盈压})$$

在实际应用中，可以用平均主动脉压代替射血期左心室内压，用平均左心房压（约6mmHg，0.8kPa）代替左心室充盈压。因此，搏出功可写为

$$\text{搏出量}\times(\text{平均主动脉压}-\text{平均左心房压})$$

左右心室搏出量基本相等，但肺动脉平均压仅为主动脉平均压的1/6，故右心室做功量只有左心室做功的1/6。心室每分钟做的功称为每分功，它是搏出功与心率的乘积。心脏做功与动脉血压有密切关系。心脏向动脉内射血要克服动脉血压形成的阻力，动脉血压越高，阻力越大，在搏出量不变时，动脉血压升高可使心肌收缩增强、心脏做功增加，所以用心脏做功作为评价心脏泵血功能的指标比单纯用心输出量更全面、更精确。

（二）心脏泵血功能的调节

心输出量等于搏出量和心率的乘积，因此凡能影响搏出量和心率的因素都能影响心输出量。

1. **搏出量的调节** 搏出量取决于心室肌收缩的强度和速度。心肌和骨骼肌类似，其收缩强度与速度也受前负荷、后负荷和肌肉收缩能力的影响。

（1）前负荷 在完整心脏，心室肌的前负荷就是其舒张末期的充盈量，因此也将心肌的前负荷称为容量负荷。在动物实验中，维持动脉压在一个稳定水平，逐渐改变左心室舒张末期的充盈压，同时测算左心室射血的搏出功，以前者为横坐标，后者为纵坐标，绘成的坐标图，称为心室功能曲线（ventricular function curve）或称为Starling曲线（图4-1-10）。心室功能曲线反映了左心室舒张末期容积或充盈压与心室搏出功的关系。在一定范围内，心室每搏做功随心室舒张末期压力增加而增加。当心室舒张末期的充盈压增高到12~15mmHg（1.6~2.0kPa）时，心室的前负荷是最适前负荷，这时心室肌细胞的长度为最适初长度。心肌收缩强度因初长度变化而发生相应变化的现象称为心肌细胞的异长自身调节（heterometric autoregulation）。异长自身调节的生理意义在于对搏出量进行精细调节，使心室射血量和静脉回心血量相适应，避免血液淤积在静脉内。

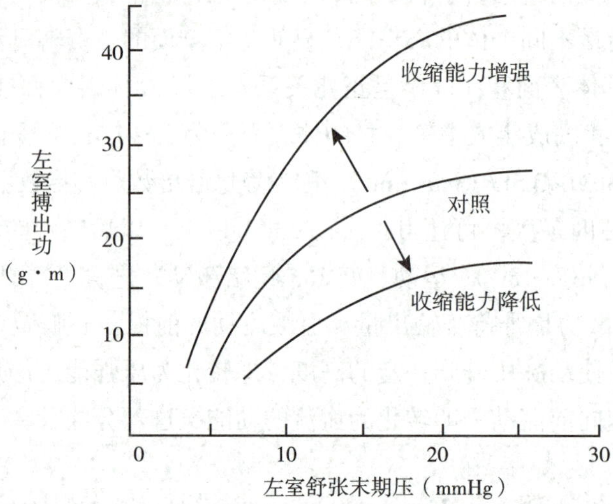

图4-1-10 左心室功能曲线

在充盈压超过最适前负荷后，心室功能曲线逐渐平坦，但不出现明显的下降支。这是因为心肌细胞外的间质内含有大量的胶原纤维，形成胶原纤维网架，使心肌伸展性较小，对抗被拉长的力量较大。另外，心室壁由多层肌纤维组成，肌纤维有多种趋势和排列方向，因此，心室肌不能被任意拉长。所以当心室肌长度达到最适初长度后，心肌长度便不再随充盈压增加而增加，心室的收缩强度（搏出功）也就不会随之而明显减小。只有在发生严重病理变化的心室，功能曲线才会出现降支。

（2）后负荷 是肌肉开始收缩后遇到的负荷或阻力。对心室而言，即为大动脉的血压，也称为压力负荷。其他条件不变，动脉血压升高，即后负荷越大，导致等容收缩期延长，射血期缩短，射血速度减慢，搏出量减少。动脉血压降低，则有利于心室射血。临床上常用舒血管药物降低后负荷来改善心脏的泵血功能。

在整体条件下，当动脉血压突然增高时，因搏出量的减少必然会造成射血末期心室内的余血量增多，如果此时静脉回心血量不变，将使心舒末期的容积增加，心肌初长度增加，通过心肌异长自身调节的作用，心室肌收缩强度增大，搏出量可逐步恢复到原有水平。若动脉压持续保持较高水平心室肌长期加强收缩，将会出现心室肌肥厚等病理性变化，最后可因失代偿而出现心功能不全。

（3）心肌收缩能力 心肌收缩能力是指心肌细胞不依赖于前、后负荷而改变其收缩功能的一种内在特性，是由心肌细胞兴奋-收缩耦联过程中横桥活化的数量和ATP酶的活性等决定的。在一定初长度的条件下，心肌细胞的收缩能力增强，搏出量即增大；反之则减少。神经、体液、药物等因素都可通过改变心肌收缩能力来调节心搏出量。如肾上腺素能使心肌收缩力增强，乙酰胆碱则使心肌收缩力减弱。若心肌的初长度没有发生变化，但由于心肌细胞本身力学活动的强度和速度发生变化，使心输出量和搏出功发生改变，则称为等长自身调节（homeometric autoregulation）。

2. 心率　在一定范围内，心输出量与心率呈正比，即心率增快，心输出量增加。但是，心率过快，超过180次/分，心输出量反而减少，这是由于心率过快导致心舒期明显缩短而影响心室的充盈，使搏出量减少。反之，心率过慢，低于40次/分，心输出量也会减少。这是因为心舒期足够长时，心室充盈已接近极限，再延长心舒期时间也不能相应增加搏出量。

（三）心力储备

心输出量随人体代谢需要而增加的能力称为心力储备（cardiac reserve）。正常成年人安静时心输出量约为5L/min。剧烈运动时可提高5~7倍，达到25~35L/min，说明健康人的心脏泵血功能具有相当大的储备。心力储备的大小主要取决于每搏输出量储备和心率储备。

1. 心率储备　一般情况下，动用心率储备是提高心输出量的主要途径。心率的最大变化约为静息时的2倍，在剧烈活动时可增快至180~200次/分。充分动用心率储备可使心输出量增加2~2.5倍。此时虽然心率增快很多，但不会因心舒期缩短而使心输出量减少。这是由于剧烈运动或重体力劳动时，静脉回流速度加快、心室充盈速度增大、心肌收缩力量增强的缘故。

2. 搏出量储备　搏出量是心室舒张末期容积和收缩末期容积之差。

（1）舒张期储备　一般心室舒张期末的容积为145mL，由于心肌伸展性很小，心室容积最大只能达到160mL，因此舒张期储备只有15mL左右。

（2）收缩期储备　一般心室射血期末，心室内余血约75mL。当心室做最大程度收缩时，提高射血分数，可使心室内余血减少到不足20mL。因此，充分动用收缩期储备，可以使搏出量增加55~65mL。

心力储备在很大程度上反映心脏的功能状况。坚持经常体育锻炼的人，可使心肌纤维变粗，心肌收缩能力增强，收缩期储备增加，同时心率储备也增加，心脏射血能力增强。运动员的最大心输出量可增大到安静状态时的8倍。缺乏锻炼或有心脏疾患的人，在安静状态下心输出量尚能满足代谢的需要，但因心力储备较小，当运动量增加时（如上楼、爬山等），心输出量不能相应增加，而出现心慌气短、头晕、目眩等现象。

五、心音与心电图

（一）心音

在一个心动周期中，心肌收缩、瓣膜的启闭、血液流速的改变和血流冲击心血管壁的作用等引起的机械振动，通过心脏周围组织的传递到达胸壁，用听诊器在胸壁上可以听到，称为心音（heart sound）。在一个心动周期中有4个心音，分别称为第一、第二、第三和第四心音，临床上使用听诊器一般只能听到第一心音和第二心音。

1. 第一心音　发生在心室收缩期，是心室收缩开始的标志。特点是音调较低、持续时间较长，为0.12~0.14秒，其产生主要与心室肌收缩，房室瓣关闭以及心室射出的血液冲击动脉壁引起振动有关。

2. 第二心音　发生在心舒期，是心室舒张开始的标志，特点是音调较高、持续时间较短，约0.08~0.10秒。其是当心室收缩停止并开始舒张时，由于动脉瓣关闭、血液返回冲击动脉根部引起振动而形成的声音，主要与动脉瓣关闭有关。

3. **第三心音** 发生在快速充盈期末，可能是由于心室从快速充盈转入减慢充盈时，血流速度突然减慢，使心室壁和瓣膜产生振动而形成。

4. **第四心音** 发生在房缩期，是心房收缩时，血液注入心室引起振动而形成的，故又称为心房音。

（二）体表心电图

在正常人体，由窦房结发出的一次兴奋，按一定的途径和进程，依次传向心房和心室，引起整个心脏的兴奋，心脏内兴奋产生和传播时所发生的电变化，可通过组织和体液传至体表。将心电图机的测量电极放置在体表一定位置，即可记录到这些电变化的波形，称为心电图（electrocardiogram，ECG）（图4-1-11）。心电图是反映心脏内兴奋产生、传导和恢复过程中生物电变化，和心脏泵血功能无直接关系。每一个周期的波形基本上都包含P波、QRS波群、T波以及各波之间代表时间的线段。随着引导电极的位置不同，各波的形态、幅度均有差异。

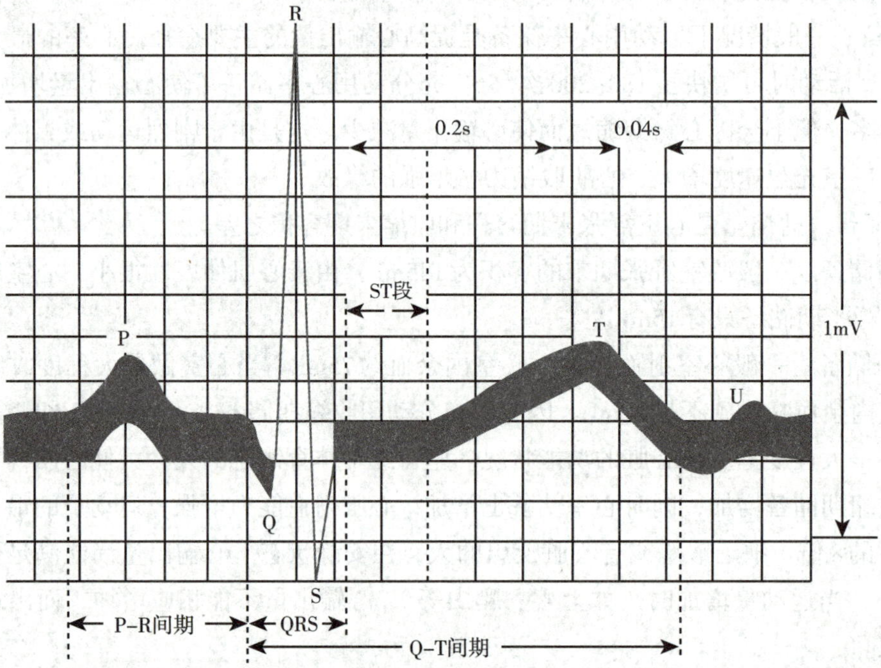

图4-1-11 体表心电图

1. **P波** 由左、右心房的去极化产生，反映兴奋在心房传导过程中的电位变化。P波小而圆钝，历时0.08~0.11秒。波幅不超过0.25mV。P波的起点标志心房兴奋的开始，终点标志左、右心房已全部兴奋。

2. **P-R间期** 指从P波起点至QRS波起点之间的时间，历时0.12~0.20秒。它反映从心房开始兴奋到心室开始兴奋所需要的时间。

3. **QRS波群** 简称QRS波，它代表左、右两心室去极化过程的电位变化。QRS波的起点标志心室兴奋的开始，终点表示左、右心室已全部兴奋。QRS波历时0.06~0.10秒，代表兴奋在左、右心室肌传播所需要的时间。

4. **ST段** 指从QRS波终点至T波开始之间的线段。它反映心室肌细胞全部兴奋各部分之间没有电位差。

5. T波　反映心室复极化过程的电位变化。T波起点标志心室肌复极开始，终点表示左、右心室复极化完成。历时0.05~0.25秒。波幅一般为0.1~0.8mV。在以R波较高的导联中，T波不应低于R波的1/10，小于1/10称为T波低平，接近于零电位为T波平坦。

6. Q-T间期　指从QRS波起点至T波终点的时间。它反映从心室开始兴奋去极化到完全复极化至静息状态的时间。

第二节　血管生理

血管是输送血液的管道系统。血管分为动脉、毛细血管和静脉三大类。不论是体循环或是肺循环，由心室射出的血液都流经由动脉、毛细血管和静脉相互串联构成的血管系统，再返回心房。

一、各类血管的功能特点

各类血管的结构和功能均有不同。大动脉指的是主动脉及靠近心脏的大动脉分支、肺动脉主干及其发出的最大分支。它们的管壁坚厚且含有大量的弹力纤维，有较大的弹性和可扩张性。心室射血时管腔容易扩张，一方面推动血液向前流动，另一方面使大动脉扩张，暂时贮存部分血液；在心室舒张时被扩张的大动脉发生弹性回缩再把其中的部分血液推向外周，故将大动脉称为弹性贮器血管。中动脉主要指从大动脉之后到小动脉之前的血管，它不断发出分支将血液输送到各器官和组织，称为分配血管。小动脉和微动脉的管径小，其管壁平滑肌丰富，对血流的阻力大（约占总外周阻力的47%），称为毛细血管前阻力血管，又称阻力血管。毛细血管连接动脉和静脉，分布广泛，互相连通形成毛细血管网，毛细血管管壁由单层内皮细胞和基膜构成，有良好的通透性，成为血液与组织液之间进行物质交换的场所，故称为交换血管。静脉血管的管径大、管壁薄、容量大、易扩张，安静时60%~70%的循环血量容纳在静脉内，称之为容量血管。

二、血流量、血流阻力和血压

研究血流量、血流阻力、血压以及它们之间相互关系的科学称血流动力学（hemodynamics）。由于血管是比较复杂的弹性管道系统，血液是含有血细胞和胶体物质等多种成分的液体，所以血流动力学既符合流体力学的一般规律，又有其自身特点。

（一）血流量和血流速度

血流量指单位时间内通过血管某一横截面的血量，也称容积速度。通常以mL/min或L/min为单位。根据血流动力学，血流量（Q）与血管两端的压力差（ΔP）呈正比，与管道对液体的阻力（R）呈反比。可以用$Q=\Delta P/R$表示。

在体循环中，ΔP为主动脉压（P）与右心房压之差，因右心房压为零，故ΔP接近于主动脉压（P）；R为体循环总阻力即总外周阻力，Q是心输出量，因此上式可写成$Q=P/R$。对某一器官来说，其血流量则取决于该器官的动-静脉压差（ΔP）和该器官内的血流阻力（R）。正常情况下，静脉血压很低，所以器官血流量主要是该器官动脉血压和血流阻力起决定作用。

血液中的一个质点在血管内移动的线速度，称为血流速度。当血液在血管内流动时，血流速度与血流量成正比，而与血管的总横截面积呈反比。在完整体内，每一横截面的血流量是相同的，都等于心输出量。主动脉的总横截面积最小；毛细血管数量极大，其总的横截面积最大，因此主动脉内的血流速度最快，为180~220mm/s，毛细血管内的血流速度最慢，为0.3~0.7mm/s。此外，动脉内的血流速度还受心脏活动的影响，心缩期的流速比心舒期快。

（二）血流阻力

血流阻力指血液在血管内流动所遇到的阻力，它是由血液内部各种成分之间的摩擦和血液与血管壁之间的摩擦形成的。血流阻力的大小与血管半径（r）、血液黏滞度（η）和血管长度（l）有关，可用下式表示：$R=8\eta L/\pi r^4$。由上式可知，血流阻力与血管长度和血液黏滞度呈正比，与血管半径的4次方呈反比。当血管长度相同时，血液黏滞度越大，血管半径越小，血流阻力越大。在同一血管床内，血管长度和血液黏滞度一般不会变化，因此血流阻力主要受血管半径的影响。如某种因素使血管半径发生微小变化，即可引起血流阻力非常显著的变化。把血流阻力的公式代入前面有关血流量的公式，则得下式：$Q=\pi\Delta Pr^4/8\eta L$，这一公式称为泊肃叶定律（Poiseuill's law），它表示血液流动时，血流量和血压、血管口径、血管长度及血液黏滞度之间的关系，可以看出，在体内某一器官的血流量主要由血管半径决定。在体循环的血流阻力中，大动脉约占19%，小动脉、微动脉约占47%，毛细血管约占27%，静脉约占7%，可见小动脉、微动脉是形成血流阻力的重要部分，其舒缩活动对血流阻力的影响最大。

（三）血压

血压（blood pressure）是指血管内流动的血液对单位面积血管壁的侧压力（压强），包括动脉血压、毛细血管血压和静脉血压，一般我们所提到的血压是指动脉血压。血压的计量单位一般用毫米汞柱（mmHg）或千帕（Kpa）来表示，1mmHg=0.133kPa，1kPa=7.5mmHg。

由于血液流动过程中不断克服阻力消耗能量，因此从主动脉到静脉血压是逐渐降低的，到达右心房时血压已接近于零。各段血管中血压下降是不均匀的，以小动脉、微动脉阻力最大，血压降低的幅度也最大。

三、动脉血压与动脉脉搏

（一）动脉血压的概念和正常值

动脉血压（arterial blood pressure）是指流动的血液对动脉管壁单位面积上的侧压力，即压强。

在一个心动周期中，动脉血压随心脏的活动而发生规律性地变化。当心室收缩时，动脉血压急剧上升，在收缩期的中期达到最高值时的血压，称为收缩压（systolic pressure）。当心室舒张时，动脉血压下降，在舒张末期降到最小值时，称为舒张压（diastolic pressure）。收缩压与舒张压之差称为脉搏压，简称脉压（pulse pressure）。

一个心动周期中动脉血压的平均值称为平均动脉压。由于心动周期中心舒期长于心缩期，故平均动脉压更接近舒张压。平均动脉压约等于舒张压加1/3脉压。

一般所说的血压是指主动脉压。由于在大动脉中血压降落很小，为便于临床测量，通常将上臂测得的肱动脉压代表主动脉压。我国健康成年人安静状态下的收缩压为100~120mmHg，舒张压为60~80mmHg，脉压为30~40mmHg，平均动脉压为100mmHg左右。动脉血压存在着个体、年龄和性别的差异。随着年龄的增长，血压逐渐升高。正常人血压还呈现明显的昼夜波动，表现为夜间血压最低，在上午6~10时及下午4~8各有一个高峰。健康成人安静时动脉血压值较稳定，变动范围很小。一定高度的动脉血压是推动血液流动和保证各器官与组织得到足够血液供应的必要备件，血压过高或过低对健康均不利。

安静时的收缩压大于140mmHg或舒张压持续高于90mmHg，可视为高血压。如果收缩压持续低于90mmHg或舒张压低于60mmHg时，则视为低血压。

（二）动脉血压的形成

1. **循环血量**　血压形成的前提是心血管系统内有足够的血液充盈。血液的充盈程度用循环系统平均充盈压表示，即血液停止流动时，血液对血管壁的侧压力，其大小取决于循环血量和血管容积之间的相对关系。若循环血量增多或血管容积减小，则循环系统平均充盈压增高；反之，循环血量减少或血管容积增大，平均充盈压下降。人体的循环系统平均充盈压约为7mmHg。

2. **心脏的射血**　形成血压的另一个根本因素是心脏射血。心室收缩所释放的能量分为两部分：一部分用于推动血液流动，形成动能；另一部分形成对血管壁的侧压力，使动脉血管扩张，贮存血液，形成压强能。若心脏停止射血，血压就会立即下降，所以心脏是产生血压的动力，是形成血压的一个根本因素。

3. **外周阻力**　血压形成的另一个根本因素是外周阻力。如果没有外周阻力心脏每次射入动脉的血液将全部流到外周血管，心室肌收缩所释放的能量将全部表现为血液的动能，而不对动脉血管壁产生侧压，即不形成动脉血压。在人体内，小动脉和微动脉因其口径细，血液流经小动脉时遇到的阻力最大。因心脏和大血管位于循环系统的中心而小动脉位于外周部分，因此，常将小动脉处的阻力称为外周阻力。

4. **大动脉血管壁的弹性**　由于外周阻力的作用，心缩期左心室射出的血液，只有约1/3流到外周血管，其余部分暂时贮存于富有弹性的主动脉和大动脉内，使主动脉和大动脉扩张，主动脉和大动脉血压随之上升。心室舒张时射血停止，动脉血压下降，大动脉在弹性回缩力的作用下回缩，挤压心缩期贮存的血液继续流向外周，这样使心舒期内血液仍能以一定速度继续向前流动，不会中断，同时动脉血压下降缓慢，仍维持在一定水平，不致过低（图4-2-1）。

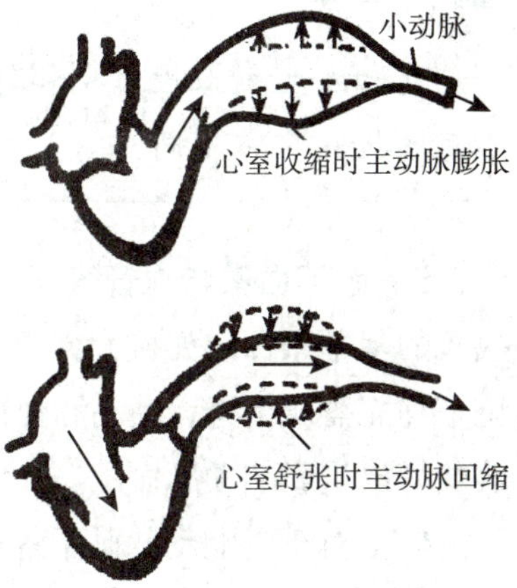

图4-2-1　主动脉管壁的弹性对血流和血压的作用

简而言之，动脉血压形成的前提是足够血量充盈心血管系统；心脏射血和外周阻力是形成血压的两个根本因素；大动脉管壁的弹性能缓冲收缩压、维持舒张压以及保持血液的连续流动。

（三）影响动脉血压的因素

凡能影响血压形成的因素，都能影响动脉血压。

1. **搏出量**　若其他因素不变，当搏出量增加时，收缩压升高，舒张压亦将升高，但舒张压升高的幅度不如收缩压大，故脉压增大。因为心室肌收缩力增强时，搏出量增大，心缩期射入动脉的血液增多，血液对动脉管壁侧压力增大，故心缩期动脉血压明显升高，收缩压也明显升高。此期，由于血压升高，血液流向外周的速度加快，至心舒期末，动脉内存留的血量与搏出量增加前相比，增加并不多，所以舒张压升高的程度较少。反之，当心室肌收缩力减弱，搏出量减少时，则主要表现为收缩压的降低，舒张压降低不明显，脉压减小。因此在一般情况下，搏出量主要影响的是收缩压，反过来，收缩压能够反映每搏输出量的大小。

2. **心率**　若其他因素不变，心率在一定范围内加快，对动脉血压的影响表现为舒张压明显升高，脉压减小。因为心率加快时，心舒期的缩短较心缩期明显，在该期内通过小动脉流出的血液较少，心舒期末存留在大动脉内的血液量就较多，舒张压升高较多。反之，心率减慢则舒张压的降低较收缩压明显，此时脉压加大。

3. **外周阻力** 如果心输出量不变而外周阻力增大，心舒期内流向外周血管的血流速度变慢，使心舒期末存留于主动脉内的血量增多，因而舒张压明显增高。在心缩期内由于动脉血压升高，使血流速度加快，动脉内增多的血量相对较少，故收缩压的升高不如舒张压明显。因此外周阻力增大时，舒张压增高的幅度大于收缩压，脉压也就相应减小。当外周阻力减小时，舒张压的降低也较收缩压明显，脉压加大。可见，一般情况下，舒张压的高低主要反映外周阻力的大小。

临床上常见的原发性高血压病多是由于小动脉、微动脉弹性降低、管腔变窄，使外周阻力增大，故以舒张压的增高为主。

4. **大动脉管壁的弹性贮器作用** 大动脉的弹性贮器功能对动脉血压有两个作用：一是靠弹性回缩力，使心室间断的射血变为动脉内持续的血液流动；另一方面，还能缓冲血压的波动，使收缩压不致过高，舒张压不致过低。老年人大动脉管壁弹性降低，缓冲血压的功能减弱，导致收缩压升高，同时老年人多伴有小动脉、微动脉硬化，外周阻力增加，使舒张压也升高，但升高幅度不如收缩压明显，因此老年人的脉压较大。

课堂互动 4-1

患者发生失血性休克和过敏性休克时，都表现为动脉血压下降，为何在临床上两种休克的抢救措施不同？

答案解析

5. **循环血量与血管容积** 循环血量与血管容积之间保持相适应的关系是维持正常循环系统平均充盈压的基本条件。如血管容积不变，循环血量减少，或循环血量不变，血管容积增大，均会导致循环系统平均充盈压下降，使动脉血压降低。与此同时，循环系统平均充盈压还影响静脉回心血量，后者通过改变搏出量影响动脉血压。

以上对于影响动脉血压各种因素的分析，都是在假设其他因素不变的前提下，分析其中某一因素对动脉血压的影响。实际上，动脉血压的变化，往往是多种因素相互作用的综合结果，因此在人体内，分析影响动脉血压的因素时要多种因素综合考虑。

（四）动脉脉搏

在每个心动周期中，动脉内的压力和容积发生周期性变化而导致动脉血管壁的扩大与缩小的搏动，称为动脉脉搏（arterial pulse），简称脉搏。脉搏波沿着动脉管壁向外周传播，用手指即能在浅表动脉所在的皮肤表面触摸到或用脉搏描记仪进行记录，桡动脉是临床上最常用的检测部位。

1. **脉搏波的发生和传播** 左心室收缩时将血液快速射入主动脉。主动脉内压力急剧上升，因动脉管壁有弹性而向外扩张；左心室舒张时，主动脉内压力降低，动脉管壁回缩。主动脉的这种搏动可沿动脉管壁向外周血管传播。脉搏波的传播并非血液在血管内流动所引起的，而是沿血管壁传播的一种行波。它的传播速度比血流速度要快得多。几乎在一次心跳的同时，桡动脉部位即可触到这次心跳所引起的脉搏。动脉管壁的弹性越大，脉搏波的传播速度就越慢。主动脉弹性最大，脉搏波传播最慢，为3~5m/s。在大动脉的传播速度为7~10m/s，到小动脉可加快至15~39m/s，由于小动脉、微动脉对血液阻力很大，故在微动脉后段脉搏波明显减弱，到毛细血管基本消失。老年人血管弹性降低，脉搏波的传播速度较青年人快。

2. 脉搏波的波形及意义　用脉搏描记仪记录到的浅表动脉脉搏的波形称为脉搏图（图4-2-2）。典型的脉搏图由一个上升支和一个下降支组成。

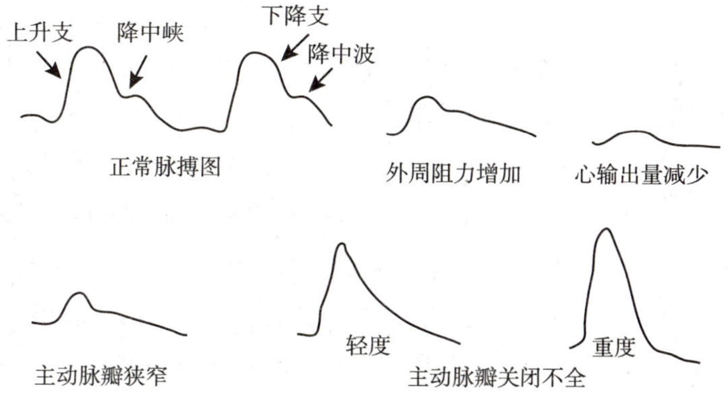

图4-2-2　脉搏图

（1）上升支　是心室快速射血时动脉血压迅速上升，使管壁突然扩张所致。因此，上升支的斜率和幅度可以反映射血速度（心输出量）以及射血时所遇阻力的大小。

（2）下降支　在减慢射血期，射血速度减慢，动脉血压逐渐降低，被扩张的动脉血管开始回缩，形成了下降支的前段。随后，心室舒张，动脉血压继续下降，形成下降支的其余部分。下降支中间有一个小波，称为降中波，降中波左侧的切迹称为降中峡。降中峡是由于心室开始舒张，心室内压急骤下降，低于主动脉内压，血液向主动脉瓣方向回流所引起。降中波是由于心室舒张，主动脉瓣突然关闭，血液向瓣膜冲击，引起血流反冲，形成一个反冲波，使动脉血压小幅上升，动脉血管又一次轻度扩张而形成的。此后，心室继续舒张，血液不断流向外周，动脉血压缓慢下降，形成较平坦的下降支的后段。

在正常情况下，脉搏的频率与心跳的频率是一致的，脉搏的节律反映心脏活动的节律。脉搏的强弱可以反映心缩力的大小。因此，脉搏可以反映心血管系统功能活动的改变。中医学中的脉象，就是研究各种生理和病理情况下桡动脉搏动的特征。

四、静脉血压与静脉血流

静脉系统在功能上既是血液回流入心脏的通道，又起着血液贮存库的作用。静脉系统内血容量的改变，可以有效地调节回心血量，以适应机体在不同生理情况时的需要。

（一）静脉血压

通常把右心房和胸腔内大静脉的血压称为中心静脉压（central venous pressure，CVP），中心静脉压较低，常以cmH_2O为计量单位，其正常值为4~12cmH_2O（0.4~1.2kpa）。中心静脉压的高低取决于心脏射血能力和静脉回流的速度。如心脏射血能力减弱或静脉回心血量增多，血液将堆积在右心房和腔静脉中，中心静脉压就会升高。心脏射血能力增强或静脉回心血量减少，中心静脉压就低。因此，中心静脉压的高低可以作为判断心血管功能的指标之一。临床上通过输血、输液治疗休克时，常将中心静脉压作为控制输液速度和输液量的参考指标。如中心静脉压偏低或有下降趋向，常提示输液量不足；中心静脉压偏高超过16cmH_2O，或有进行性升高趋向时，则提示输液过多或心功能减弱，输液需慎重或暂停。

通常把人体各器官的静脉血压称为外周静脉压（peripheral venous pressure）。当心功能减弱导致中心静脉压升高时，静脉血回流减慢，外周静脉内血液滞留，表现为外周静脉压增高。

（二）静脉回心血量及其影响因素

静脉回心血量是指单位时间内由静脉回流入心脏的血量，取决于外周静脉压与中心静脉压之差，凡能改变两者之间压力差的因素，均能影响静脉回心血量。

1. 体循环平均充盈压 体循环平均充盈压是反映血管系统充盈程度的重要指标，它是由循环血量和血管容量之间的相对关系决定的。当循环血量增加或血管容积减小时，体循环平均充盈压升高，静脉回心血量增多；反之，当循环血量减少或血管容量增大时，循环系统平均充盈压降低，则静脉回心血量减少。

2. 心肌收缩力 心肌收缩力增强时，心输出量多，使心舒期室内压较低，中心静脉压降低，静脉回心血量增多。反之，如心肌收缩力减弱，使静脉回心的血流速度减慢，回心血量减少。如右心功能不全时，右心室射血能力下降，因此心舒期右心室压力升高，体循环静脉血液回流受阻，患者出现颈静脉怒张、肝充血肿大、下肢浮肿等体循环静脉系统血液淤积的症状。左心功能不全时，左心房压和肺静脉压升高，造成肺淤血、肺水肿等肺循环的障碍。

3. 体位改变 由于静脉管壁薄、易扩张，且静脉内压力较低，因此静脉血流受体位的影响明显。当人体由平卧位转为立位时，因重力作用，心脏以下静脉血管扩张，容量增大，可多容纳500mL血液，引起静脉回心血量减少，心输出量随之减少。长期卧床或体弱多病的人，静脉管壁的紧张性较低，可扩张性较高，腹壁和下肢肌肉的收缩力量减弱，对静脉的挤压作用减小，由卧位突然站立起来时，可因大量血液淤积在下肢，回心血量过少，继而心输出量减少，引起血压下降，导致脑供血不足而出现眩晕、眼前发黑，甚至晕厥等症状。

课堂互动 4-2

为什么正常人长期站立，会产生下肢水肿？

答案解析

4. 骨骼肌的挤压作用 肌肉收缩时，挤压肌肉内和肌肉间的静脉，使静脉血流加快，因为静脉瓣的作用，血液只能向心脏方向流动。肌肉舒张时，因为静脉瓣的作用，血液不能回流，静脉内压力下降，有利于毛细血管和微静脉的血液流入静脉，使静脉充盈。这样骨骼肌交替、节律性地舒缩和静脉瓣一起对静脉血的回流起着“泵”的作用，称为肌肉泵。

5. 呼吸运动 吸气时胸廓扩大，胸膜腔内的负压值增加，胸腔内的大静脉和右心房被牵引而扩张，中心静脉压降低，外周静脉血回流加快，回心血量增加。呼气时胸内负压值减小，由腔静脉回流入右心房的血量也相应减少。因此，呼吸运动对静脉回心血量也起着“泵”的作用。

岗位情景模拟 3

患者，男性，51岁，1年前开始，于活动后心悸气喘，半年来进行性加重，有时下肢水肿，近1个月不能平卧，上腹闷胀。体检：血压100/60mmHg，平卧位，颈静脉怒张，心界向两侧扩大，心率100次/分，律齐，心尖部第一心音减低，可闻及舒张早期奔马律。

问题与思考

心衰患者为什么会出现下肢水肿、颈静脉怒张、不能平卧？

答案解析

五、微循环

微动脉和微静脉之间的血液循环称为微循环（microcirculation）。微循环的基本功能是实现血液和组织液之间的物质交换。

（一）微循环的组成和血流通路

典型的微循环是由微动脉、后微动脉、毛细血管前括约肌、真毛细血管网、通血毛细血管、动－静脉吻合支和微静脉七部分组成形成了三条通路（图4–2–3）。

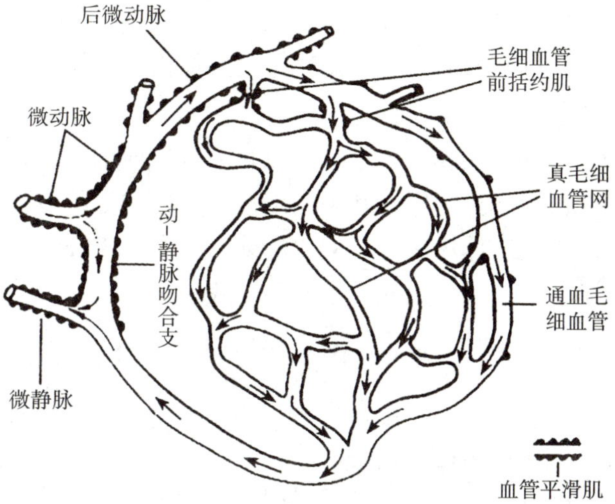

图4–2–3 微循环构成示意图

1. 迂回通路 血液经微动脉、后微动脉、毛细血管前括约肌和真毛细血管网汇集到微静脉，称为迂回通路。真毛细血管数量多、血流缓慢、管壁较薄、通透性大，是血液与组织液之间进行物质交换的场所，故又称“营养通路”。

2. 直捷通路 是指血液从微动脉、后微动脉、通血毛细血管流入微静脉的通路。直捷通路经常处于开放状态、血流速度较快，其主要生理意义在于使血液能迅速通过微循环进入静脉，以保证静脉回心血量。

3. 动－静脉短路 血液从微动脉经动－静脉吻合支直接流入微静脉称为动－静脉短路。这种通路在人的皮肤较多见，平时处于关闭状态，不能进行物质交换，但具有调节体温的作用。当环境温度升高时，皮肤内的动－静脉短路开放，血流量增加，有利于体热的散发。反之，皮肤内的动－静脉短路关闭则有利于体热的保存。

（二）微循环的调节

微动脉是微循环血流调节的“总闸门”。毛细血管前括约肌控制进入真毛细血管的血流量，称为微循环的“分闸门”。微静脉是微循环的后阻力，微静脉收缩时，毛细血管后阻力增大，毛细血管内血液不易流出，起着微循环“后闸门”的作用。

微动脉、微静脉既受交感缩血管神经支配，又受体液因素的调节；后微动脉和毛细血管前括约肌几乎无神经支配，其舒缩活动主要受局部代谢产物如乳酸、CO_2、腺苷等的影响。

正常生理情况下，真毛细血管交替开放，其开放与关闭取决于后微动脉和毛细血管前括约肌的舒缩。后微动脉和毛细血管前括约肌在缩血管物质作用下收缩，其后的毛细血管关闭，引起毛细血管周围代谢产物积聚，导致后微动脉及毛细血管前括约肌舒张，使真毛细血管开放。局部积聚的代谢产物被血流清除。此后，后微动脉和毛细血管前括约肌又收缩，使毛细血管再关闭。如此反复，交替收缩和舒张。总之，微循环血流量受神经、体液因素的共同调节，其中局部代谢产物起着经常性的重要调节作用。

六、组织液与淋巴液的生成与回流

组织液是存在于组织细胞间隙中的液体。绝大部分呈胶胨状，不能自由流动，因此不会因重力作用而流至身体的低垂部分。组织液由血浆滤过毛细血管而来，除蛋白质外，其他成分基本与血浆相同。

（一）组织液的生成

组织液是血浆滤过毛细血管壁而形成的。所谓滤过是液体由毛细血管内向毛细血管外的移动，将液体从毛细血管外向毛细血管内移动称为重吸收。

液体通过毛细血管壁的滤过和重吸收取决于毛细血管内外的四个因素，即毛细血管血压、组织液静水压、血浆胶体渗透压和组织液胶体渗透压。其中毛细血管血压和组织液胶体渗透压是促使液体向外滤过的力量，而组织液静水压和血浆胶体渗透压是促使液体从血管外重吸收入毛细血管内的力量。滤过的力量和重吸收的力量之差是生成滤液的有效滤过压，用公式表示为：

有效滤过压 =（毛细血管血压 + 组织液胶体渗透压）–（血浆胶体渗透压 + 组织液静水压）

如果有效滤过压为正值，则血浆滤过毛细血管壁生成组织液；如果有效滤过压是负值，则组织液通过毛细血管壁重吸收入血液，形成组织液的回流。

毛细血管动脉端的血压平均为30mmHg，组织液胶体渗透压约为15mmHg，血浆胶体渗透压约为25mmHg，组织液静水压约为10mmHg。按上式可算出，在毛细血管动脉端的有效滤过压为正值，约为10mmHg，促使血浆中的一部分液体滤出毛细血管壁而生成组织液。当血液由毛细血管的动脉端流到静脉端时，其中血压下降到12mmHg左右，而其他3个因素变化不大，故静脉端有效滤过压为负值，约为–8mmHg。这就促使大部分组织液又回流入血管，另一小部分组织液进入组织间隙中的毛细淋巴管，形成淋巴液。（图4–2–4）

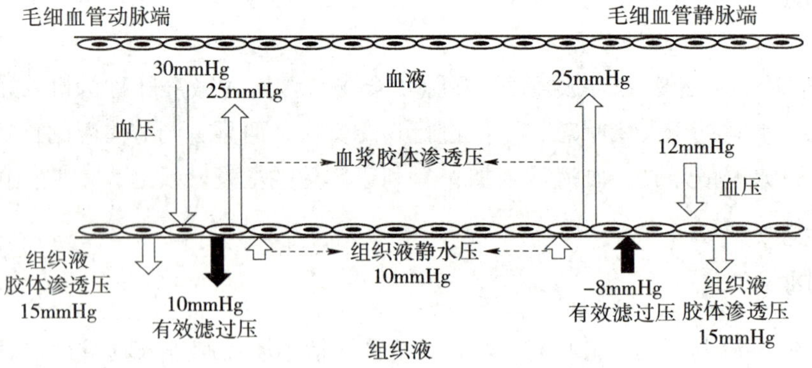

图4–2–4　组织液的生成与回流示意图

（二）影响组织液生成和回流的因素

在正常情况下，组织液的生成量和回流量经常保持着动态平衡。任何使毛细血管血压升高、血浆胶体渗透压降低、淋巴回流障碍、毛细血管通透性增高等的因素，都可导致组织液生成增多或回流减少，使组织液在组织间隙潴留，形成水肿。

1. 毛细血管血压　毛细血管血压是促进组织液生成的主要因素。毛细血管血压的高低受毛细血管前、后阻力的影响。当微动脉舒张或静脉回流受阻时，均使毛细血管血压增高，有效滤过压增大，组织液生成增多，引起水肿。例如：右心衰竭时，中心静脉压升高，静脉回流障碍，全身毛细血管后阻力增大，而使毛细血管血压增高，可引起全身水肿。炎症时，炎症部位小动脉扩张，毛细血管前阻力减小，进入毛细血管的血量增加而使毛细血管血压增高，引起局部水肿。

2. 血浆胶体渗透压　血浆胶体渗透压是促进组织液回流的因素，它主要由血浆蛋白质分子形成。由于营养不良，机体摄入蛋白质不足；或有某些肾脏疾病时，因蛋白质可以随尿排出，机体丢失蛋白过多，血浆胶体渗透压降低，导致有效滤过压增大而引起水肿。

3. 毛细血管壁通透性　在正常情况下，蛋白质难以通过毛细血管壁，这就使血浆胶体渗透压比组织液胶体渗透压高。在过敏、烧伤等病理情况下，局部释放大量组胺、缓激肽等使毛细血管壁通透性增大，部分血浆蛋白渗出毛细血管，使病变部位组织液胶体渗透压升高，有效滤过压增大而发生局部水肿。

4. 淋巴液回流　从毛细血管滤出的组织液约有10%经淋巴系统回流入血液。当淋巴回流受阻时，受阻部位远心端的组织液积聚出现局部水肿。如丝虫病患者的下肢水肿。

（三）淋巴循环

组织液进入毛细淋巴管，成为淋巴液。淋巴液在淋巴系统内流动称为淋巴循环，它是组织液向血液回流的重要辅助系统。

1. 淋巴液的生成　在毛细淋巴管的起始端，管壁由单层内皮细胞构成，管外没有基膜。毛细淋巴管内皮细胞通过胶原细丝与结缔组织相连，相邻内皮细胞的边缘像瓦片状相互覆盖，形成向管腔内开放的单向活瓣。组织液和其中的蛋白质、脂肪滴、红细胞、细菌等微粒，都可以通过这种活瓣进入毛细淋巴管而不能返回组织液。

2. 淋巴循环的生理学意义　淋巴循环是血液循环的辅助与重要补充，它能回收组织液中不能从血管回流的蛋白质，小肠的毛细淋巴管具有吸收肠内脂肪的功能，淋巴循环可以调节血浆和组织液之间的液体平衡，淋巴结还具有防御和屏障作用。

第三节　心血管活动的调节

人体在不同生理状况下，各组织器官的新陈代谢水平不同，对于血流量的需求也不一样。机体通过神经和体液调节对心血管活动进行调节，从而调整各组织器官对血流量的需要。

一、神经调节

心肌和血管平滑肌主要接受交感神经和副交感神经的支配。心血管活动的神经调节是通过各种心血管反射来完成的。

课堂互动 4-3

为什么人在安静状态下，心率较慢，而剧烈运动时心率加快？

答案解析

（一）心脏的神经支配

支配心脏的传出神经由心迷走神经和心交感神经双重神经支配。

1. 心交感神经及其作用 心交感神经节前纤维起自脊髓胸段第1~5节中间内侧柱的神经元，在星状神经节或颈交感神经节换元，节后神经纤维组成心上、心中、心下神经进入心脏后支配窦房结、房室交界、房室束、心房肌和心室肌。左、右心交感神经在心脏内的分布也不对称。右侧心交感神经主要支配窦房结，左侧心交感神经支配心房肌和心室肌。

心交感神经节后纤维末梢释放的递质是去甲肾上腺素。它与心肌细胞膜的肾上腺素能β_1受体结合，使细胞膜对Ca^{2+}的通透性增高和对K^+的通透性降低，导致心率加快、心肌收缩力加强，房室传导加快，分别称为正性变时作用、正性变力作用和正性变传导作用。普萘洛尔等β受体阻断剂可阻断心交感神经对心脏的兴奋作用。

2. 心迷走神经及其作用 心迷走神经的节前纤维起自延髓迷走神经背核和疑核，节前神经元发出的节前纤维在迷走神经干中下行，进入心脏后在心内神经节更换神经元，节后纤维支配窦房结、心房肌、房室交界区、房室束及其分支，心室肌也有少量迷走神经纤维支配。

左、右两侧心迷走神经对心脏的支配有所不同，右侧心迷走神经主要影响窦房结的活动，左侧心迷走神经主要影响房室交界的功能。

心迷走神经节后纤维末梢释放乙酰胆碱，与心肌细胞膜上胆碱能M型受体结合，使细胞膜对K^+的通透性增大，对促进K^+外流，对Ca^{2+}通透性降低，减少Ca^{2+}内流，对心脏的活动起抑制作用，表现为心率减慢、心房肌收缩力减弱、房室传导减慢，分别称为负性变时作用，负性变力作用和负性变传导作用。阿托品是M型受体阻断剂，它能阻断心迷走神经对心脏的抑制作用。

（二）血管的神经支配

除真毛细血管外，其余血管平滑肌均接受自主神经支配。支配血管平滑肌的血管运动神经纤维可分为缩血管神经纤维和舒血管神经纤维两大类。

1. 交感缩血管神经纤维 其节前纤维起自脊髓胸腰段的灰质侧角，发出的纤维在椎旁或椎前神经节交换神经元，发出节后神经纤维支配血管平滑肌。交感缩血管神经末梢释放去甲肾上腺素与血管平滑肌细胞膜的α肾上腺素能受体结合，引起缩血管效应。

在安静状态下，交感缩血管纤维持续发放低频（1~3次/秒）神经冲动，称为交感缩血管紧张，从而使血管平滑肌经常保持一定程度的收缩状态。在此基础上，交感缩血管纤维紧张性增强时，血管平滑肌进一步收缩；交感缩血管纤维紧张性减弱时，血管平滑肌舒张，以此来调节不同器官的血流阻力和血流量。

2. 舒血管神经纤维 舒血管神经纤维主要有以下两种。

（1）交感舒血管神经纤维 这类神经纤维主要支配骨骼肌血管，平时没有紧张性活动，只在人体情绪激动、恐慌或肌肉运动时才发放冲动，其节后神经纤维末梢释放的递质是乙酰胆碱，与血管平滑肌的M型胆碱受体结合，使血管舒张，血流量增多。

（2）副交感舒血管神经纤维 支配脑、唾液腺、胃肠道外分泌腺和外生殖器等少数器官的血管平滑肌，作用范围局限。其节后纤维末梢释放的递质是乙酰胆碱，与血管平滑肌细胞上的M型胆碱受体结合，使血管舒张。其活动只对组织、器官的局部血流起调节作用，对循环系统总外周阻力的影响很小。

（三）心血管中枢

在中枢神经系统中，与调节心血管活动有关的神经元相对集中的部位称为心血管中枢（cardiovascular

center）。这些神经元广泛地分布在从脊髓至大脑皮层的各级水平。各级中枢对心血管活动调节具有不同的作用，它们互相联系，协调配合，使心血管系统的活动协调一致并与整个机体的活动相适应。

1. 延髓心血管中枢　心血管活动的基本中枢位于延髓。在延髓腹外侧部存在心交感中枢和交感缩血管中枢，控制心交感和交感缩血管神经的紧张性。心迷走中枢位于延髓的迷走神经背核和疑核，控制心迷走神经的紧张性。这些中枢在平时都有紧张性活动，分别称为心交感紧张、交感缩血管紧张和心迷走紧张。在整体情况下，各种心血管反射并不是由延髓心血管中枢独立完成，而是在延髓以上各有关中枢的参与下共同完成的。

2. 延髓以上心血管中枢　在延髓以上的脑干、下丘脑、小脑和大脑中都存在与心血管活动有关的神经元。它们对心血管活动的调节作用主要表现为协调心血管与其他生理功能活动之间的整合功能。中枢部位越高，整合功能越强。所谓整合，是指把许多不同的生理反应统一起来，构成一个完整的互相配合、互相协调的生理过程。例如，大脑边缘系统的结构能影响下丘脑和脑干其他部位的心血管神经元活动，使心血管活动与情绪激动相配合。可见，心血管活动的中枢调节是通过上下联系、相互作用、协调统一来完成的整合功能。

（四）心血管反射

心血管的神经调节以反射的方式进行。人体有多种心血管反射，其意义在于维持人体内环境的相对稳定并适应外环境的各种变化。

1. 颈动脉窦和主动脉弓压力感受器反射　在颈动脉窦和主动脉弓血管壁外膜下有丰富的感觉神经末梢，分别称为颈动脉窦压力感受器和主动脉弓压力感受器（图4-3-1）。它们的适宜刺激是血液对动脉壁的机械牵张。颈动脉窦压力感受器的传入神经为窦神经，它并入舌咽神经进入延髓；人体主动脉弓压力感受器的传入神经为主动脉神经加入迷走神经后进入延髓。压力感受器反射的传出神经为心迷走神经、心交感神经和交感缩血管纤维，效应器为心脏和血管。

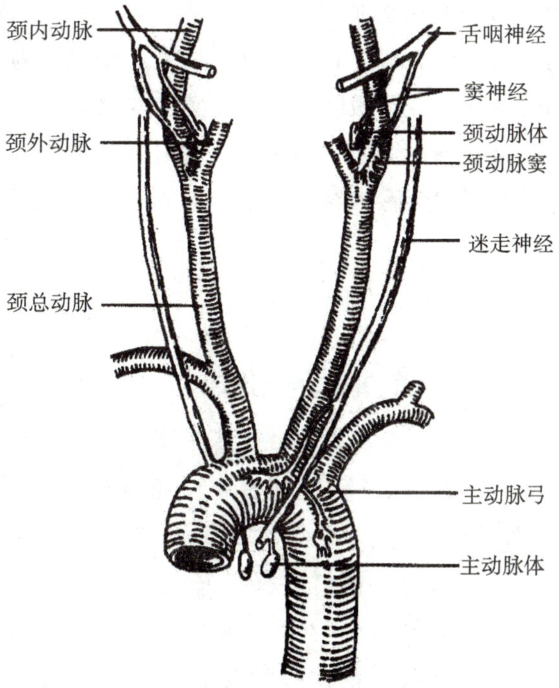

图4-3-1　颈动脉窦和主动脉弓区的压力感受器和化学感受器

当血压上升时，压力感受器感受到的刺激增强，窦神经和主动脉神经传入延髓心血管中枢的冲动增多，使心迷走中枢的紧张性活动增强，心交感中枢和交感缩血管中枢的紧张性活动减弱。通过心迷走神经、心交感神经和交感缩血管神经纤维传出到达心脏和血管，使心率减慢，心肌收缩力减弱，心输出量减少；血管舒张，外周阻力下降；静脉血管舒张，回心血量减少；最后导致血压下降。因此，颈动脉窦和主动脉弓压力感受反射又称为减压反射（depressor reflex）。

减压反射是一种负反馈调节，它的生理意义在于使动脉血压保持相对稳定。当动脉血压升高时，通过此反射使血压降低，当血压下降时，从颈动脉窦和主动脉弓压力感受器发出传入冲动的频率减少，导致血压上升。

颈动脉窦、主动脉弓压力感受器反射对突然发生变化的动脉血压变化进行快速、准确的调节，使动脉血压稳定在正常范围之内，不至于发生过大的波动。原发性高血压病患者的压力感受器产生适应现象，对牵张刺激的敏感性降低，压力感受器反射在一个高于正常水平的范围内工作。所以，不会通过压力感受器反射使血压下降到正常水平。

2. 颈动脉体和主动脉体化学感受器反射 在颈总动脉的分叉处和主动脉弓下方分别有颈动脉体化学感受器和主动脉体化学感受器（图4-3-1）。它们对血液中一些化学成分的变化非常敏感，其传入神经纤维也经由舌咽神经和迷走神经进入延髓。

当血液中O_2含量降低、CO_2含量升高、H^+浓度升高，颈动脉体和主动脉体化学感受器受到刺激而兴奋，冲动传入延髓后主要是兴奋呼吸中枢，使呼吸加深加快，同时引起除脑、心以外的其他部位血管收缩，外周阻力增大，回心血量增多。此外，由于呼吸增强可以反射性引起心率加快，心输出量增加，血压升高。

在正常生理情况下，颈动脉体和主动脉体化学感受器的反射对心血管活动的调节作用不明显。只有在低氧、窒息、失血、动脉血压过低和酸中毒等紧急情况下，对维持动脉血压和重新分配血量，保证心、脑等重要生命器官的血液供应有重要意义。

3. 心、肺感受器引起的心血管反射 在心房、心室和肺循环大血管存在许多调节心血管活动的感受器，称为心肺感受器，其中心房壁上感受血容量增多的感受器称为容量感受器（volume receptor），其传入纤维主要走行于迷走神经干内。当心房、心室或肺循环大血管内压力升高或血容量增大时，感受器发生兴奋。一些化学物质，如前列腺素、缓激肽等也可使感受器兴奋。大多数心肺感受器兴奋时引起的效应是交感神经紧张性降低，心迷走神经紧张性加强，导致心率减慢，心输出量减少，外周阻力降低，血压下降。心肺感受器兴奋后，抑制肾交感神经，肾素、抗利尿素释放减少，使肾血流量增加，尿量增多，以调整循环血量。

知识拓展

压迫眼球会引起死亡吗

神经系统对心血管活动的调节是通过各种心血管反射来实现的。压迫眼球可反射性地引起心率变慢，这种反射称为眼–心反射。它的反射弧是：压迫眼球（刺激）→传入神经（三叉神经）→中枢（降压区）→传出神经（心迷走神经）→效应器（心脏）。眼–心反射敏感者，当眼球受到强烈地压迫或牵张眼组织时，可引起反射性的心跳抑制，甚至发生死亡。其原因就是因为房室传导阻滞，引起心脏骤停。这种情况多发生在眼内手术时。临床上可采用压迫一侧眼球，来反射性地抑制阵发性心动过速，有时能取得一定疗效。但应避免同时强烈压迫双眼球，以防发生意外。

二、体液调节

体液调节是指血液和组织液中一些化学物质对心血管活动的调节作用。按其作用范围，可分为全身性体液调节和局部性体液调节。

（一）全身性体液调节

1. 肾上腺素和去甲肾上腺素　血液中的肾上腺素和去甲肾上腺素主要来自肾上腺髓质，肾上腺素能神经纤维释放的去甲肾上腺素仅有一小部分进入血液中。

肾上腺素和去甲肾上腺素对心血管都有兴奋的作用，但两种激素的作用又有不同之处，主要是对不同的肾上腺素能受体的结合能力不同。肾上腺素能受体分为α受体和β受体两种，β受体又分β_1和β_2两个亚型。肾上腺素与两种受体结合的能力均较强。去甲肾上腺素与α受体的结合能力最强，与β受体的结合能力则较弱。α受体和β_1受体被激活后主要是产生兴奋效应，而β_2受体被激活后产生的效应主要表现为抑制。

在心脏，肾上腺素与心肌细胞上的β_1受体结合，表现为心率加快，心肌收缩力加强，心输出量增大。在血管，肾上腺素的作用取决于血管平滑肌上α受体和β受体的分布情况，皮肤、肾、胃肠等器官血管上α受体占优势，肾上腺素的作用使这些器官的血管收缩。在骨骼肌、肝脏血管则是β_2受体占优势，生理浓度的肾上腺素引起血管舒张，但大剂量时也兴奋α受体，引起血管收缩。由于肾上腺素对血管既有收缩作用又有舒张作用，所以对外周阻力的影响不大。

去甲肾上腺素主要与α受体结合，而与β_2受体的结合力很弱，因此，主要引起强烈的缩血管作用，使外周阻力增大，动脉血压升高。临床工作中常常把肾上腺素作为强心药，而将去甲肾上腺素作为缩血管的升压药物。

2. 肾素－血管紧张素系统　肾素是由肾球旁细胞合成和分泌的一种酸性蛋白酶。肾素进入血液后，将肝脏合成的血管紧张素原水解成血管紧张素Ⅰ（十肽），后者在经过肺循环时，在血管紧张素转换酶作用下水解成血管紧张素Ⅱ（八肽）（angiotensinⅡ，ANGⅡ），ANGⅡ在血浆和组织中的氨基肽酶作用下脱去一个氨基酸残基后形成血管紧张素Ⅲ。

血管紧张素Ⅰ不具活性，血管紧张素Ⅲ缩血管作用较弱，但可刺激肾上腺皮质合成释放醛固酮，血管紧张素Ⅱ对循环系统的作用最强，主要作用如下：①直接使全身小动脉、微动脉收缩，外周阻力增高。②使静脉收缩，回心血量增加。③作用于交感神经节后纤维，使其释放递质增多。④增强交感缩血管神经中枢紧张性。⑤促进肾上腺皮质释放醛固酮，醛固酮可促进肾小管对Na^+、水的重吸收，使循环血量增加。

因此，血管紧张素Ⅱ总的作用是升高血压。由于肾素、血管紧张素和醛固酮之间关系密切，所以把它们称为肾素－血管紧张素系统或肾素－血管紧张素－醛固酮系统，这一系统对于血压的长期调节有重要的意义。

在病理情况下，如大量失血时，血压迅速下降，肾血流量减少，可刺激肾球旁细胞大量分泌肾素，使血液中血管紧张素增多，从而促使血压回升和血量增加。

3. 血管升压素　血管升压素（vasopressin，VP）又称抗利尿激素（antidiuretic hormone，ADH）由下丘脑的视上核和室旁核合成，经下丘脑－垂体束运输到神经垂体储存，在适宜刺激下释放入血。它的主要作用是促进肾远曲小管和集合管对水的重吸收，使尿量减少，即抗利尿作用。大剂量时才对循环系统的主要作用是引起全身血管平滑肌收缩，血压升高，它是已知最强的缩血管物质之一。在人体大量失血、严重失水等情况下，血管升压素大量释放，对保留体内液体量、维持动脉血压具有重要意义。

4. 心房利尿钠肽　心房利尿钠肽（atrial natriuretic peptide，ANP）又称为心钠素，是由心房肌细胞合成和释放的一种多肽激素。它具有强烈的利尿和排钠作用，并能使血管平滑肌舒张，血压降低，抑制肾素分泌，使血管紧张素Ⅱ的生成减少。

（二）局部性体液调节

1. 激肽释放酶-激肽系统　激肽释放酶是体内的一类蛋白酶，能水解激肽原生成激肽。激肽具有舒血管活性。

激肽释放酶分两类：一类存在于血浆中称血浆激肽释放酶，能使血浆中的激肽原生成缓激肽；另一类存在于肾、唾液腺、胰腺、汗腺以及胃肠黏膜组织中，称组织激肽释放酶，能使激肽原生成赖氨酰缓激肽，又称血管舒张素。赖氨酰缓激肽可在氨基肽酶作用下脱去赖氨酸，成为缓激肽。缓激肽可在激肽酶作用下水解失活。

缓激肽和血管舒张素是目前已知最强的舒血管活性物质，二者能使血管平滑肌舒张、毛细血管的通透性增大，局部血流量增加。循环血液中的激肽也参与对动脉血压的调节，使血管舒张，外周阻力减小，血压降低。

2. 血管内皮细胞生成的血管活性物质　血管内皮细胞能生成和释放多种血管活性物质，引起血管平滑肌的舒张或收缩。

在舒血管物质中比较重要的是一氧化氮（nitric oxide，NO），一氧化氮激活血管平滑肌细胞内的鸟苷酸环化酶，使cGMP浓度升高，游离Ca^{2+}浓度降低，故血管舒张。

在缩血管物质中研究比较深入的是内皮素（endothelin，ET）。它是目前已知的血液中最强的缩血管物质之一。其作用机制是内皮素与血管平滑肌上特异受体结合，促进肌质网释放Ca^{2+}，从而使血管平滑肌收缩加强。

3. 组胺　组胺是由组氨酸在脱羧酶的作用下生成。皮肤、肺和胃肠道黏膜的肥大细胞中含有大量的组胺。当组织受到损伤、发生炎症或过敏反应时，都可释放组胺。组胺具有强烈的舒血管作用，并使毛细血管和微静脉管壁的通透性增加，血浆漏入组织，形成局部组织水肿。

4. 前列腺素　前列腺素是一类脂肪酸类物质，活性强、种类多、功能复杂，几乎存在于全身各种组织中，不同类型的前列腺素对于血管平滑肌的作用不同。如前列腺素E_2（PGE_2）、前列环素（PGI_2）有强烈的舒血管作用；前列腺素F_{2a}（PGF_{2a}）使静脉收缩。

第四节　器官循环

人体内每一个器官的血流量取决于灌注该器官的动、静脉之间的压力差和该器官的血流阻力。由于器官的结构及功能不同，内部血管分布也各有特点。

一、冠脉循环

（一）冠状血管的解剖特点

1. 冠状动脉的主干走行于心脏表面，其小分支常以垂直于心脏表面的方向穿入心肌，并在心内膜下层分支成网。这种分支方式使血管在心肌收缩时容易受到压迫。

2. 分支最终形成毛细血管网分布于心肌纤维之间，并与之平行走行。心肌毛细血管网分布极为丰富，毛细血管数和心肌纤维数的比例为1∶1，使心肌和冠脉之间的物质交换能很快地进行。

3. 冠状动脉侧支吻合细小，血流量少，因此当冠状血管突然发生阻塞时，侧支循环往往需要经过相当长的时间才能建立，常可导致心肌梗死。如果阻塞是缓慢形成的，则侧支可逐渐扩张，为形成有效的侧支循环起到代偿作用。

（二）冠脉循环的生理特点

1. 途径短、流速快、压力高 冠脉直接开口于主动脉根部，血液从主动脉根部经冠脉血管到右心房，只需6~8秒。冠脉血流途径短，并直接流入较小血管，故血压高。

2. 血流量大 在安静状态下冠脉血流量约为225mL/min，占心输出量的4%~5%，平均每百克心肌组织每分钟血流量为60~80mL。当剧烈运动心肌活动增强时，每百克心肌每分钟血流量可增至300~400mL，为安静状态时的4~5倍，而每百克骨骼肌在相同状态下每分钟血流量仅为4mL左右，远小于心肌。

3. 动静脉血的氧差大 心肌富含肌红蛋白，摄氧能力很强。正常安静情况下，动脉血流经心脏后，其中65%~70%的氧（12mL）被心肌摄取，比骨骼肌的摄氧（5~6mL）率约大一倍，从而能满足心肌较大的耗氧量。心肌依靠从单位血液中摄取氧的潜力较小，只能靠冠脉血管的扩张增加血流量来满足心肌对氧的需求。

4. 心肌供血是在心脏舒张期 由于冠脉血管的大部分分支垂直于心脏表面，深埋在心肌内，心肌的节律性收缩对冠脉血流量影响很大，尤其是左心室肌收缩对左冠状动脉的影响更为显著（图4-4-1）。在左心室等容收缩期开始时，由于心室肌的强烈压迫，致使冠状动脉血流量突然减少，甚至发生逆流。在心室射血期，主动脉压迅速升高，冠状动脉血压也随之升高，冠脉血流量增加；到减慢射血期时，冠脉血流量又减少。进入舒张期后，心肌对冠脉的挤压作用解除，冠脉血流阻力减小，血流量迅速增加，其中心室舒张早期冠脉血流量最大。如果主动脉舒张压升高，冠脉流量将显著增加。可见，心室舒张期的长短和主动脉舒张压的高低是影响冠脉血流量的最重要因素。

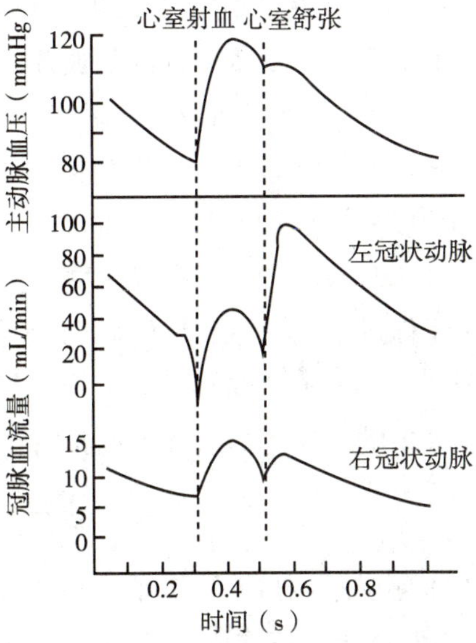

图4-4-1 心动周期中冠状动脉血流量的变化

（三）冠脉循环的调节

在冠脉循环调节的各种因素中，最重要的是心肌本身的代谢水平。交感和副交感神经也支配冠脉血管的平滑肌，但作用较弱。

1. 心肌代谢水平的影响　冠状血管扩张主要是心肌代谢产物的作用，其中腺苷最为重要。当心肌代谢增强使局部氧含量降低时，心肌细胞中的ATP在5-核苷酸酶作用下，分解产生腺苷，它具有强烈的舒张小动脉的作用。心肌其他代谢产物如H^+、CO_2、乳酸、缓激肽等，也有使冠状血管舒张的作用。

2. 神经调节　冠状血管接受交感神经和迷走神经支配。交感神经对冠脉血管的作用是先收缩后舒张。交感神经兴奋时，作用在冠脉平滑肌α受体上，使血管收缩，同时作用在心肌β受体上使心肌活动增强，代谢产物增多，交感神经的缩血管作用很快即被代谢产物的舒血管作用所掩盖。

迷走神经对冠脉血管的影响不明显，迷走神经的直接作用是舒张冠脉。但迷走神经兴奋时直接舒血管的作用会被心肌代谢水平降低所引起的继发性缩血管作用所抵消。

3. 体液调节　肾上腺素和去甲肾上腺素可通过增强心肌代谢水平，加大心肌耗氧量使冠脉血流量增加；也可直接作用于冠脉血管上的肾上腺素受体引起血管的收缩或舒张。甲状腺激素通过增强心肌代谢，使冠脉血管舒张，血流量增大。血管紧张素Ⅱ和大剂量的血管升压素则可使冠脉血管收缩，血流量减少。

二、脑循环

（一）脑循环的特点

1. 血流量大、耗氧量多　脑组织的代谢水平高，血流量较多。在安静状况下，每百克脑的血流量为（50~60）mL/min。整个脑的血流量约为750mL/min。脑的重量仅占体重的2%，但血流量却占心输出量的15%左右。脑组织的耗氧量也大，安静时，每百克脑每分钟耗氧3~3.5mL，脑的总耗氧量约为每分钟50mL，占全身总耗氧量的20%左右。在正常体温条件下，停止脑部供血数秒钟，意识即丧失，停止供血5~6分钟，大脑功能将出现难以恢复的损伤，因此保证脑的血液供给非常重要。

2. 血流量变化小　脑位于颅腔内，其容积是固定的。整个颅腔为脑、脑脊液和脑血管所充满，三者体积的总量也是固定的。由于脑组织和脑脊液是不可压缩的，脑血管的舒缩程度受到相当的限制，脑血流量的变化较小。因此，增加脑的血液供给主要依靠提高脑循环的血流速度。

3. 存在血-脑屏障和血-脑脊液屏障　在血液和脑组织之间存在着限制某些物质自由扩散的屏障，称为血-脑屏障。脑内大多数毛细血管表面都被星形胶质细胞伸出的血管周足所包围，所以血-脑屏障的结构是由毛细血管的内皮、基膜和星胶质细胞的血管周足构成的。毛细血管的血液与神经元之间的物质交换可能都是要通过胶质细胞作为中介。O_2、CO_2等脂溶性物质，某些脂溶性麻醉药物及水溶性的葡萄糖、氨基酸容易通过血-脑屏障，而甘露醇、蔗糖和许多离子则通透性低，甚至不能通过。在血液和脑脊液之间也存在着类似的屏障，称为血-脑脊液屏障。血-脑屏障和血-脑脊液屏障的存在，对保持脑组织周围化学环境的稳定和防止血液中的有害物质进入脑内具有重要意义。

（二）脑循环的调节

1. 脑血管的自身调节　脑血流量主要取决于脑动、静脉之间的压力差。当平均动脉压在60~140mmHg（8.0~18.6kPa）的范围内变动时，脑血管可通过其自身调节机制使脑血流量保持稳定。但当平均动脉压低于60mmHg（8.0kPa）以下时，脑血流量明显减少，可引起脑功能障碍。若平均动脉压高于140mmHg（18.6kPa），脑血流量增加，脑毛细血管血压过高可引起脑水肿。

2. 体液调节 脑血管的舒缩活动主要受血液中化学因素的影响，脑动脉血液中CO_2含量增高可使脑血管舒张。过度通气使CO_2呼出过多时，脑血流量减少，可引起头晕。

当脑的某一部分活动加强时，该部分的血流量增大。如握拳时，对侧大脑皮层运动区的血流量增加。其机制是代谢活动加强时，脑组织代谢产物H^+、K^+、腺苷增多，氧分压下降，引起脑血管舒张。

3. 神经调节 脑血管接受交感缩血管纤维和副交感舒血管纤维的支配，但神经活动在脑血管调节中所起作用很小，刺激和切断支配脑血管的神经，脑血流量也没有明显改变。在多种心血管反射中，脑血流量变化不大。

三、肺循环

肺循环是指右心室射出的静脉血通过肺泡壁与肺泡气进行气体交换后转变成动脉血后返回左心房的血液循环。

（一）肺循环的特点

1. 途径短、外周阻力小 从肺动脉到肺静脉，其循环途径比体循环短得多。肺动脉分支短、管径大、管壁薄，可扩张性大，血管的总截面大，且肺循环的血管都在低于大气压的胸膜腔内，所以肺循环的阻力小。

2. 血压低 因右心室的收缩能力弱，肺循环的血压较低，仅为体循环的1/6~1/5。肺动脉收缩压约为22mmHg（2.9kPa），舒张压约为8mmHg（1.1kPa），肺动脉平均血压约为13mmHg（1.7kPa），肺静脉血压为1~4mmHg（0.13kPa~0.53kPa，肺毛细血管平均血压只有7mmHg（0.9kPa）。故肺循环是一个低压力系统，易受心功能的影响。当左心功能不全时常引起肺淤血和肺水肿，导致呼吸功能障碍。

由于肺毛细血管的压力（7mmHg）低于血浆胶体渗透压（25mmHg），因此，肺泡间隙没有组织液的生成。另外，由于肺组织液的压力为负压使肺泡膜与肺毛细血管壁互相紧密相贴，有利于肺泡与血液之间的气体交换。

3. 血容量变化大 通常肺循环血容量约为450mL，占全身血量的9%左右。用力呼气时，肺部血容量可减少到约200mL，而用力吸气时可增加到1000mL左右。因此，肺循环血管起到贮血库的作用。当人体失血时，肺循环可将一部分血液转移到体循环，起代偿作用。肺循环血量随呼吸周期发生规律性变化，吸气时增多，呼气时减少。肺循环血量的周期性变化引起心输出量的变化，使体循环动脉血压随呼吸周期发生波动，称为动脉血压的呼吸波。

（二）肺循环的调节

1. 肺泡气氧分压的调节 低氧能使肺部血管收缩，血流阻力增大。引起肺血管收缩的原因不是血管内血液的氧含量降低，而是肺泡内氧含量降低。当肺泡内氧含量降低时，肺泡周围的微动脉即收缩，血流阻力增大，使局部的血流量减少。这一反应的生理意义在于能使较多的血液流经通气充足的肺泡，进行有效的气体交换。长期居住在高海拔地区的人，由于空气中氧气稀薄，肺泡内普遍低氧，可引起肺循环微动脉广泛收缩，血流阻力增大，常因此引发右心室肥厚。

2. 神经调节 肺血管接受交感和迷走神经支配。刺激交感神经可使肺血管收缩，刺激迷走神经可引起肺血管轻度的舒张。

3. 体液调节 肾上腺素、去甲肾上腺素、血管紧张素Ⅱ、组胺，均能引起肺循环血管收缩。前列环素、乙酰胆碱使肺血管舒张。

实训实练三　哺乳动物血压的调节

【实训目的】

用直接法测量家兔血压，观察神经和体液因素对心脏和血管活动的影响。

【实训用品】

家兔、实验成套器械和用品、生物信号采集系统BL-410或BL-420、20%氨基甲酸乙酯、肝素、1∶10000肾上腺素、1∶10000去甲肾上腺素、1∶10000乙酰胆碱。

【实训步骤】

1. 麻醉和固定　由家兔耳缘静脉缓慢注射20%氨基甲酸乙酯（5mL/kg）。麻醉后将兔仰卧于兔解剖台上。

2. 手术过程

（1）插气管插管　用粗剪刀剪去颈部手术部位的兔毛，沿颈正中线做一个长5~7cm的皮肤切口。分离皮下组织及肌肉，暴露和分离气管。在气管下方穿一较粗线备用，于甲状软骨尾侧2~3cm处做倒T形切口，插入气管插管，用备用线结扎固定。

（2）分离颈部神经和动脉　在气管两侧辨别并分离颈总动脉、迷走神经、交感神经和降压神经。三条神经中迷走神经最粗，交感神经次之，降压神经最细，常与交感神经紧贴在一起。分离后分别在各神经下方穿以不同颜色的丝线备用，颈总动脉下方穿两条备用。

（3）插动脉插管　在左侧颈总动脉的近心脏端加一动脉夹，然后结扎其远心脏端，动脉夹与结扎线之间相距至少2cm。用眼科剪刀在靠近结扎线处做一向心脏方向的斜形切口，将连于血压换能器的细塑料管（管内预先注入肝素以抗凝）向心脏方向插入动脉切口内，然后用备用的线结扎固定。小心松开动脉夹，即可见血液冲进动脉插管。

3. 实验装置的连接与使用　将血压换能器与生物信号采集系统的通道接口连接，刺激电极与系统的刺激输出连接。打开生物信号采集系统，进入“血压调节”实验，描记血压。

4. 观察项目

（1）记录正常血压曲线，辨认血压的一级波和二级波，有时可见三级波。

（2）用动脉夹夹闭右侧颈总10~15秒，观察血压的变化。

（3）在游离的降压神经中部做双重结扎，在两结扎线中间剪断降压神经，分别用中等强度电流刺激降压神经的中枢端和外周端，观察血压的变化。

（4）结扎并剪断右侧迷走神经，电刺激其外周端，观察血压的变化。

（5）由耳缘静脉注入1∶10000肾上腺素0.2mL，观察血压的变化。

（6）由耳缘静脉注入1∶10000去甲肾上腺素0.3mL，观察血压的变化。

（7）由耳缘静脉注入1∶10000乙酰胆碱0.1mL，观察血压的变化。

【注意事项】

1. 麻醉药注射量要准，速度要慢，以免过量引起动物死亡。

2. 手术过程中应尽量避免损伤血管，并注意及时止血，保持手术视野清楚。否则，会给辨认迷走、交感、减压三条神经增加难度。

3. 分离动脉和神经时切勿用有齿镊。

4. 注意保护神经不要过度牵拉，并随时用生理盐水湿润。

5. 在整个实验过程中，要始终保持动脉插管与动脉的方向一致，防止刺破血管或引起压力传递障碍。

6. 实验中每观察一个项目，必须待血压恢复正常后，才能进行下一个项目。

7. 实验中注射的药物较多，要注意保护耳缘静脉。

目标检测

答案解析

一、单项选择题

1. 与心室肌细胞相比，浦肯野细胞动作电位的主要特征是（　）

A. 平台期时程长　B. 幅值大　C. 4期膜电位稳定

D. 4期自动去极　E. 0期去极化速度快

2. 心室肌细胞动作电位的主要特征是（　）

A. 去极化快　B. 静息电位较稳定　C. 有2期平台

D. 复极化复杂　E. 4期自动去极

3. 下列哪个过程与Ca^{2+}内流无关（　）

A. 慢反应细胞4期自动去极　B. 快反应细胞2期复极

C. 慢反应细胞0期去极　D. 快反应细胞1期复极

E. 快反应细胞4期自动去极

4. 心室肌有效不应期的长短主要取决于（　）

A. 动作电位0期去极的速度　B. 阈电位水平的高低

C. 动作电位2期的长短　D. 动作电位复极末期的长短

E. 4期自动去极化快慢

5. 房室延搁的意义在于（　）

A. 有利于增强心肌收缩能力　B. 有利于心房和心室同步收缩

C. 有利于心室射血和充盈的交替　D. 有效避免出现完全强直收缩

E. 有利于心房和心室全或无式收缩

6. 在等容舒张期，心腔内压力为（　）

A. 房内压<室内压<动脉压　B. 房内压<室内压>动脉压

C. 房内压>室内压<动脉压　D. 房内压>室内压>动脉压

E. 无法确定

7. 心室肌的前负荷是指（　）

A. 收缩末期容积或压力　B. 舒张末期容积或压力

C. 等容收缩期容积或压力　D. 等容舒张期容积或压力

E. 房缩初期容积或压力

8. 当血流通过下列哪一部位时，血压的降落最大（　）

A. 主动脉和大动脉　B. 小动脉和微动脉　C. 毛细血管

D. 微静脉　　E. 小静脉

9. 右心衰竭时组织液生成增多而致水肿，主要原因是（　）

A. 血浆胶体渗透压降低　　B. 毛细血管血压增高　　C. 组织液静水压降低

D. 淋巴回流受阻　　E. 有效滤过压降低

10. 肾小球肾病或慢性肝病时，发生组织水肿的主要原因是（　）

A. 毛细血管血压升高　　B. 血浆胶体渗透压降低

C. 组织液胶体渗透压升高　　D. 静脉回流受阻

E. 组织液静水压升高

11. 关于中心静脉压的叙述，错误的是（　）

A. 是指右心房和大静脉的血压　　B. 可反映心脏的射血能力

C. 可反映静脉回流速度　　D. 是临床控制输液速度和量的指标

E. 正常值为4~12mmHg

12. 血流是否通过迂回通路取决于（　）

A. 微动脉的舒缩活动　　B. 真毛细血管的舒缩活动

C. 毛细血管前括约肌的舒缩活动　　D. 微静脉的舒缩活动

E. 直接通路开放

13. 心交感神经节后纤维释放的神经递质是（　）

A. 乙酰胆碱　　B. 去甲肾上腺素　　C. 血管升压素

D. 缓激肽　　E. 肾上腺素

14. 心血管活动的基本中枢在（　）

A. 脊髓　　B. 大脑皮层　　C. 脑桥

D. 延髓　　E. 都不是

15. 下列关于压力感受性反射的描述，正确的是（　）

A. 感受器是颈动脉体和主动脉体

B. 颈动脉窦、主动脉弓压力感受器能直接感受血压的变化

C. 正常情况下，对血压调节不起作用

D. 当传入冲动增多时，所有传出神经的冲动都减少

E. 传入冲动频率不随血压波动发生变化

16. 在家兔实验中，阻断一侧颈总动脉的血流，可引起血压升高，其机制是（　）

A. 阻断颈总动脉，外周阻力增大

B. 脑组织缺血、缺氧，二氧化碳增多，使缩血管中枢兴奋

C. 因缺氧，二氧化碳增多刺激了颈动脉体化学感受器

D. 颈动脉窦压力感受器牵张刺激减少

E. 主动脉弓压力感受器牵张刺激增多

17. 小剂量静脉注射肾上腺素可引起（　）

A. 血压降低　　B. 皮肤、肠道血管舒张

C. 骨骼肌、肝脏血管收缩　　D. 心率加快

E. 心率减慢

二、简答题

1. 某男，24岁，体重70kg，在献血400mL后，除心率略加快外并无其他不适反应。

问：（1）该男子的献血量约占其总血量的百分之多少？

（2）该男子为什么会出现心率加快？

2. 试述动脉血压的形成机制以及影响动脉血压的因素。

3. 试述影响心输出量的因素。

（李永格）

书网融合……

知识回顾　微课1　微课2　微课3　微课4

微课5　微课6　微课7　习题

第五章 呼 吸

PPT

学习目标

知识要求：

1．掌握肺通气的动力、呼吸运动及形式、胸膜腔内压的形成及意义；肺弹性阻力的来源及表面活性物质的作用；时间肺活量和用力肺活量及其生理意义；肺通气量和肺泡通气量的差异；肺换气过程及其影响因素；O_2和CO_2在血液中的运输形式，氧解离曲线及相关概念，氧解离曲线的影响因素；呼吸运动的化学性反射调节。

2．熟悉肺内压及其周期性变化、胸廓阻力、肺容积、肺通气量和无效腔、气体交换原理、组织换气过程，肺牵张反射。

3．了解肺和胸廓顺应性、影响组织换气的因素，呼吸中枢及呼吸节律形成的假说。

技能要求：

能够分析临床缺氧的可能环节，理解临床气胸时肺不张的生理学机制。

岗位情景模拟 4

男性，43岁，右胸被刀刺伤半小时，呼吸困难，烦躁不安，出冷汗。检查：血压80/66mmHg，心率97次/分，发绀，胸骨右缘第5肋间有一约3cm长的开放性伤口，呼吸时伤口处发出“嘶嘶”声，伤侧呼吸音消失，叩诊呈鼓音。

急诊：右侧开放性气胸。

问题与思考

1．患者出现呼吸困难的主要机制是什么？

2．分析该患为什么出现血压下降，心率增快？

答案解析

新陈代谢是生命的基本特征之一，新陈代谢过程中要消耗O_2并同时产生CO_2。呼吸的主要功能是从外界环境中摄取O_2，并向外界排出代谢所产生的CO_2，从而维持内环境中O_2和CO_2的相对稳定。机体与外界环境之间气体交换的全过程称为呼吸。呼吸是维持机体新陈代谢和生命活动所必需的基本功能之一，呼吸过程的任何一个环节发生障碍，均可导致机体缺O_2和CO_2潴留，使内环境稳态遭到破坏。呼吸一旦停止，生命便将终止。

人和高等动物的呼吸过程由三个环节组成（图5-0-1）。①外呼吸：指外环境与肺毛细血管血液进行的气体交换，包括肺通气和肺换气，肺通气指肺泡与外环境进行气体交换的过程，肺换气指肺泡与肺毛细血管血液之间的气体交换过程。②气体在血液中的运输。③内呼吸：指组织毛细血管与组织细胞之间的气体交换以及组织细胞内的氧化代谢的过程，其中组织毛细血管与组织细胞之间的气体交换也称组织换气。三个环节是相辅相成同时进行的。呼吸系统的功能和循环系统的功能紧密相连，气体在肺部与外界环境之间进行交换依赖于肺循环，而在全身器官组织与细胞进行交换则依赖于体循环。另外，呼吸系统和肾脏共同调节机体的酸碱平衡，维持内环境的稳定。

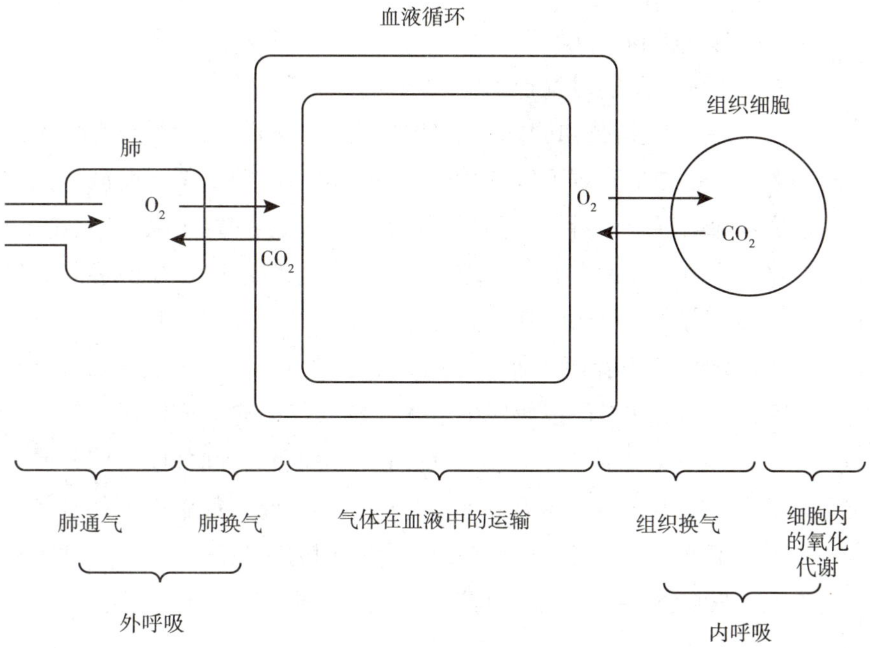

图5-0-1 呼吸的三个环节

本章主要介绍肺通气、肺换气、气体在血液中的运输和呼吸运动的调节。

第一节 肺通气

肺通气指气体在外界大气和肺泡之间交换的过程，即气体进出肺的过程。肺通气的目的是维持肺泡内一定的O_2和CO_2分压，以确保肺换气的正常进行。实现肺通气的器官包括呼吸道、肺泡、胸廓、膈和胸膜腔。肺通气的动力是呼吸运动，即胸廓的节律性运动。

一、肺通气的原理

按照物理学原理，气体总是从压力高处向压力低处流动，所以只有肺泡气与外界大气之间存在一定的压力差，才能实现肺通气。气体进出肺取决于肺通气动力和阻力的相互作用，动力克服阻力之后才能实现肺通气。

（一）肺通气的动力

气体进出肺的主要原因就是肺泡气与大气之间存在压力差，肺泡气与外界大气的压力差是实现肺通气的直接动力。在一定的海拔高度，大气压是相对恒定的，因此决定气体能否进出肺主要取决于肺内压的变化。肺内压的变化是由于肺组织的扩张和收缩引起了肺容积的变化。但肺本身没有主动扩张和收缩能力，它的张缩是由于胸廓容积的变化。胸廓的扩大和缩小通过呼吸肌的收缩和舒张活动实现。当吸气肌收缩时，胸廓扩大，肺随之扩大。当吸气肌舒张或呼气肌收缩时，胸廓缩小，肺随之缩小。呼吸肌的收缩和舒张引起胸廓有节律性的扩大和缩小，称为呼吸运动。因此，呼吸运动是肺通气的原动力。

1. 呼吸运动 参与呼吸运动的肌肉称为呼吸肌。凡是使胸廓扩大，产生吸气运动的肌肉称为吸气肌，主要有膈肌和肋间外肌；凡是使胸廓缩小，产生呼气的肌肉称为呼气肌，包括肋间内肌和腹肌。此外还有一些辅助吸气肌，如斜角肌和胸锁乳突肌等，这些肌肉只在用力呼吸时参与呼吸运动。

（1）呼吸运动的过程 呼吸运动的过程包括吸气运动和呼气运动。

①吸气运动：平静呼吸主要由膈肌和肋间外肌收缩引起，所以吸气是主动过程。胸廓的形状类似于中空的圆锥体，上小下大。肋骨从上到下逐渐加长，并且由后向前下斜。肋间外肌起自上一肋骨的下缘，止于下一肋骨的上缘，斜向下方走行。肋间外肌收缩时，脊椎固定不动，肋骨和胸骨上举，同时肋骨下缘向外侧偏转，导致胸腔前后径和左右径均增大。膈肌向上隆起，位于胸腔与腹腔之间，构成胸腔的底，静止时向上隆起，形似穹隆。膈肌收缩时，隆起的中心部位下移，胸腔的上下径增大，配合肋间外肌的收缩，胸腔和肺容积增大，当肺内压低于大气压时，产生吸气。由于胸廓呈圆锥形，顶小底大，膈肌稍稍下降就使胸腔容积大大增加，所以膈肌的舒缩在肺通气中起重要作用。

②呼气运动：平静呼吸时呼气肌不参与运动，而是由于膈肌和肋间外肌舒张，肺依靠本身的回缩力而回位，并牵引肺和胸廓容积缩小，肺内压升高而产生呼气。因此安静状态下的呼气是被动过程，只有在用力呼吸时，除吸气肌舒张外，还要有呼气肌收缩。所以用力呼吸时呼气是主动过程。

（2）呼吸运动的类型 根据参与活动的呼吸肌的主次、多少和用力程度不同，呼吸运动可呈现不同的呼吸形式。

①平静呼吸和用力呼吸：正常人安静状态下的呼吸平稳而均匀，即吸气主动而呼气被动的呼吸形式称为平静呼吸，每分钟12~18次，它可因年龄、性别、肌肉活动和情绪变化等不同而变化。平静呼吸的完成只需要吸气肌的收缩及其舒张就可完成，因此吸气是主动的，呼气是被动的。当机体劳动或运动、呼吸道不通畅或肺通气阻力增大时，加深加快的呼吸形式，称为用力呼吸。它的完成不仅需要吸气肌的收缩和舒张，还需要呼气肌的收缩和舒张，甚至需要辅助呼吸肌参与，因此吸气和呼气都是主动过程，此时消耗能量较多。

②胸式呼吸和腹式呼吸：以肋间外肌舒缩为主，伴以明显胸壁起伏的呼吸运动，称为胸式呼吸；以膈肌舒缩为主，伴以明显腹壁起伏的呼吸运动，称为腹式呼吸。一般情况下，正常成年人的呼吸运动都呈腹胸混合式呼吸，其中某种形式可占优势，只有在胸部或腹部活动受限时才出现某种单一形式的呼吸运动。如在妊娠后期或腹膜炎、腹水、腹腔肿瘤等患者，膈肌活动受限，可呈胸式呼吸；如胸膜炎或胸腔积液等患者，胸廓活动受限，或婴幼儿胸廓发育尚不完善时，可出现腹式呼吸为主。

2. 呼吸时肺内压与胸膜腔内压的变化

（1）肺内压变化及其意义 肺内压是指肺泡内气体的压力，在呼吸过程中呈周期性变化。平静吸气时，吸气肌收缩使胸廓扩大，肺随胸廓而扩张，肺容积增大，肺内压下降；当肺内压低于大气压时，气体在气压差的推动下经气道入肺。吸气末时，肺内压与大气压相等，气流便暂停。呼气时。吸气肌舒张，胸廓及肺回位，肺容积减小，肺内压增高，当肺内压高于大气压时，气体在气压差的推动下经气道流出。伴随肺泡内气体减少，肺内压下降，当肺内压与大气压相等时，气流再次暂停，即呼气末肺内压与大气压也是相等的。

呼吸运动过程中，肺内压的周期性变化，是维持肺通气的直接动力。临床上，对一些自然呼吸暂停患者，在保持呼吸道通畅的前提下，通过人工呼吸机或口对口人工呼吸的方法使胸廓被动地节律性扩张或缩小，建立肺内压和大气压之间的压力差，维持肺的通气功能。常用的有口对口呼吸、节律性举臂压背或挤压胸廓等方法。

（2）胸膜腔内压 胸膜腔是存在于肺表面的脏层胸膜和衬于胸廓内壁的壁层胸膜之间的密闭的、潜在的、无气体和仅有少量浆液的腔隙。胸膜腔内没有气体，仅有约10μm厚的浆液，这一薄层浆液一方面在两层胸膜之间起润滑作用，可减少呼吸运动时两层胸膜之间的摩擦；另一方面，浆液分子之间的内聚力可使两层胸膜紧贴在一起，不易分开，参与胸膜腔负压的形成，因而肺可随胸廓的运动而张缩。胸膜腔的密闭性和两层胸膜间浆液分子的内聚力有重要的生理意义。

胸膜腔内的压力称为胸膜腔内压，简称胸内压（图5-1-1）。经过实际测量，平静呼吸时胸膜腔内压均低于大气压。平静呼气末胸膜腔内压较大气压低3~5mmHg，吸气末较大气压低5~10mmHg，若大气压为零，则胸膜腔内压为负值，故称为胸膜腔负压或胸内负压。而在用力呼吸时，胸膜腔内压波动幅度将大幅度增加。关闭声门，最深吸气时可降至低于大气压90mmHg；当关闭声门用力呼吸时，高达110mmHg。吸气时胸膜腔负压增大，有利于肺扩张；呼气时胸膜腔负压减小，有利于肺回缩。

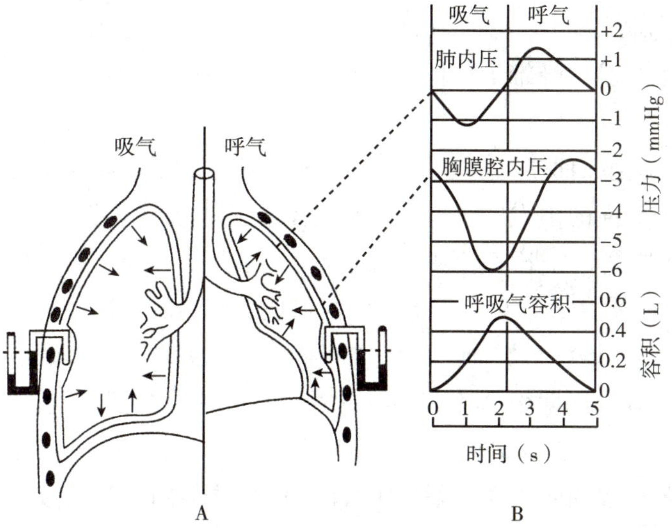

图5-1-1 胸膜腔内压的测定及呼吸过程中肺容积、肺内压变化的曲线图

胸膜腔负压的形成与肺和胸廓的自然容积不同有关。人在生长发育过程中，胸廓的发育较肺快，因此胸廓的自然容积大于肺的自然容积。由于两层胸膜紧紧贴在一起，所以从胎儿出生后第一次呼吸开始，肺即被牵引而始终处于扩张状态。婴儿期由于胸廓和肺的容积差小，故胸膜腔负压较小；随着个体的生长发育，胸廓和肺的容积差变大，胸膜腔负压也变大。胸膜腔负压的形成与作用和胸膜腔的两种力有关，一是肺内压，使肺泡扩张；二是肺回缩力，使肺泡缩小。胸膜腔内压实际上是这两种方向相反的力的代数和。即

$$胸膜腔内压=肺内压-肺的回缩力$$

正常人吸气末或呼气末，肺内压和大气压相等。若设大气压为零，则

$$胸膜腔内压=-肺的回缩力$$

可见，胸膜腔负压实际上是由肺的回缩力造成的。吸气时，肺扩张的程度增大，肺回缩力增大，胸膜腔负压增大；呼气时，肺扩张程度减小，肺回缩力减小，胸膜腔负压减小。呼吸运动越强，胸膜腔内压变化越大。

胸膜腔负压的生理意义：①扩张肺，使肺能随胸廓的张缩而张缩，不会因回缩力出现萎陷，利于肺通气。②使心房、腔静脉和胸导管扩张，促进静脉血和淋巴液的回流。胸膜腔内保持负压的一个重要前提是胸膜腔必须保持其密闭性。如果胸膜腔受损，其密闭性遭到破坏，气体将顺压力差进入胸膜腔造成气胸。此时胸膜腔负压减小甚至消失，肺因回缩力而萎陷，造成肺不张，使静脉血和淋巴液回流受阻，导致呼吸和循环功能障碍，此时若不紧急处理，将危及生命。

（二）肺通气的阻力

肺通气过程中所遇到的阻力称为肺通气阻力，可分为弹性阻力和非弹性阻力。前者包括肺的弹性阻力和胸廓的弹性阻力；后者包括气道阻力、气流惯性阻力、胸廓和肺组织的黏滞阻力。肺通气阻力增大是临床上肺通气障碍最常见的原因，如支气管哮喘、慢性支气管炎等。平静呼吸时，胸廓和肺的弹性阻力占肺通气阻力的70%，非弹性阻力只占30%。

1. 弹性阻力 弹性体对抗外力作用所引起变形的力称为弹性阻力。胸廓和肺都是弹性体，当其形状受到外力而改变时，都会产生回位力，即胸廓和肺的弹性阻力。

（1）肺的弹性阻力 肺的弹性阻力即肺的回缩力，来自肺的弹性成分和肺泡表面张力。肺的弹性成分包括肺自身的弹力纤维和胶原纤维等结构。肺本身的弹性回缩力占肺弹性阻力的1/3，肺泡表面张力占肺弹性阻力的2/3。

1）肺泡表面张力：肺泡表面张力源于肺泡内表面液–气界面能使液体表面积缩小的力。气体交换的场所在肺泡，肺泡是半球囊的小泡，肺泡腔内是气体，而肺泡内壁则有一薄层液体，形成了一个液–气界面。由于液–气界面的液体分子之间的引力远大于液体与气体分子之间的引力，所以液体表面有尽可能缩小的倾向。这种表面张力使液体表面有收缩的倾向，阻碍肺泡的扩张，增加吸气阻力，使肺泡趋向回缩。正常人两肺的肺泡总数约7亿个，肺泡之间存在依存关系，即相邻的肺泡通过小孔相连。如果大、小肺泡的表面张力相等，根据物理学Laplace定律（$P=2T/r$，T为肺泡表面张力，r为肺泡半径），小肺泡内压力大，大肺泡内压力小。小肺泡内的气流将流入大肺泡，造成小肺泡萎陷，大肺泡膨胀，使肺泡失去稳定性。另外，肺泡表面张力还可增加吸气阻力，并导致肺水肿的发生。但是，由于肺泡内液–气界面存在着肺泡表面活性物质，所以上述情况实际上不会发生。

肺泡表面活性物质是复杂的含脂质与蛋白质的混合物，由肺泡Ⅱ型上皮细胞合成并释放，主要成分为二软脂酰卵磷脂（二棕榈酰卵磷脂）。二棕榈酰卵磷脂是双嗜性分子，一端是非极性疏水的脂肪酸，不溶于水；另一端是极性的，易溶于水。因此，二棕榈酰卵磷脂分子垂直排列于肺泡内液–气界面，极性端插入液体层，非极性端插入肺泡腔，形成一层能降低表面张力作用的二棕榈酰卵磷脂单分子层，其密度可随肺泡的张缩而改变。

肺泡表面活性物质的主要作用是降低表面张力，减小肺泡的回缩力，生理作用主要表现在以下方面：①降低吸气阻力，减少吸气做功。②维持大小肺泡的稳定性。由于肺泡表面活性物质的分布密度随肺泡半径的变小而增大，所以小肺泡表面活性物质分布密度大，而大肺泡表面活性物质分布密度小。这样就调节了大、小肺泡内压，维持大、小肺泡的容积稳定，有利于吸入气在肺内得到较均匀地分布。③防止肺水肿。由于肺泡表面活性物质可降低表面张力，减小肺泡的回缩力，减小表面张力对肺毛细血管血浆和组织液的“抽吸”作用，阻止液体渗入肺泡，从而防止肺水肿的发生（图5–1–2）。

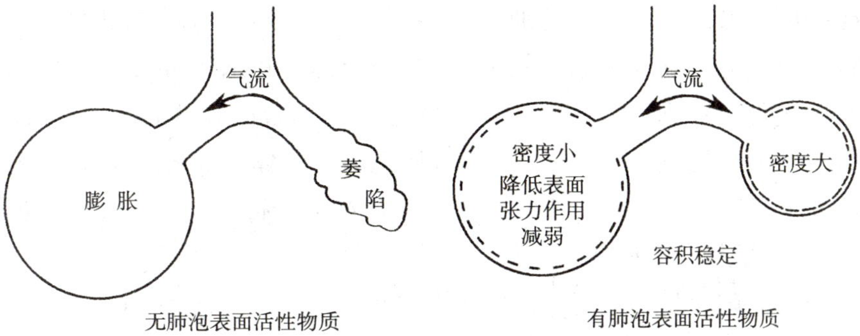

图5-1-2 肺泡表面张力及肺泡表面活性物质的作用

2）肺组织弹性纤维回缩力：肺组织弹性纤维回缩力与肺自身的弹力纤维和胶原纤维等弹性成分有关，当肺被扩张时，这些纤维被牵拉而倾向于回缩。肺扩张越大，其牵拉作用越强，肺组织弹性回缩力就越强；反之则越小。

肺的弹性阻力是一种吸气阻力，但却是呼气的动力因素之一。肺泡表面活性物质减少导致吸气阻力增大，虽然呼气动力加强，肺不易扩张，利于呼气不利于吸气。当肺弹性纤维破坏时，虽然吸气阻力减小，但呼气的动力也减小，不利于肺通气。临床上当肺弹性组织破坏（如严重肺纤维化）和肺泡表面活性物质减少（如新生儿呼吸窘迫综合征）时，肺弹性阻力会增大，可导致肺泡扩张受限而产生限制性通气不足。

知识拓展

新生儿呼吸窘迫综合征

新生儿呼吸窘迫综合征（NRDS），也叫新生儿肺透明膜病，多见于早产儿，是由于肺成熟度差，肺泡表面活性物质（PS）缺乏引起的。由于患儿肺泡表面张力相对增加引起肺泡极度缩小，发生肺不张，而且由于肺泡表面张力过高，吸引肺毛细血管血浆进入肺泡，在肺泡壁内形成透明膜阻碍气体交换，引起NRDS。临床中应用表面活性物质治疗可以收到良好效果，自1980年日本首次报道采用外源性PS成功治愈NRDS以来，PS的临床应用研究进展迅速。对孕24~34周需提前分娩或有早产迹象的胎儿，出生前24小时至出生7天前，孕妇肌内注射地塞米松或倍他米松，可明显降低本病的发病率和病死率。出生后也可给予外源性肺表面活性物质替代。

（2）胸廓的弹性阻力　胸廓的弹性阻力源于胸廓的弹性成分。胸廓的弹性阻力即胸廓的弹性回位力，其方向随胸廓的位置而发生改变。胸廓处于自然位置时（肺容量约为肺总量的67%），此时胸廓无变形，无弹性回缩力；肺容量小于肺总量的67%时，其弹性回缩力向外，成为吸气的动力；而肺容量大于肺总量的67%时，其弹性回缩力向内，成为吸气的弹性阻力。

（3）肺和胸廓的顺应性　由于胸廓和肺的弹性阻力难以测定，通常用顺应性（C）来作为度量弹性阻力的指标。肺和胸廓的顺应性指肺和胸廓在外力作用下扩张的难易程度。弹性阻力大，则不易变形，顺应性就小；弹性阻力小，易变形，顺应性就大。可见弹性阻力与顺应性呈反变关系。

$$C=1/\text{弹性阻力}$$

健康成人静态肺顺应性为0.2L/cm H_2O，胸廓顺应性也为0.2L/cm H_2O，因为肺和胸廓是串联关系，故肺和胸廓的总顺应性为0.1L/cm H_2O。

胸廓或胸膜疾患可使胸廓的弹性阻力增加，顺应性降低，导致肺的通气阻力增大，但临床上因胸廓的弹性阻力和顺应性改变而造成的通气功能障碍者较少见。多数患者的通气功能障碍源自肺的弹性阻力增大。

2. 非弹性阻力　包括惯性阻力、黏滞阻力和气道阻力，其中气道阻力占非弹性阻力的80%~90%，因此下面仅讨论气道阻力。气道阻力是气体流经呼吸道时，气体分子之间和气体分子与气道管壁之间的摩擦力，它是临床上通气功能障碍最常见的原因。影响气道阻力的因素有气流速度、气流形式和呼吸道口径。流速快，阻力大；流速慢，阻力小。气流形式有层流和湍流，层流阻力小，而湍流阻力大。气流太快和管道不规则容易发生湍流。如气管内有黏液、渗出物或肿瘤、异物时，可用排痰、清除异物、减轻黏膜肿胀的方法减少湍流，降低阻力。大气道（口径>2mm）特别是主支气管以上的气道（鼻、咽、喉、气管），由于总横截面积小，气流速度快，且管道弯曲，容易形成涡流，是产生气道阻力的主要部位，占总气道阻力的80%~90%。其中鼻占50%，声门占25%，而气管和支气管占15%，故对某些严重通气不良的患者做气管切开术，可大大减小气道阻力，从而有效地改善肺通气。临床给患者应用呼吸机、麻醉机等时要注意不要让管道出现扭曲、压迫等，以免增加通气的阻力。小气道（气道口径<2mm）由于数量多，总横截面积约为大气道的30倍，因此气流速度慢，且以层流为主，形成的阻力小，约占总气道阻力的10%。临床出现的通气功能障碍有两种，一种是通气动力下降引起的肺泡扩张受限，称为限制性通气障碍；另一种是气道阻塞，使通气的阻力加大，称为阻塞性通气障碍。

二、肺通气功能的评价

肺通气过程受呼吸肌的收缩活动、肺和胸廓的弹性特征及气道阻力等多种因素的影响。对患者进行通气功能的测定可以对肺通气功能做出客观评价，可以明确是否存在肺通气功能障碍，并能找到影响通气障碍的原因及障碍程度，还能鉴别肺通气功能降低的类型。肺容积和肺容量是衡量肺通气功能的基础。了解肺通气量的简单方法是用肺量计记录进出肺的气量。

（一）肺容积和肺容量

1. 肺容积　指不同状态下肺所能容纳的气体量，其随呼吸运动而变化。如图5-1-3所示，肺容量由潮气量、补吸气量、补呼气量及残气量四部分组成，四部分相加即肺总量。

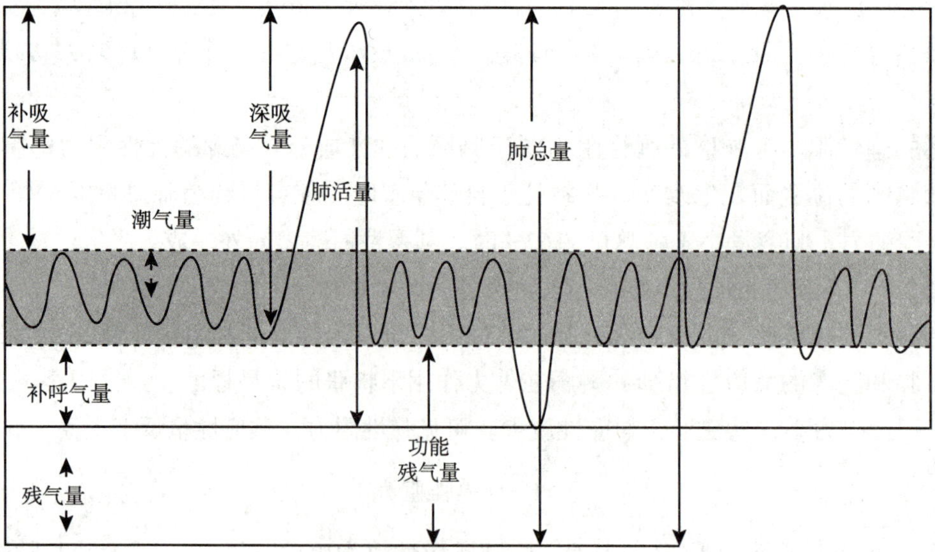

图5-1-3　肺容量及其组成

（1）潮气量　呼吸时，每次呼吸时吸入或呼出的气量称为潮气量，吸入呼出的气体量大致相等。正常成年人平静呼吸时，潮气量为400~600mL，一般以500mL计算。潮气量可随着呼吸的强弱而改变。

（2）补吸气量　平静吸气末再尽力吸气，所能增加的吸入气量为补吸气量，正常成年人为1500~2000mL，补吸气量可反映吸气的贮备量。

（3）补呼气量　平静呼气末，再尽力呼气所能增加的呼出气量为补呼气量，正常成年人为900~1200mL，补呼气量可反映呼气的贮备量。

（4）残气量　最大呼气末尚存留于肺内不能再呼出的气量称为残气量，又称余气量，正常成人为1000~1500mL。

2. 肺容量　指肺容积中两项或两项以上的联合气体量。肺容量包括深吸气量、功能残气量、肺活量和用力肺活量。

（1）深吸气量　指平静呼吸时的潮气量和补吸气量之和，是衡量最大通气潜力的指标之一，正常成年人为2000~2500mL。胸廓、胸膜、肺组织和呼吸肌等发生病变时，肺通气功能下降，深吸气量减少。

（2）功能残气量　平静呼气末，存留于肺内的气体量称为功能残气量。功能残气量是补呼气量和残气量之和，正常成年人为2500mL。支气管哮喘的患者因为呼气的阻力增大，会导致残气量增加。肺气肿患者因为肺弹性回缩力减弱，功能残气量会增加。功能残气量的稀释作用能缓冲呼吸过程中肺泡内O_2和CO_2分压的急剧变化，从而保证肺泡内和血液中的O_2和CO_2分压不会随呼吸运动而出现大幅波动，有利于肺换气。

（3）肺活量和用力肺活量　尽力吸气后，从肺内所能呼出的最大气量称为肺活量。肺活量是潮气量、补吸气量和补呼气量三项之和。肺活量有较大的个体差异，与身材、性别、年龄、呼吸肌强弱等有关。正常成年男子平均约为3500mL，女子约为2500mL。肺活量可反映一次通气的最大能力，由于肺活量的测定方法简单，重复性较好，故是健康检查常用的指标。但其也有不足，一些通气功能障碍的患者，如气道狭窄或肺弹性下降，在测定肺活量时通过延长呼气时间，也可使测得的肺活量在正常范围内，故提出用力肺活量（也称时间肺活量）测定法。用力肺活量是指最大吸气后，以最快的速度尽力呼出气体，计算第1、2、3秒末呼出的气量分别占肺活量的百分比。正常成年人第1秒末呼出的气量约占肺活量的83%，第2秒末约占96%，第3秒末约占99%，正常成年人在3秒内基本上呼出全部肺活量的气量，其中以第1秒的呼气量最有意义，所以第1秒用力呼气量是评定慢性阻塞性肺疾病的常用指标。常用于鉴别阻塞性通气障碍和限制性通气障碍。

（二）肺通气量

肺容量中的各项指标都是测一次吸入或呼出的气量，不能反映单位时间内肺的通气效能，故提出肺通气量和肺泡通气量。

1. 每分通气量　指每分钟吸入或呼出肺的气量，也称为肺通气量。

$$每分通气量=潮气量\times 呼吸频率$$

正常成人平静呼吸时，呼吸频率为每分钟12~18次，潮气量为500mL时，则每分通气量为6~9L。每分通气量受呼吸深度和呼吸频率的影响，即当呼吸频率固定，潮气量增加时，每分通气量增加；当潮气量不变时，在一定的范围内，呼吸频率增加，每分通气量也会相应增大。故剧烈运动和从事重体力劳动时，每分通气量会增大。

2. 最大通气量　也称为最大随意通气量。是指尽力尽快呼吸，每分钟吸入或呼出的气量。最大随意通气量能反映单位时间内呼吸器官发挥最大潜力后，所能达到的最大通气量，是估计机体能进行最大运动量的生理指标，健康成人可达70~120L。慢性阻塞性肺病的患者因通气阻力加大，最大通气量减少。

3. 通气贮量百分比 对平静呼吸时的每分通气量与最大通气量进行比较，可了解通气功能的贮备能力，通常用通气贮量百分比来表示。

$$通气贮量百分比=\frac{最大通气量-每分通气量}{最大通气量}\times 100\%$$

正常值为≥93%，<70%为通气功能严重受损。

4. 无效腔和肺泡通气量 每次吸入的气体，有一部分将留在鼻或口至终末细支气管之间的呼吸道内，不参与肺泡和血液之间的气体交换，这部分传导性呼吸道的容积称为解剖无效腔。解剖无效腔与体重相关，约2.2mL/kg。体重为70kg的成年人，其解剖无效腔约为150mL。进入肺泡的气体，也可因血流在肺内分布不均而不能全部与血液进行气体交换，无气体交换功能的肺泡容积称为肺泡无效腔，正常人肺泡无效腔接近于零。肺泡无效腔与解剖无效腔合称为生理无效腔。健康人平卧时，生理无效腔等于解剖无效腔。

由于无效腔的存在，使得每次吸入的新鲜气体并不能到达肺部血液进行有效的气体交换，因而肺通气量不能全面反映气体交换的状况。为了计算真正有效的气体交换量，应以肺泡通气量为准。肺泡通气量是指每分钟吸入肺泡内用于气体交换的新鲜空气量，即

$$肺泡通气量=(潮气量-无效腔气量)\times 呼吸频率$$

如果潮气量为500mL，生理无效腔为150mL，呼吸频率按12次/分计算，则肺泡通气量为4200mL。这种情况下，呼吸频率的变化对肺泡通气量有显著影响，如在潮气量减半和呼吸频率加倍的情况下，每分肺通气量不变，而肺泡通气量却发生显著变化。因此，从气体交换的效果看，深而慢的呼吸较浅而快的呼吸更有利于气体交换。

第二节 肺换气与组织换气

肺通气使肺泡内的气体不断得到更新，使肺泡气中O_2和CO_2保持相对稳定，这是气体交换得以顺利进行的前提。气体交换包括肺换气和组织换气，在这两处的换气原理是一样的。肺换气指肺泡与肺毛细血管之间的O_2和CO_2的交换，组织换气指血液与组织细胞之间的O_2和CO_2的交换（图5-2-1）。气体交换的最终结果使经肺通气进入肺泡内的O_2经过血液循环输送到组织细胞，组织细胞代谢产生的CO_2通过相同途径排出体外。气体交换维持了动脉血氧分压和二氧化碳分压的相对稳定，使生命活动得以正常进行。

一、气体交换的原理

气体分子不停地进行无定向的运动，当不同区域存在压力差时，气体分子总是从压力高处向压力低处运动，称为气体扩散。肺换气和组织换气均以扩散方式进行。

（一）气体分压

大气是由O_2、CO_2和N_2等多种成分组成的混合气体。总压力在海平面为760mmHg，混合气体中各

气体组分别产生的压力为该气体的分压。其中O_2在混合气体中所占的压力称为氧分压（159mmHg）；CO_2在混合气体中所占的压力称为二氧化碳分压（0.3mmHg）。

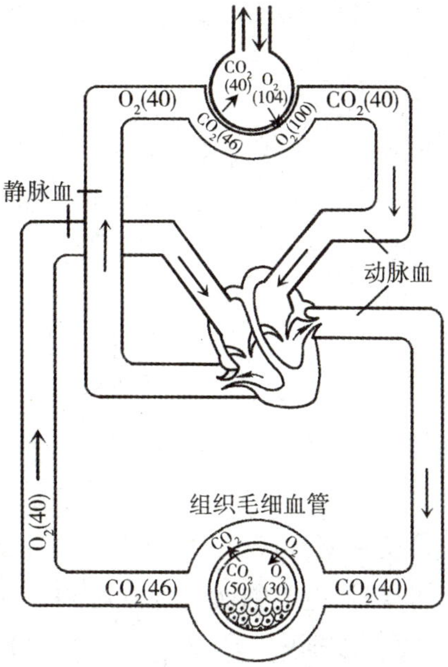

图5-2-1 肺换气与组织换气示意图

图中数字为气体分压（mmHg）

每一种气体的分压取决于它自身的浓度和气体总压力。气体的分压差是指两个区域之间某气体分压的差值，它是气体扩散的动力，也可以决定气体扩散方向。气体分子不停地进行着无定向运动，但总方向是气体分子从高分压区域向低分压区域扩散，直到取得动态平衡。当O_2与肺泡壁血液表面相遇时，在肺泡内氧分压的推动下，O_2不断扩散溶解于血液中，溶解在血液中的O_2也可以从血液中逸出，这种逸出的力称为张力，也称为O_2在液体中的分压。CO_2也是同样机制。肺泡气、动脉血、静脉血、组织内氧分压（PO_2）和二氧化碳分压（PCO_2）各不相同，彼此间以分压差为动力，从分压高处向低处进行扩散。

（二）扩散速率

通常将单位时间内气体扩散的容积称为气体的扩散速率。O_2和CO_2的扩散速率除了与该气体的分压差呈正比外，还与该气体分子量的平方根和溶解度呈反比，与温度、扩散面积呈正比，与扩散距离呈反比。

CO_2分子量的平方根比O_2大1.17倍。不同气体在相同的压力下，在同一溶液中的溶解度不同。CO_2的溶解度比O_2的溶解度大24倍，故按溶解度算，CO_2扩散速率比O_2大得多。综合来看，当O_2和CO_2分压相同时，CO_2的扩散速率约为O_2的21倍。在肺泡与静脉血之间，O_2的分压差约为CO_2分压差的10倍。几种影响因素综合的结果是CO_2扩散速率是O_2扩散速率的2倍。故临床上呼吸困难的患者，缺氧比二氧化碳潴留更为明显，常常表现为缺氧。

二、气体交换的过程

（一）肺换气的过程

流经肺泡的静脉血中的PO_2为40mmHg，而肺泡内的PO_2为102mmHg，肺泡内的O_2由肺泡内向肺泡壁毛细血管的血液中扩散。血液中的PO_2逐渐升高，最后接近肺泡气内的PO_2。同样血液中PCO_2（46mmHg）则比肺泡气中PCO_2（40mmHg）要高，所以CO_2由血液扩散进肺泡。最后，流经肺泡的含

O_2少含CO_2多的静脉血变成了含O_2多含CO_2少的动脉血。

O_2和CO_2作为脂溶性的小分子物质，肺泡与肺毛细血管之间完成气体交换只需0.3秒，而通常血液流经肺泡需要大约0.7秒，因此，血液流经肺泡时完成气体交换的时间足够，肺换气有很大的储备能力。

（二）组织换气过程

组织换气是体循环毛细血管中的血液与组织细胞之间的气体交换。在组织中，由于细胞的有氧代谢，O_2被利用，并产生CO_2，所以氧分压可低于30mmHg以下，而CO_2可高达50mmHg以上。动脉血流经组织毛细血管时，O_2顺着分压差从血液向组织液和细胞扩散，CO_2则由组织液和细胞向血液扩散，动脉血失去O_2，同时得到CO_2，而变成静脉血。

三、影响气体交换的因素

（一）影响肺换气的因素

1. 呼吸膜 肺泡与血液进行气体交换必须经过呼吸膜。呼吸膜指肺泡腔与肺毛细血管腔之间的膜，又称气–血屏障，由六层结构组成，即：肺泡毛细血管内皮细胞层、毛细血管基膜层、肺泡与毛细血管之间的间质层、肺泡上皮基膜层、肺泡上皮细胞层、含有表面活性物质的薄层液体层。

（1）呼吸膜的厚度　气体扩散的速率与呼吸膜的厚度呈反比，呼吸膜越厚，扩散需要的时间就越长，单位时间内交换的气体量就越少。正常情况下，呼吸膜的厚度平均约1μm，薄的部分仅0.2μm，气体易于扩散。人体呼吸膜不仅薄而且整个肺的呼吸膜面积很大，而肺毛细血管的总血量只有60~140mL，血液层薄，非常有利于进行气体交换。但在病理情况下，如肺炎、肺间质水肿和肺纤维化等使呼吸膜增厚的疾病，都会降低气体扩散速率，减少扩散量。

（2）呼吸膜的面积　气体扩散的速率与呼吸膜的面积呈正比。正常成人两肺的总扩散面积约70m^2。安静状态下，用于气体扩散的呼吸膜面积约40m^2。劳动和体育运动时，肺毛细血管开放的数量和开放程度增加，使用于气体交换的呼吸膜面积大大增加，因此呼吸膜的面积有很大的储备能力。当病理情况下，如肺不张、肺实变、肺气肿、肺叶切除或肺毛细血管关闭或阻塞等，均可使有效呼吸膜的面积减小，影响肺换气。

2. 通气/血流比值 通气/血流比值是指每分钟肺泡通气量（V）和每分钟肺血流量（Q）之间的比值（V/Q）。肺换气的正常进行，不仅要求足够的肺泡通气量和肺血流量，还要求两者之间有恰当的比值。正常成年人安静时，每分肺泡通气量约为4200mL，每分肺血流量约为5000mL，通气/血流比值为0.84。此时肺通气量与肺血流量最匹配，换气效率最佳，即每分钟4200mL的肺泡通气量恰好使5000mL混合静脉血全部动脉化（图5–2–2）。

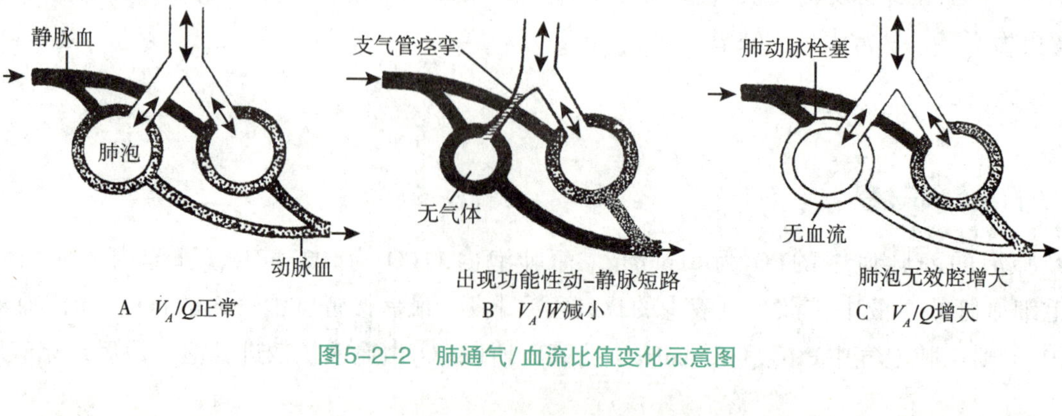

图5–2–2　肺通气/血流比值变化示意图

V/Q>0.84，见于通气过度或血流相对不足，部分肺泡气体未能与血液充分交换，致使肺泡无效腔增大，临床多见于部分肺泡血流不足（肺动脉部分栓塞、肺血管收缩等）；反之，如果*V/Q*<0.84，意味着通气不足或血流相对过多，部分血液流经通气不良的肺泡，混合静脉血中的气体不能充分更新，犹如发生了功能性动-静脉短路。因此，无论该比值增大或减小，都表明两者匹配不佳，气体交换的效率都会降低。

健康成人的*V/Q*为0.84是指全肺的平均水平，但肺泡通气量和肺毛细血管血流量在肺内的分布是不均的，因此各个局部的*V/Q*并不相同。如人取直立位时，由于重力作用，从肺底部到肺尖部，肺泡通气量和肺毛细血管血流量都逐渐减少，但血流量的减少更为显著，所以肺尖部的*V/Q*值较大，可达3.3，而肺底部的*V/Q*较小，可低至0.63。虽然正常情况下存在肺泡通气和血流的不均匀分布，但从总体上来说，由于呼吸膜的面积远超肺换气的实际需要，所以并不明显影响O_2的摄取和CO_2的排出。

（二）影响组织换气的因素

组织换气是体循环毛细血管中的血液与组织细胞之间的气体交换。影响组织换气的因素，主要是组织细胞代谢水平、毛细血管血流量及其通透性、气体的扩散距离。当组织细胞代谢活动增强时，耗O_2及产生CO_2增多，使动脉血与组织间的O_2及CO_2分压差增大，同时组织代谢产生的腺苷和H^+增多，毛细血管开放数量增加，局部血流量增加，所以气体交换增多。此外，组织细胞与毛细血管之间的距离也影响气体交换。如组织水肿导致细胞与毛细血管间的距离加大，同时毛细血管受到挤压，局部血流量减少，导致换气减少。

第三节 气体在血液中的运输

血液是运输O_2和CO_2媒介。经肺换气摄取的O_2经血液循环输送到全身各器官和组织，供细胞利用；细胞代谢产生的CO_2经组织换气进入血液循环，运输到肺排出体外。气体在血液中的运输是实现呼吸的重要中间环节。由于O_2和CO_2的溶解度小，所以在血液中的溶解量很少，主要以化学结合的方式进行运输。溶解量虽少，却非常重要，因为进入血液的O_2或CO_2必须先溶解在血浆中，提高其分压，再发生化学结合；O_2或CO_2从血液释放时，也是溶解的先逸出，降低各自的分压，然后化学结合的O_2或CO_2再解离出来，溶解到血浆中。物理溶解和化学结合两者之间处于动态平衡。

一、氧气的运输

在O_2的运输中，物理溶解的量约占1.5%，化学结合的量约占98.5%，可见O_2的主要运输形式是化学结合。红细胞内，血红蛋白的分子结构特征使之成为有效的运输O_2的载体，同时其也参与CO_2的运输。

（一）Hb和O_2结合的特征

1. 可逆性结合 Hb和O_2的结合反应迅速可逆，不需酶催化，反应的方向取决于PO_2的高低，可表示为

$$Hb+O_2 \underset{PO_2\text{低（组织）}}{\overset{PO_2\text{高（肺）}}{\rightleftharpoons}} HbO_2$$

当血液流经PO_2高的肺部时，Hb和O_2结合把O_2带走；当血液流经PO_2低的组织时，Hb和O_2分离释放O_2供给组织，变为Hb（去氧血红蛋白）。

2. 氧合反应 O_2和Hb结合后，Hb中的Fe^{2+}仍保持其二价铁状态，不伴有离子价的改变，因此该反应属于氧合反应，而不是氧化反应。结合O_2的Hb称为氧合Hb而不是氧化Hb。

3. 颜色 HbO_2呈鲜红色，Hb呈紫蓝色。动脉血含HbO_2较多，呈鲜红色；静脉血含去氧Hb较多，呈暗红色。当毛细血管床血液中去氧Hb含量达50g/L以上时，皮肤、黏膜、甲床等部位可呈青紫色，称为发绀。出现发绀常表示机体缺氧，但也有例外。如严重贫血者或CO中毒，由于去氧Hb达不到50g/L，虽有缺氧但并无发绀；相反，红细胞增多的患者（如高原性红细胞增多症），可出现发绀而并无缺氧。

（二）Hb和O_2结合的量

1分子Hb可以结合4分子O_2，1gHb可以结合1.34mL O_2。每升血液中的Hb所能结合的最大氧量称为氧容量；但实际上血液的含O_2量并非都能达到最大值，Hb与O_2结合的量受PO_2的影响，故每升血液中的Hb实际所结合的O_2量称为氧含量。正常情况下，动脉血氧分压较高，氧含量为194mL/L；静脉血氧分压较低，氧含量为144mL/L。氧含量与氧容量的百分比称为血氧饱和度（SO_2）。动脉血为98%，静脉血为75%，氧分压与血氧饱和度关系密切。通常情况下，血浆中溶解的O_2极少，可忽略不计。

$$血氧饱和度=\frac{氧容量}{氧含量}\times 100\%$$

（三）氧离曲线及其影响因素

1. 氧离曲线 指血液氧分压与血氧饱和度关系的曲线，也称氧合血红蛋白解离曲线（图5-3-1）。氧离曲线反映不同氧分压条件下，O_2和Hb的解离情况，也反映不同氧分压时，O_2和Hb的结合情况。在一定范围内，血氧饱和度与氧分压呈正相关，呈近似S形的曲线。

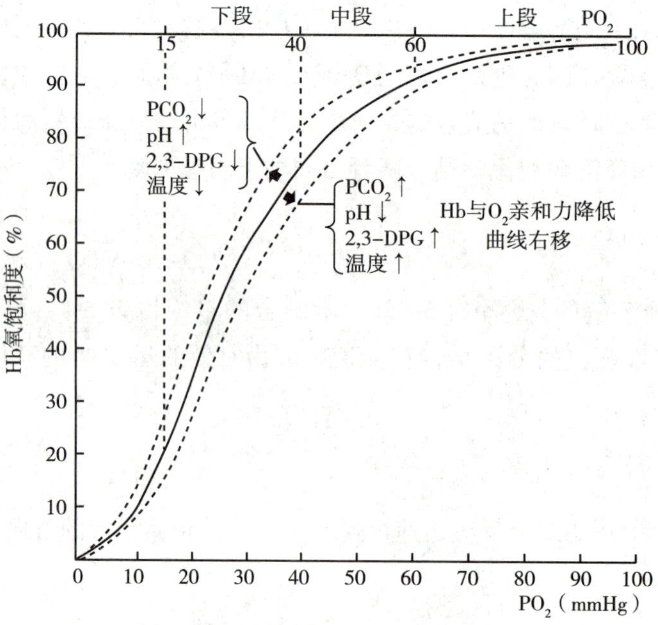

图5-3-1 氧离曲线的影响因素

口诀：四高右移释放氧 四低左移氧不放

当PO_2在60~100mmHg之间时（曲线上段），其特点是曲线较平坦，表明在此范围内PO_2对Hb氧饱和度或血氧含量影响不大。PO_2为100mmHg时，血氧饱和度为98%；PO_2下降到60mmHg时，血氧饱和度为90%。PO_2下降40mmHg而动脉血氧饱和度只下降了8%，若此时将吸入气PO_2提高到150mmHg，血氧饱和度为100%，也只增加了2%。因此，即使在高原、高空或某些呼吸系统疾病时，吸入气或肺泡气的氧分压只要不低于60mmHg，血氧饱和度仍能维持在90%以上，血液仍能携带足够的O_2，而不会出现临床症状；而且靠提高吸入气PO_2，也无助于血液O_2的含量或血氧饱和度的很大提高。

当PO_2在40~60mmHg之间时（曲线中段），其特点是曲线陡直，表示Hb和O_2的解离部分。当PO_2为40mmHg，血氧饱和度为75%，氧分压下降20mmHg，血氧饱和度减少15%。PO_2=40mmHg相当于静脉血的氧分压，此时血液流经组织时向组织释放适当的O_2，保证了安静状态下组织代谢的需氧量。此时即便吸入少量的氧，也可以明显提高氧饱和度和氧含量。因此，这段曲线可以反映安静状态下血液对组织的供O_2情况。

当PO_2在15~40mmHg之间时（曲线下段），曲线最陡峭，也是Hb和O_2解离的部分，表明PO_2发生较小变化即可导致血氧饱和度的明显改变。当PO_2在15mmHg时，血氧饱和度下降到22%左右。PO_2下降了25mmHg，而血氧饱和度却下降了53%。此阶段氧分压稍有下降，血氧饱和度就大幅下降，有利于释放更多的O_2，满足人体在剧烈运动时，组织细胞对O_2的大量需要。因此，这段曲线可以反映血液供O_2的储备能力。

PO_2=60mmHg位于曲线的转折点。虽然此时氧饱和度是90%，但若PO_2稍有下降，氧饱和度下降明显，血液对组织的氧供明显不足，患者会突然出现严重缺氧症状，此时必须及时吸氧，提高氧分压才可有效避免氧饱和度持续下降。

2. 影响氧离曲线的因素 氧离曲线受许多因素的影响，如图5-3-1所示，其中主要影响因素是血液中PCO_2、pH、温度和2,3二磷酸甘油酸。多种因素的影响可以使氧离曲线发生位置上的偏移，也使Hb与O_2的亲和力发生变化。氧离曲线右移，表明Hb与O_2的亲和力下降，有利于O_2的释放。氧离曲线左移，表明Hb与O_2的亲和力增强，不利于O_2的释放。通常用P_{50}表示Hb对O_2的亲和力。P_{50}是使Hb氧饱和度达50%时的PO_2，正常时为26.5mmHg。P_{50}增大表示Hb与O_2的亲和力降低，氧离曲线右移；P_{50}减小表示Hb与O_2的亲和力增大，氧离曲线左移。

（1）血液pH和PCO_2 血液pH下降（或H^+升高）和PCO_2升高时，Hb对O_2的亲和力降低，氧离曲线右移；pH升高（或H^+下降）和PCO_2降低时，Hb对O_2的亲和力增强，氧离曲线左移。酸度对Hb氧亲和力的影响称为波尔效应。波尔效应主要与pH改变时Hb的构象发生改变有关，其重要意义在于它既可促进肺毛细血管血液的氧合，又有利于组织毛细血管血液释放O_2。当血液流经肺时，CO_2从血液向肺泡扩散，血液的PCO_2随之下降，H^+浓度也降低，二者均可使Hb对O_2的亲和力增大，P_{50}减小，曲线左移，促进Hb与O_2的结合，增加血液含氧量。当血液流经组织时，CO_2从组织扩散到血液中，血液PCO_2和H^+浓度随之升高，Hb对O_2的亲和力下降，利于血液向组织释放大量的氧。

（2）温度 温度升高时，Hb对O_2的亲和力降低，氧离曲线右移，有利于O_2的释放；温度下降时，氧离曲线左移，Hb对O_2的亲和力增强，有利于O_2的运输。临床上进行低温麻醉是因为低温有利于降低组织的耗氧量，但应注意温度下降可增加Hb对O_2的亲和力，降低氧合血红蛋白对O_2的释放而导致组织缺氧，而血液却因氧含量较高而呈现红色，容易疏忽组织缺氧的情况。

（3）2,3二磷酸甘油酸 2,3二磷酸甘油酸（2,3-DPG）是红细胞的糖酵解产物。慢性缺氧、贫血等情况下，糖酵解增强，2,3-DPG浓度升高时，Hb对O_2的亲和力降低，曲线右移，有利于Hb对O_2的释放，改善组织缺氧状态。反之，2,3-DPG浓度降低时，Hb对O_2的亲和力增强，曲线左移。

二、二氧化碳的运输

血液中的CO_2约5%以物理溶解的形式运输，约95%以化学结合的形式运输。化学结合主要有以下两种形式。

（一）碳酸氢盐的形式

以此种形式运输的CO_2占总运输量的88%。碳酸氢盐的形成过程：组织细胞代谢产生的CO_2扩散入血浆，继而扩散入红细胞。溶解的CO_2和水结合形成碳酸（H_2CO_3），H_2CO_3又迅速解离成H^+和HCO_3^-，该反应是可逆的，都需要红细胞内的碳酸酐酶的催化。红细胞内H_2CO_3解离H^+和HCO_3^-。红细胞膜对H^+没有通透性，生成H^+与HbO_2结合HHb，不仅能促进更多的CO_2转变为HCO_3^-，同时释放出更多的O_2。红细胞膜对HCO_3^-有极高的通透性，所以细胞内生成的HCO_3^-大部分都扩散入血浆与Na^+结合生成$NaHCO_3$。只有小部分HCO_3^-在细胞内与K^+结合生成$KHCO_3$。HCO_3^-从红细胞内的大量扩散使细胞内外电荷平衡发生改变，导致Cl^-通过HCO_3^-–Cl^-交换体进入到红细胞内（红细胞膜对Cl^-也有极强的通透性）。Cl^-由血浆扩散入红细胞以补充由于HCO_3^-扩散出红细胞造成的红细胞内负电荷缺失，称为氯转移。

上述反应的发生完全是可逆的，PCO_2的高低决定了反应的方向。当静脉血流经肺泡时，肺泡内PCO_2较低，HCO_3^-自血浆进入红细胞，在碳酸酐酶的催化下形成H_2CO_3，解离出CO_2。CO_2扩散入血浆，然后扩散入肺泡，排出体外。

（二）氨基甲酸血红蛋白的形式

进入红细胞内的一部分CO_2也可以直接与Hb的氨基结合，生成氨基甲酰血红蛋白，这一反应迅速可逆而且无须酶的催化。虽然以氨基甲酰血红蛋白形式运输的CO_2仅占CO_2总运输量的7%左右，但在肺部CO_2的释放量中却有17.5%是从氨基甲酰血红蛋白释放的，提示这种运输形式的高效性。

调节这一反应的主要因素是氧合作用。在外周组织，部分HbO_2解离释放出O_2，变成HbO_2，与CO_2结合，形成$HbCO_2$；在肺部，PCO_2低，而PO_2高，则反应向左进行。

Hb是否与O_2结合是影响CO_2运输的主要因素。O_2和Hb的结合可促进CO_2释放，而释放O_2后的Hb则容易与CO_2结合，这一现象称为何尔登效应。在组织中，HbO_2释放出O_2而成为去氧Hb，可通过何尔登效应促使血液摄取并结合CO_2；反之，在肺部，则因O_2和Hb结合，何尔登效应表现为促进CO_2的释放。

综上所述，O_2和CO_2在血液中的运输是相互影响的。CO_2通过波尔效应影响O_2的运输，O_2又通过何尔登效应影响CO_2的运输。

第四节　呼吸运动的调节

呼吸运动是整个呼吸过程的基础，呼吸肌的节律性舒缩活动受到中枢神经系统的自主性和随意性双重控制。呼吸节律起源于呼吸中枢。呼吸运动的频率和深度可随体内外环境的改变而发生相应变化，以适应机体代谢的需要。如在运动时，代谢增强，呼吸运动加深加快，肺通气量增大，机体可摄取更多O_2，排出更多CO_2。机体在完成其他某些功能活动（如说话、唱歌、吞咽以及喷嚏反射、咳嗽反射等），呼吸运动也将受到相应调控。

一、呼吸中枢与呼吸节律的形成

（一）呼吸中枢

呼吸中枢是指中枢神经系统内产生呼吸节律和调节呼吸运动的神经元细胞群。它广泛分布在大脑皮层、间脑、脑桥、延髓和脊髓等部位，形成各级呼吸中枢。通过各级中枢的相互协调和相互制约，共同完成机体的正常呼吸运动。

1923年英国生理学家Lumsden对猫的脑干进行实验研究。如图5-4-1所示，在中脑与脑桥之间横断脑干后（图5-4-1a），猫呼吸运动基本正常，说明大脑皮层等高级中枢不是产生节律性呼吸运动的必需部位；在脑桥和延髓之间横断脑干后（图5-4-1c），则猫有呼吸节律，但呼吸节律有改变，出现喘息状呼吸，表现为不规则的呼吸节律，此结果说明脑桥有调整呼吸节律的中枢；在延髓与脊髓之间横断脑干后（图5-4-1d），出现呼吸停止，说明脊髓本身以及呼吸肌不能产生节律性呼吸运动，脊髓的呼吸神经元是联系高位呼吸中枢和呼吸机的中继站，以及整合某些呼吸反射的初级中枢。由此判断基本呼吸节律产生于延髓，而脑桥内有呼吸调整中枢。

脑桥内呼吸神经元相对集中的部位称为PBKF核群，主要为吸气-呼气神经元，它们与延髓呼吸神经元之间有广泛的双向联系。动物实验中，如在脑桥上、中部之间横切（图5-4-1b），动物的呼吸将变深变慢，如再切断双侧迷走神经则会出现吸气时间大大延长，仅偶尔被短暂的呼气中断，这种形式的呼吸称为长吸式呼吸。这一情况说明脑桥的上部有抑制吸气的中枢结构，称为呼吸调整中枢。其主要作用是使吸气中断产生呼气。来自肺部的迷走神经传入冲动也有抑制吸气的作用，当延髓失去来自呼吸调整中枢和迷走神经对吸气神经元的抑制作用后，吸气活动不能被及时中断，便出现长吸式呼吸。

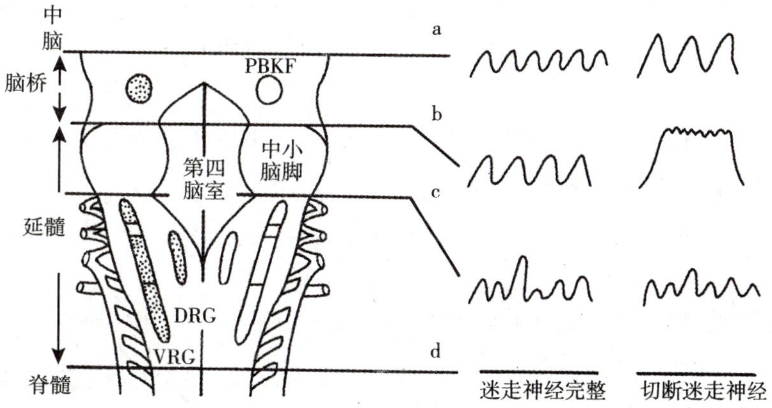

图5-4-1 脑干与呼吸有关的核团和在不同平面横切脑干后呼吸的变化

呼吸运动还受脑桥以上中枢的影响，如下丘脑边缘系统、大脑皮层等。大脑皮层可分别通过皮层脊髓束和皮层脑干束随意控制脊髓和低位脑干呼吸神经元的活动，以保证其他与呼吸相关的活动，如说话、唱歌、哭笑、咳嗽、吞咽和排便等活动的完成。

因此，呼吸运动受大脑皮层随意性和低位脑干自主性的双重调节。

（二）呼吸节律的形成

关于正常呼吸节律的形成机制目前尚未完全阐明，被多数学者认可的有两种学说，一种是起搏细胞学说，另一种是神经元网络学说。起搏细胞学说认为，节律性呼吸是由延髓内具有起搏样特性的神经元节律性兴奋引起的，前包钦格复合体可能就是呼吸驱动的起搏神经元所在部位；而神经元网络学说则认为呼吸节律的产生与中枢不同的呼吸神经元之间存在广泛而复杂的联系有关，这些联系包括兴奋性和抑制性突触联系，因此据此提出多种呼吸节律产生的模型。

其中最具影响力的是20世纪70年代提出的中枢吸气活动发生器和吸气切断机制模型。但到目前为止，还没有哪一种模型得到公认。

二、呼吸运动的反射性调节

虽然呼吸节律起源于脑，但呼吸中枢又通过接受各种感受器的传入冲动，实现对呼吸运动的调节，称为呼吸的反射性调节。主要包括化学感受性反射和机械感受性反射。

（一）化学感受性反射

化学感受性反射是指动脉血、组织液或脑脊液中的PO_2、PCO_2和H^+浓度的变化，通过兴奋人体内化学感觉器对呼吸运动引起的调节作用。通过呼吸运动变化维持PO_2、PCO_2和H^+浓度的正常水平，维持内环境的稳态。

1. 化学感受器 分为外周化学感受器和中枢化学感受器。

（1）外周化学感受器 是位于颈动脉体和主动脉体的外周化学感受器，其血液供应极为丰富，能及时感受血液中PO_2、PCO_2和H^+的浓度变化。当动脉血PCO_2和H^+浓度升高及PO_2下降时颈动脉体和主动脉体化学感受器受到刺激产生的冲动频率增加，冲动分别经窦神经和主动脉神经传入延髓孤束核，反射性引起呼吸运动加深加快和血液循环功能的改变，但颈动脉体主要参与呼吸调节，而主动脉体在循环调节方面比较重要。通过呼吸运动加快加强，使CO_2排出增多，PCO_2下降，H^+浓度下降；O_2摄入增多，PO_2升高，维持内环境的稳态。

（2）中枢化学感觉器 中枢化学感受器位于延髓腹外侧浅表部位，可分为头、中、尾三个区，是可感受脑脊液和局部细胞外液中H^+浓度变化的敏感的、左右对称的化学敏感区。中枢化学感受器所感受的H^+并非直接来自血液循环，因为血液循环中的H^+不易透过血－脑屏障。但血液中的CO_2易于通过血－脑屏障进入脑脊液，使化学感受器周围细胞外液中的H^+浓度升高，兴奋中枢化学感受器，进而兴奋延髓呼吸中枢。

2. PCO_2、PO_2和H^+浓度对呼吸运动的影响

（1）PCO_2对呼吸运动的影响 CO_2是维持正常呼吸运动的重要生理性化学因素。当动脉血液PCO_2降到很低水平时，会出现呼吸暂停。当吸入气中的CO_2含量增加1%~6%时，动脉血中的PCO_2升高，可通过刺激中枢化学感受器和外周化学感受器两条途径兴奋呼吸中枢，使呼吸运动加快、加强，其中中枢化学感受器在CO_2引起的通气反应中起主要作用。因为动脉血中PCO_2只需升高2mmHg就可刺激中枢化学感受器，出现通气增强反应；而刺激外周化学感受器，动脉血PCO_2需升高10mmHg。当吸入气中的CO_2含量增加超过7%时，可抑制中枢神经系统的活动，包括呼吸中枢，产生呼吸困难、头晕、头痛，甚至昏迷，称为CO_2麻醉。所以CO_2对呼吸起到经常性调节作用，一定范围内的PCO_2升高可加强呼吸运动，但超过一定限度则起到抑制作用。

（2）H^+浓度对呼吸运动的调节 动脉血液中H^+浓度升高，可导致呼吸运动加深、加快，肺通气量增加，使CO_2排出增多，从而降低血液中的H^+；相反，当H^+浓度降低时，呼吸运动受抑制，肺通气量降低，从而使CO_2排出减少，从而增加血液中的H^+。H^+对呼吸的调节也是通过刺激外周化学感受器和中枢化学感受器来实现的。中枢化学感受器对H^+的敏感性比外周化学感受器高25倍，但是H^+不易通过血－脑屏障，限制了它对中枢化学感受器的作用，因此血液中的H^+主要通过刺激外周化学感受器而起作用，而脑脊液中的H^+才是中枢化学感受器最有效的刺激物。

（3）O_2水平 吸入气中的PO_2降低以及肺通气或换气功能障碍时，动脉血PO_2相应下降，反射性地使呼吸运动加快、加强，肺泡通气量增加；反之，则肺泡通气量下降。通常在动脉PO_2下降至80mmHg以下时，肺通气量才出现明显增加。可见，动脉血PO_2的改变对正常呼吸运动的调节作用不大，仅在机体严重缺氧时才有重要意义。低O_2对呼吸运动的刺激完全是通过外周化学感受器来实现的。低O_2对中枢的直接作用是抑制，这种抑制效应随着缺O_2程度的加深而逐渐加强。轻度缺O_2时，来自外周化学感受器的兴奋效应能对抗缺O_2对呼吸中枢的抑制作用，反射性引起呼吸运动加快、加强。但是，在严重缺O_2时，来自外周化学感受器的兴奋效应不足以克服低O_2对呼吸中枢的直接抑制作用，将导致呼吸运动抑制，呼吸减弱，甚至停止。

在自然呼吸情况下，一种因素的改变往往会引起另一种，两种因素相继改变或几种因素同时改变。所以动脉血液中的PO_2、PCO_2和H^+改变对呼吸的影响，实际上在人体复杂的内环境中不可能是单一因素改变。三者是相互影响和相互作用的，既可相互总和而加强，也可相互抵消而减弱。

（二）肺牵张反射

由肺扩张或肺萎陷而促使吸气转为呼气或呼气转为吸气的反射性呼吸变化称为肺牵张反射（黑-伯反射）。包括肺扩张反射和肺萎陷反射。

1. 肺扩张反射 肺扩张时抑制吸气的反射称为肺扩张反射。吸气时，肺扩张，当肺内气体量达到一定容积时，牵拉支气管和细支气管引起管壁平滑肌内的感受器兴奋，冲动沿迷走神经传入延髓，通过延髓和脑桥呼吸中枢的作用，促使吸气转为呼气。肺扩张反射的生理意义在于加速吸气向呼气转换，防止吸气过深。肺扩张反射有种属差异，人的最弱，兔的最强。故临床实验中切断家兔的迷走神经，会出现家兔呼吸变深变慢。成年人，潮气量要超过1500mL时才能引起肺扩张反射，故人在平静呼吸时，肺扩张反射不参与呼吸调节。而在肺炎、肺栓塞等病理情况下，肺顺应性下降，肺扩张时气道扩张大，刺激强，可引起此反射，呈现浅而快的呼吸。

2. 肺萎陷反射 肺萎陷时增强吸气活动或促进呼气转换为吸气的反射称为肺萎陷反射。感受器同样位于气道平滑肌内，但其性质尚不清楚，在较强肺萎缩时才出现，对防止呼气过度和肺不张有一定意义，但在平静呼吸时意义不大。

（三）防御性反射

主要包括咳嗽反射和喷嚏反射。

1. 咳嗽反射 是最常见也很重要的防御反应。当位于喉、气管和支气管黏膜的感受器受到机械性或化学性刺激时，感受器兴奋，通过迷走神经传到延髓。咳嗽是人体清除呼吸道内分泌物或异物的保护性呼吸反射动作。虽然有其有利的一面，但剧烈长期咳嗽可导致呼吸道出血。

2. 喷嚏反射 喷嚏反射类似于咳嗽反射，区别点在于感受器位于鼻黏膜，传入神经是三叉神经，通过反射以清除鼻腔内的刺激物。

实训实练四　呼吸运动的调节

【实训目的】

本实验的目的是观察某些因素对呼吸运动的影响。

【实训原理】

呼吸运动能够有节律地进行，并能适应机体代谢的需要，是由于体内存在着完善的调节机制。体内外各种刺激可直接或间接地通过体内调节系统的作用而影响呼吸运动。

【实训用品】

家兔、BL-420F系统，压力换能器、张力换能器、保护电极、哺乳类动物手术器械、兔手术台、气管插管、注射器、50~100cm长的橡皮管、纱布、线、球囊、生理盐水、20%氨基甲酸乙酯、3%乳酸、CO_2气体、钠石灰瓶或N_2。

【实训步骤】

1. 麻醉与固定　用20%氨基甲酸乙酯按每kg体重5mL的剂量由耳缘静脉注入，待动物麻醉后仰卧固定于手术台上。

2. 颈部手术　先剪去颈部的兔毛，沿颈部正中切开皮肤，分离气管，在气管上做一倒“T”形切口，插入气管插管并固定。分离出双侧迷走神经穿线备用。

3. 呼吸曲线的描记　可用压力换能器法或张力换能器法。

（1）压力换能器法　气管插管一侧管接压力换能器，一侧管开放，供呼吸和改变刺激因素用，压力换能器输入端接BL-420F系统的1通道插座。如果描记的呼吸曲线幅度较小，可在气管插管的开放侧管接一稍细胶管或玻璃管。

（2）张力换能器法　在剑突下沿腹白线做一个3cm左右的切口，暴露剑突，小心将剑突表面组织剥离，暴露出剑突软骨和剑突骨柄，将剑突背部的膈肌条与剑突分离少许，剪断剑突柄（注意勿造成气胸），使剑突完全游离并随膈肌收缩舒张而运动。用连在张力换能器上的铁钩钩住剑突，张力换能器的输入端接BL-420F系统的1通道插座。

4. 软件操作　启动BL-420F系统，依次选定“实验项目”“呼吸实验”“呼吸运动调节”，调整增益、显速选择（扫描速度），使波形适中，开始记录。

5. 观察项目

（1）描记正常呼吸曲线。

（2）增加吸入气二氧化碳浓度　启动BL-420F系统，点击特殊标记选择区下拉菜单按钮，选中“二氧化碳”，将光标移至1通道右侧，在将装有CO_2的球囊管口对准套在气管侧管的同时单击鼠标左键即可完成标记。如果特殊标记选择区中没有相应的实验标记，可通过编辑菜单中的“特殊实验标记编辑”命令，编辑所需的实验标记。标记的显示方向可通过“编辑”菜单中的“特殊标记显示方式”确定为横向或纵向。当呼吸变化明显时，去掉球囊。

（3）缺氧　将气管插管的一侧管通过钠石灰瓶，与装有一定空气的球胆相连（采用张力换能器法者需夹闭气管插管的另一侧管），使兔呼吸球胆中的空气。这时，动物呼出的CO_2，可被钠石灰吸收，随着呼吸的进行，球胆中的O_2明显减少。观察呼吸运动的变化。也可将气管插管的一侧与盛有N_2的球胆相连（采用张力换能器法者需夹闭气管插管的另一侧管），让动物呼吸球胆中的N_2，以达到缺O_2的目的观察呼吸运动变化。标注“缺氧”，标记方法同（2）。

（4）增大无效腔　把长橡皮管连接在气管插管的一侧管上（采用张力换能器法者需夹闭气管插管的另一侧）。观察呼吸运动的变化。标注“增大无效腔”，标记方法同（2）。

（5）注射乳酸　由耳缘静脉注入3%乳酸溶液2mL，观察呼吸运动的变化。标注“乳酸”标记方法同（2）。

（6）迷走神经在呼吸运动中的作用　描记一段正常呼吸运动曲线。先切断一侧迷走神经（标注“切断单侧迷走神经”），观察呼吸运动的变化。再切断另一侧迷走神经（标注“切断双侧迷走神经”），观察呼吸运动的变化。用中等强度的电刺激间断刺激一侧迷走神经的中枢端（标注“刺激迷走神经中枢端”)，再观察呼吸运动的变化。

6. 图形剪辑打印 实验完毕，单击“暂停”按钮，进行当前通道的图形剪辑，把有意义的波形剪辑下来，然后排版打印。

【注意事项】

1. 分离膈肌条不能太靠上，以免造成气胸，剪断剑突骨柄时切勿伤及膈肌条。
2. 注射乳酸时不要刺穿静脉，以免乳酸外漏，引起动物躁动。

目标检测

答案解析

一、单项选择题

1. 呼吸是指（ ）

A. 肺泡与血液之间进行气体交换的过程
B. 气体进出肺的过程
C. 机体与外界环境之间进行气体交换的过程
D. 气体进出血液的过程
E. 组织细胞与内环境进行气体交换的过程

2. 呼吸的意义主要是为机体（ ）

A. 摄取O_2排出CO_2
B. 摄取CO_2排出O_2
C. 摄取O_2排出N_2
D. 摄取N_2排出CO_2
E. 摄取CO_2排出O_2

3. 肺通气的直接动力是（ ）

A. 肺内压与胸内压之差
B. 肺内压与大气压之差
C. 肺内压与气道阻力之差
D. 胸内压与大气压之差
E. 胸内压与肺内压之差

4. 肺通气的原动力是（ ）

A. 肺内压与大气压之差
B. 肺的扩张和回缩
C. 肺内压与胸内压之差
D. 呼吸肌的收缩和舒张
E. 胸内压的周期性变化

5. 平静呼吸的特点是（ ）

A. 吸气是主动的，呼气是被动的
B. 吸气是被动的，呼气是主动的
C. 吸气与呼气都是主动的
D. 吸气与呼气都是被动的
E. 吸气有时是主动的，有时是被动的

6. 肺内压等于大气压的时期是（ ）

A. 呼吸全过程
B. 呼气末和吸气初
C. 吸气末和呼气初
D. 呼气初和吸气初
E. 呼气末和吸气末

7. 平静呼吸时，肺内压低于大气压的时相是（ ）

A. 呼气初
B. 呼气末
C. 吸气初
D. 吸气末
E. 呼吸全程

8. 胸膜腔负压形成的主要原因是（ ）

A. 肺的回缩力
B. 肺弹性阻力
C. 大气压力
D. 胸膜腔的密闭性
E. 胸廓的扩张

9. 胸壁穿刺伤使胸膜腔与大气相通，将造成（ ）

A. 胸膜腔压力高于大气压
B. 胸膜腔压力等于大气压
C. 胸膜腔压力低于大气压
D. 肺明显扩张
E. 肺泡表面活性物质增多

10．肺泡表面活性物质的作用主要是（　）
A．降低肺泡表面张力，减小肺的顺应性
B．增加肺泡表面张力，增加肺的顺应性
C．降低肺的表面张力，不影响肺的顺应性
D．增加肺泡表面张力，减小肺的顺应性
E．降低肺泡表面张力，增加肺的顺应性

11．影响气道阻力的主要因素是（　）
A．气道的口径　B．气流的形式　C．气流的速度　D．气道的长度　E．气体的密度

12．下列哪项能使呼吸道口径增大（　）
A．跨壁压减小　B．副交感神经兴奋　C．呼气时
D．交感神经兴奋　E．吸入气中CO_2含量增加

13．正常成人在平静呼吸时，每次呼出或吸进的气量为（　）
A．300~350mL　B．400~600mL　C．600~700mL　D．500~800mL　E．800~1000mL

14．平静呼气末肺内的气体量是（　）
A．潮气量　B．功能残气量　C．肺活量　D．肺通气量　E．肺泡通气量

15．肺活量等于（　）
A．补吸气量+潮气量　B．潮气量+补呼气量　C．补吸气量+补呼气量
D．深吸气量+补呼气量　E．补呼气量+余气量

16．某人潮气量为500mL，呼吸频率为14次/分，其肺泡通气量约为（　）
A．3000mL/min　B．4000mL/min　C．5000mL/min　D．6000mL/min　E．7000mL/min

17．下列哪项是评价肺一次通气功能最好的指标（　）
A．肺活量　B．用力肺活量　C．每次肺通气量
D．每分肺通气量　E．每分肺泡通气量

18．对肺泡气体分压具有缓冲作用的肺容量是（　）
A．潮气量　B．补吸气量　C．补呼气量　D．残气量　E．功能残气量

19．安静时，正常成人的V_A/Q的正常值是（　）
A．0.64　B．0.064　C．0.48　D．0.84　E．0.084

20．有关O_2运输的叙述，错误的是（　）
A．运输形式有物理溶解和化学结合两种形式
B．O_2的结合形式是氧合血红蛋白
C．血液中化学结合O_2量远大于物理溶解量
D．O_2与Hb的结合反应快，不需要酶的催化，且是可逆的
E．吸入高压氧主要是增加化学结合的O_2量

21．Hb氧饱和度的高低主要决定于（　）
A．Hb的浓度　B．氧分压　C．血浆pH
D．CO_2分压　E．2,3-DPG含量

22．氧解离曲线通常表示（　）
A．Hb氧容量与PO_2关系的曲线
B．Hb氧含量与PO_2关系的曲线
C．Hb氧饱和度与PO_2关系的曲线
D．O_2在血液中溶解的量与PO_2关系的曲线
E．血中CO_2含量与PO_2关系的曲线

23．CO_2在血液中的运输形式主要是（　）
A．以溶解的方式在血浆中运输

B．以氨基甲酸血红蛋白的形式在红细胞内运输
C．以碳酸氢盐的形式在红细胞内运输
D．以碳酸氢盐的形式在血浆中运输
E．以碳酸的形式在血浆中运输

24．呼吸的基本中枢位于（　）
A．脊髓　B．延髓　C．脑桥　D．中脑　E．大脑

25．关于血液中CO_2对呼吸影响的叙述，错误的是（　）
A．CO_2是调节呼吸的重要体液因素
B．血液中CO_2升高可使外周化学感受器兴奋
C．CO_2可直接兴奋中枢化学感受器
D．血液中CO_2浓度过低可出现呼吸暂停
E．血液中CO_2浓度过高可出现呼吸麻痹

26．正常情况下维持呼吸中枢兴奋性的有效刺激是（　）
A．血液中一定程度的缺氧
B．血液中一定浓度的CO_2
C．血液中一定浓度的碱性物质
D．肺牵张感受器传入冲动
E．呼吸肌本体感受器的传入冲动

27．中枢化学感受器最敏感的刺激物是（　）
A．血液中的CO_2　B．血液中的H^+　C．脑脊液中的H^+
D．脑脊液中的CO_2　E．脑脊液中的PO_2降低

28．CO_2对呼吸运动的调节作用主要是通过刺激（　）
A．颈动脉体化学感受器　B．主动脉体化学感受器　C．肺牵张感受器
D．延髓中枢化学感受器　E．脑桥中枢化学感受器

29．关于肺牵张反射的叙述，错误的是（　）
A．感受器接受肺扩张的刺激
B．感受器存在于支气管和细气管壁的平滑肌内
C．传入纤维在迷走神经干中
D．可及时终止吸气，有利于吸气向呼气转化
E．参与成人正常节律性呼吸的形成和调控

30．切断兔颈部双侧迷走神经后，呼吸（　）
A．变深变快　B．变浅变快　C．变浅变慢
D．变深变慢　E．呼吸时相缩短

二、简答题

1．什么是肺换气？影响肺换气的因素有哪些？
2．试述PCO_2增高、PO_2下降、H^+增加对呼吸运动的影响。

（吕　昆）

书网融合……

知识回顾　微课　习题

第六章 消化与吸收

PPT

学习目标

知识要求：

1. 掌握消化、吸收、胃排空、胃肠激素的概念；胃液、胰液、胆汁的成分及其作用；胃、小肠的运动形式；主要营养物质的吸收部位。

2. 熟悉唾液、小肠液、大肠液的成分及其作用。

3. 了解主要营养物质的吸收方式。

技能要求：

1. 学会应用所学知识揭示临床上的常见消化系统疾病的发病机制和预防措施。

2. 结合消化系统常见病培养医学职业素养，培养良好饮食习惯，增强健康意识。

岗位情景模拟 5

患者，男，32岁，周期性上腹疼痛6年。腹痛位于上腹部偏左，多为钝痛，一般较轻，能忍受，呈反复发作，伴有反酸、嗳气等症状。多在春或秋季发作，精神紧张或服用阿司匹林等药物也可诱发。疼痛多在餐后半小时出现，持续1~2小时后逐渐消失，直至下次进餐后重复上述规律。每次发作短则数天，长则数月，经治疗后好转或自行缓解。发作期与缓解期交替出现。

胃镜检查示胃小弯有一处黏膜溃疡，基底部有白色或灰白色厚苔，边缘整齐，周围黏膜充血、水肿，易出血。病理检查证实为良性溃疡。幽门螺杆菌检测阳性；粪便隐血阳性。

诊断：胃溃疡。

问题与思考

1. 胃液的主要成分是什么？这些成分对食物的消化有何作用？
2. 胃液中的黏液有何特点？其生理作用是什么？
3. 胃酸分泌过多对机体有何危害？
4. 胃黏膜如何保护自身免受胃酸和胃蛋白酶的侵蚀？

答案解析

在新陈代谢过程中，人体需要从外环境中摄取氧气和必要的营养物质，如水、无机盐、维生素、糖、蛋白质和脂肪等。其中，水、无机盐和大多数维生素等小分子的营养物质可以直接被人体吸收。而糖、蛋白质和脂肪等结构复杂的大分子物质，需要分解为小分子物质才能被吸收。

第一节 概 述

一、消化与吸收的概念

消化（digestion）是指食物在消化管内被分解成小分子物质的过程，分为机械性消化和化学性消化。机械性消化（mechanical digestion）是通过口腔和消化管平滑肌的蠕动，将食物研碎，使其与消化液充分混合，并不断向消化管远端推进的过程。化学性消化（chemical digestion）是通过消化液中的消化酶的化学作用，将食物中大分子物质分解成小分子物质的过程。这两种消化方式同时进行，相互配合，完成对食物的消化作用。食物经过消化后，小分子营养物质透过消化管的黏膜上皮细胞进入血液或淋巴液的过程，称为吸收（absorption）。

消化和吸收是消化系统的主要功能。此外，消化器官还具有重要的内分泌功能以及免疫功能。

二、消化道平滑肌的生理特性

除口、咽、食道上段和肛门外括约肌属骨骼肌外，消化道的其余部分都由平滑肌组成。

（一）消化道平滑肌的一般特性

消化道平滑肌具有肌肉组织的共同特性，如兴奋性、传导性和收缩性等，同时又有自身的特性。

1. 兴奋性　消化道平滑肌兴奋性比骨骼肌低，收缩速度慢，表现为潜伏期、收缩期、舒张期均长，消化道平滑肌舒缩一次的过程需要20秒。

2. 自律性　离体的消化道平滑肌，在无外来刺激的情况下能自动产生节律性收缩，称为自律性，但收缩缓慢，节律不规则。

3. 紧张性　消化道平滑肌经常保持微弱的持续的收缩状态，称为紧张性。紧张性使消化道保持一定的形状和位置，同时使消化道管腔内保持一定的基础压力。消化道平滑肌的各种活动在此种紧张性的基础上进行。

4. 伸展性　消化道平滑肌具有很大的伸展性，胃的伸展性最明显，可以容纳几倍于自己原初体积的食物，且压力不发生明显变化。

5. 对某些理化刺激敏感　对电刺激不敏感，但对于温度、化学和机械牵张等刺激特别敏感。电刺激并不引起消化道平滑肌收缩，但温度升高，微量的乙酰胆碱和牵拉引起消化道平滑肌收缩。

（二）消化道平滑肌的电生理特性

消化道平滑肌与其他可兴奋细胞一样，具有生物电活动。消化道平滑肌的电变化大致可分为三种，即静息电位、慢波电位和动作电位。

1. 静息电位　消化道平滑肌的静息电位约为-60mv，电位较低，不稳定，波动较大。主要是K^+的平衡电位形成，但Na^+、Cl^-、Ca^{2+}以及生电钠泵活动也参与了静息电位的产生。

2. 慢波电位　是指在静息电位基础上产生的一种自发的、缓慢的去极化和复极化电位波动，慢波电位也叫基本电节律。慢波电位与细胞膜上钠泵活动周期性下降有关。慢波电位本身不引起平滑肌细胞的收缩，是平滑肌收缩节律的控制波（图6-1-1）。

3. 动作电位　是指当慢波电位去极化达到阈电位时可触发平滑肌细胞的动作电位，并引起肌肉收缩（图6-1-1）。锋电位的产生机制主要是Ca^{2+}内流引起。每个慢波上出现的锋电位的数目，可作为收缩力大小的指标。

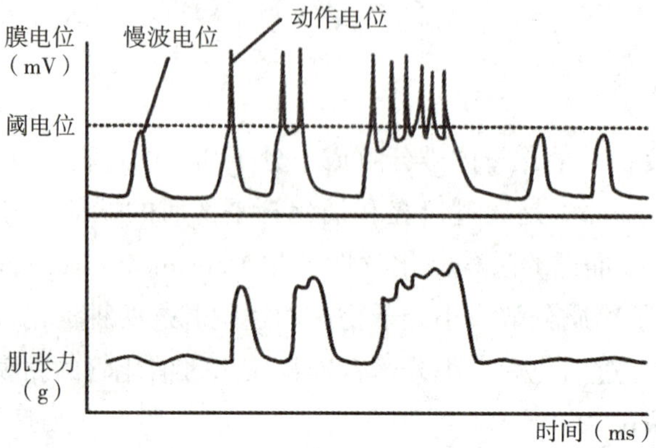

图6-1-1　消化道平滑肌的电活动与收缩之间的关系

综上所述，平滑肌细胞在慢波电位的基础上产生动作电位而引发肌肉收缩。慢波电位是平滑肌收缩的起步电位，控制收缩的节律，决定肌肉收缩的频率、传播速度和方向；动作电位引发肌肉收缩，且锋电位的数目越多，肌肉的收缩力越强。

第二节　口腔内消化

消化从口腔开始，食物在口腔内停留15~20秒，在口腔内被咀嚼、磨碎，并和唾液混合，而后被吞咽。唾液中含有唾液淀粉酶，使食物中的淀粉在口腔内发生初步的化学变化。

一、咀嚼和吞咽

（一）咀嚼

咀嚼是口腔各咀嚼肌有顺序地收缩所组成的复杂的反射性动作。口腔内消化过程除完成口腔内食物的机械性和化学性加工，还能反射性地引起胃、胰、肝、胆囊等的活动，有利于后续的消化过程。

（二）吞咽

吞咽是一种复杂的反射性动作，它的作用是使食团从口腔进入胃，根据食团在吞咽时所经过的部位，可将吞咽动作分为下列三期。

第一期：口腔期，由口腔到咽。这是在来自大脑皮层的冲动的影响下随意开始的。开始时舌尖上举触及硬腭，然后主要通过下颌舌骨肌的收缩，把食团推向软腭后方而至咽部。舌的运动对于这一期的吞咽动作非常重要。

第二期：咽期，由咽到食管上端。这是通过一系列急速的反射动作实现的。由于食团刺激了软腭部的感受器，引起一系列肌肉的反射性收缩，结果使软腭上升，咽后壁向前突出，封闭鼻咽通路；声带内收，喉头升高并向前紧贴会厌，封闭了咽与气管的通路，呼吸暂时停止；由于喉头前移，食管上口张开，食团被从咽被挤入食管。这一期进行得极快，通常约需0.1秒。

第三期：食管期，沿食管下行至胃。这是由食管肌肉的顺序收缩而实现的。消化管肌肉顺序收缩并向前推进的波形运动称蠕动（图6-2-1）。在食团的下端为一舒张波，上端为一收缩波，两波共同向前运动，食团就很自然地被推送前进。

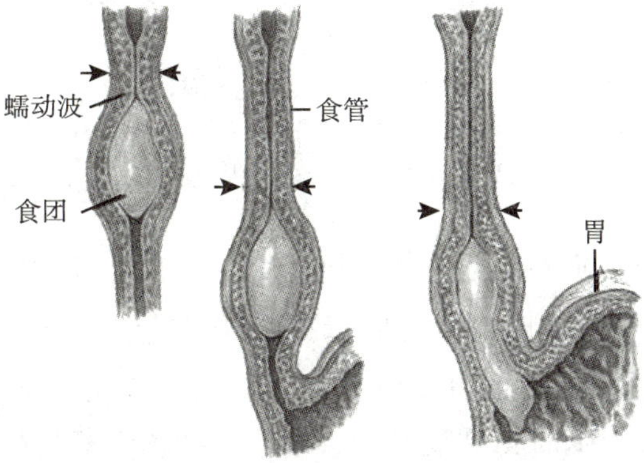

图6-2-1　食管蠕动示意图

吞咽过程所需的时间很短，从吞咽开始至食物到达贲门所需的时间，与食物的性状及人体的体位有关。液体食物需3~4秒，糊状食物约需5秒，固体食物较慢，需6~8秒，一般不超过15秒。临床上脑出血昏迷患者，吞咽功能障碍，进食时食物容易误入气管。

正常情况下，胃内容物不会逆流入食管，在食管和胃之间，虽然在解剖上并不存在括约肌，但在食管与胃贲门连接处以上，有一段长4~6cm的高压区，其内压力比胃高出5~10mmHg（0.67~1.33kPa），起到了类似生理性括约肌的作用，是正常情况下阻止胃内容物逆流入食管的屏障。

二、唾液及其作用

人体有三对主要的唾液腺，即腮腺、颌下腺和舌下腺，还有众多散在的小唾液腺。唾液是由这些腺体分泌的混合液。

（一）唾液的性质和成分

唾液的pH近于中性（pH 6.6~7.1），无色无味，为低渗液体。唾液中水分约占99%。唾液中的无机物有钠、钾、钙、硫氰酸盐、氯、氨等，唾液中的有机物主要为黏蛋白，还有球蛋白、氨基酸、尿素、尿酸、唾液淀粉酶和溶菌酶等。

（二）唾液的作用

1. 湿润与溶解食物　有利于引起味觉并易于吞咽。

2. 清洁和保护口腔　唾液可清除口腔中的残余食物，减少细菌繁殖。

3. 杀菌作用　唾液中的溶菌酶有杀菌作用。

4. 消化作用　唾液淀粉酶可使淀粉分解为麦芽糖。唾液淀粉酶发挥作用的最适pH是在中性范围内。食物进入胃后，唾液淀粉酶还可继续作用一段时间，直至胃内容物的pH变为4.5时反应停止。

5. 排泄作用　进入人体的重金属铅、汞等可部分随唾液排出。例如，铅中毒患者在牙龈上常出现蓝色线，汞中毒患者出现棕色线。有些病毒如狂犬病毒也可从唾液排出。

第三节　胃内消化

胃是消化道中最膨大的部分，具有暂时贮存食物和消化食物的功能。成人的容量一般为1~2L。食物入胃后，受到胃壁肌肉运动的机械性消化和胃液的化学性消化形成食糜，逐步少量的排入十二指肠。

一、胃的运动

（一）胃的运动形式

1. 紧张性收缩　这是消化道平滑肌共有的运动形式。紧张性收缩使胃腔内具有一定的压力，有助于胃液渗入食物内部，促进化学性消化，并协助推动食糜移向十二指肠，同时还可使胃保持一定的形状和位置，不致出现胃下垂，维持胃的位置和形态。

2. 容受性舒张　当咀嚼和吞咽时，食物对咽、食管等处感受器的刺激可反射性地引起胃头区平滑肌紧张性降低，使胃腔容量由空腹时的约50mL增加到进食后的1.5L。胃壁肌肉的这种活动称为容受性舒张，其生理意义在于适应大量食物的暂时储存，同时保持胃内压基本不变，从而防止食糜过早排入小肠，有利于食物在胃内充分消化。

3. 蠕动　食物入胃后约5分钟，胃即开始蠕动。蠕动波起自胃体中部，逐步向幽门方向推进。胃的蠕动波频率约为3次/分，每个蠕动波约需1分钟到达幽门，进食后，胃的蠕动通常是一波未平，一波又起。蠕动波初起时较小，在向幽门传播过程中，波的幅度和速度逐渐增加，当接近幽门时明显增强，可将一部分食糜（1~2mL）排入十二指肠。当收缩波超越胃内容物到达胃窦终末时，由于胃窦终末部的有力收缩，可将一部分食糜反向推回到近侧胃窦或胃体。食糜的这种后退有利于块状食物在胃内进一步被磨碎。

（二）胃的排空及其控制

1. 胃的排空　食糜由胃排入十二指肠的过程称为胃排空。其动力为胃与十二指肠之间的压力差，一般在食物入胃后5分钟即有部分食糜被排入十二指肠。食糜的理化性状和化学组成不同，胃排空的速度也不同。一般来说，稀的、流体食物比稠的、固体食物排空快；颗粒小的食物比大块的食物排空快；等渗溶液比非等渗溶液快。在三种主要食物中，糖类排空最快，蛋白质次之，脂肪类排空最慢。混合食物由胃完全排空通常需4~6小时。

2. 胃排空的控制　胃的排空受到胃和十二指肠两方面因素的影响。一般而言，胃内的因素促进胃排空，十二指肠的因素则抑制胃排空。

进食引起的胃扩张及胃分泌的胃泌素，引起胃运动的加强，促进胃排空。一部分食糜进入小肠后，各种食物的分解产物，特别是酸、脂肪通过肠胃反射或小肠分泌的激素抑制胃的排空，当小肠内食糜被消化吸收、酸被中和，它们对胃的抑制影响渐渐消失，胃运动便又逐渐增强，再次促进胃排空。

知识拓展

胃癌是全球第三大癌症死亡原因之一，许多生活方式因素与胃癌或其前体疾病的风险相关，如吸烟与胃癌发生率和死亡率的风险增加有关。研究表明，在主要饮食因素中，增加新鲜蔬菜、新鲜水果、维生素C的摄入可降低胃癌的长期风险，提示生活方式干预对胃癌有潜在的一级预防作用。

二、胃液及其作用

胃黏膜是一个含有三种管状外分泌腺（胃腺）和多种内分泌细胞的复杂的分泌器官。胃腺主要有贲门腺、泌酸腺（位于胃底和胃体）及幽门腺三种。胃液是由这三种腺体和胃黏膜上皮细胞的分泌物构成的。

（一）胃液的性质、成分及其作用

纯净的胃液是无色液体，pH为0.9~1.5。正常成人每日分泌量为1.5~2.5L。胃液的成分除水分外，主要有盐酸、胃蛋白酶原、黏液和HCO_3^-，以及内因子。

1. 盐酸（胃酸） 盐酸是由泌酸腺中的壁细胞分泌的。正常成人空腹时盐酸的排出量（基础胃酸排出量）为每小时0~5mmol。在食物或某些药物刺激下，盐酸排出量可明显增加。正常成人的盐酸最大排出量每小时可达20~25mmol。

盐酸主要有五方面的生理作用：①盐酸能激活胃蛋白酶原，使之转变为有活性的胃蛋白酶，并为胃蛋白酶发挥作用提供必要的酸性环境。②盐酸使蛋白质变性，易于被消化。③盐酸可杀死随食物进入胃内的细菌。④盐酸所造成的酸性环境，有助于小肠对铁、钙等物质的吸收。⑤盐酸进入小肠后，可促进胰液、胆汁和小肠的分泌。

2. 胃蛋白酶原 胃蛋白酶原主要是由泌酸腺的主细胞分泌的。无活性的胃蛋白酶原贮存在主细胞中的细胞顶部的分泌颗粒中，当受到进餐等刺激时，通过胞吐作用释放入腺腔。

无活性的胃蛋白酶原在酸性条件下，转变为有活性的胃蛋白酶。已激活的胃蛋白酶对胃蛋白酶原也有激活作用（即自我激活），胃蛋白酶作用的最适pH为2.0~3.5，当pH>5时便失活。胃蛋白酶可分解蛋白质生成䏡和胨，以及少量的多肽或氨基酸。

3. 黏液和HCO_3^- 胃的黏液是由上皮细胞、胃底腺的颈黏液细胞、贲门腺和幽门腺共同分泌的，其主要成分为糖蛋白。它在正常人胃黏膜表面形成一个厚约500μm的凝胶层，具有较高的黏滞性和凝胶的特性。

胃内HCO_3^-主要是由胃黏膜的非泌酸细胞分泌的，仅有少量的HCO_3^-是从组织间液渗入胃内的。

单独的黏液和HCO_3^-的分泌都不能有效地保护胃黏膜不受胃腔内盐酸和胃蛋白酶的损伤，但两者联合作用则可形成“黏液-HCO_3^-屏障”（图6-3-1），可有效地保护胃黏膜。当胃腔内的H^+通过黏膜表面的黏液层向上皮细胞扩散时，其移动速度将明显减慢，并与从黏液层下面向表面扩散的HCO_3^-相遇，发生中和，形成一个跨黏液层的pH梯度。黏液层靠近胃腔侧的pH一般为2.0左右，而靠近上皮细胞侧的pH则为7.0左右。黏液-HCO_3^-屏障保护胃黏膜免受H^+直接侵蚀，同时黏液深层的中性pH环境还能使黏膜表面的胃蛋白酶原不易激活，避免对胃黏膜的消化作用。

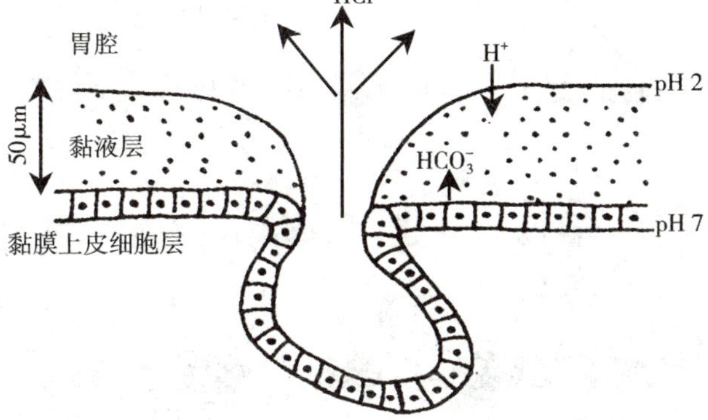

图6-3-1　黏液-碳酸氢盐屏障

课堂互动 6-1

胃黏膜有哪些自身保护机制来避免损伤？
全班分成八个组，进行小组讨论，最后以说得最全面的小组获胜。

答案解析

4. 内因子 壁细胞还分泌一种分子量约55000的糖蛋白，称为内因子（intrinsic factor），内因子是壁细胞分泌的一种糖蛋白。内因子可与随食物进入胃内的维生素B_{12}结合而促进维生素B_{12}在回肠的主动吸收。内因子有两个活性部位，一个部位与进入胃内的维生素B_{12}结合，形成内因子-维生素B_{12}复合物，保护维生素B_{12}不被小肠内水解酶破坏；另一部位与远侧回肠黏膜上的受体结合，促进维生素B_{12}的吸收。当缺乏内因子时，可造成维生素B_{12}缺乏症，影响红细胞生成，出现巨幼红细胞性贫血。

第四节 小肠内消化

一、小肠的运动

小肠肠壁的外层是较薄的纵行肌，内层是较厚的环行肌。小肠的运动是靠其肠壁内外两层平滑肌的舒缩活动完成的。空腹时，小肠运动很弱，进食后逐渐增强。小肠的运动形式包括紧张性收缩、分节运动和蠕动三种。

1. 紧张性收缩 小肠平滑肌具有一定的紧张性，其他运动形式是在小肠平滑肌紧张性基础上进行的。当小肠紧张性降低时，肠腔易于扩张，肠内容物的混合和转运减慢；相反，当小肠紧张性升高时，食糜在小肠内的混合和运转过程就加快。

2. 分节运动 这是一种以环行肌为主的节律性收缩和舒张运动。在食糜所在的一段肠管上，环行肌在许多点同时收缩，把食糜分割成许多节段；随后，原来收缩处舒张，而原来舒张处收缩，使原来的节段分为两半，而相邻的两半又形成一个新的节段；如此反复进行，食糜得以不断地分开，又不断地混合（图6-4-1）。分节运动的主要作用是使食糜与消化液充分混合，便于进行化学性消化，其还使食糜与肠壁紧密接触，为吸收创造了良好的条件。分节运动还能挤压肠壁，有助于血液和淋巴的回流。但分节运动对食物推动作用较小。

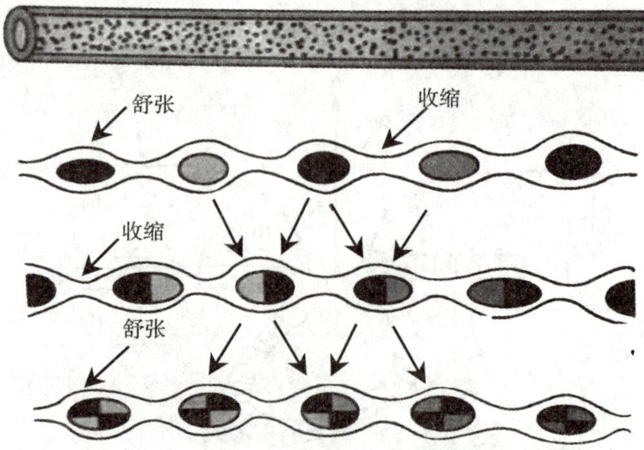

图6-4-1 小肠的分节运动示意图

分节运动在空腹时几乎不存在，进食后才逐渐变强。小肠各段分节运动的频率不同，小肠上部频率较高，下部较低。正常成人，十二指肠分节运动的频率约为每分钟11次，回肠末端为每分钟8次。这种活动梯度对于食糜从小肠的上部向下推进具有一定生理意义。

3. **蠕动** 小肠的蠕动可发生在小肠的任何部位，其速度为0.5~2.0cm/s，近端小肠的蠕动速度大于远端。小肠蠕动波很弱，通常只进行一段短距离（约数厘米）后即消失。蠕动的意义在于使经过分节运动作用的食糜向前推进一步，到达一个新肠段再开始分节运动。肠蠕动时，由于肠腔内食物被推动，可产生声音，称为肠鸣音，在临床上用作判断肠运动功能的指标。肠蠕动亢进时，肠鸣音增强，肠麻痹时，肠鸣音减弱或消失。

二、胰液及其作用

胰液由胰腺的外分泌部分泌，是无色无嗅的碱性液体，pH为7.8~8.4，渗透压约与血浆相等。正常成人每日分泌的胰液量为1~2L，含有无机物（水、碳酸氢盐和电解质）和有机物（各种消化酶）。

1. **碳酸氢盐** 由胰腺的导管细胞分泌。由于导管细胞内含有较高浓度的碳酸酐酶，可催化二氧化碳和水产生碳酸，后者经过解离而产生HCO_3^-。胰液中碳酸氢盐含量很高，正常成人胰液中HCO_3^-的最高浓度为140mmol/L，其浓度随分泌速度的增加而增加。HCO_3^-的主要作用是中和进入十二指肠的胃酸，使肠黏膜免受强酸的侵蚀；同时也提供了小肠内多种消化酶活动最适宜的碱性环境。

2. **胰淀粉酶** 胰淀粉酶是一种α-淀粉酶，它对生的或熟的淀粉的水解效率都很高，消化产物为糊精、麦芽糖及麦芽寡糖，但是不能水解纤维素。胰淀粉酶作用的最适宜pH为6.7~7.0。

3. **胰脂肪酶** 胰脂肪酶对脂肪的分解需要胰腺分泌的另一种酶，即辅脂酶（colipase）的存在，后者对胆盐微胶粒具有较高的亲和力，这一特性使胰脂肪酶、辅脂酶和胆盐形成复合物，有助于胰脂肪酶锚定于脂滴表面发挥其分解脂肪的作用。

4. **胰蛋白酶原和糜蛋白酶原** 以不具有活性的酶原形式存在于胰液中。肠液中的肠致活酶可以激活胰蛋白酶原，使之变为具有活性的胰蛋白酶。此外，酸、胰蛋白酶本身，以及组织液也能使胰蛋白酶原活化。糜蛋白酶原是在胰蛋白酶作用下转化为有活性的糜蛋白酶。胰蛋白酶和糜蛋白酶的作用极相似，能分解蛋白质成大分子多肽，如两者同时作用于蛋白质时，则将蛋白质消化为小分子的多肽和氨基酸。

正常情况下，胰液中的蛋白水解酶并不消化胰腺本身，这是因为它们是以无活性的酶原形式分泌的。同时，腺泡细胞还能分泌少量胰蛋白酶抑制物，后者能与胰蛋白酶和糜蛋白酶结合而形成无活性的化合物，从而防止胰腺自身被消化。但胰蛋白酶抑制物在胰液中的含量较少，作用有限，当胰腺导管梗阻、痉挛或饮食不当引起胰液分泌急剧增加时，可因胰管内压力升高导致胰小管和胰腺腺泡破裂，胰蛋白酶原渗入胰腺间质而被组织液激活，出现胰腺组织的自身消化，从而发生急性胰腺炎。

5. **胆固醇酯酶和磷脂酶** 胰液中还含有一定量的胆固醇酯酶和磷脂酶，分别水解胆固醇酯和卵磷脂。

6. **其他酶** 胰液中还含有羧基肽酶、核糖核酸酶、脱氧核糖核酸酶等水解酶。羧基肽酶可作用于多肽末端的肽键，释放出具有自由羧基的氨基酸，后两种酶则可使核糖核酸、脱氧核糖核酸水解为单核苷酸。

胰液中含有水解三大营养物质的消化酶，是所有消化液中消化力最强的消化液。如果胰腺分泌障碍，将造成食物消化不良，尤其是蛋白质和脂肪的消化和吸收障碍，大量的蛋白质和脂肪随粪便排出，产生胰源性腹泻。

知识拓展

胰腺癌（pancreatic cancer，PC）是一种高致死率的癌症，目前早期发现和有效治疗的机会有限。可以用健康生活方式指数（HLI）研究生活方式与罹患胰腺癌风险之间的关系。HLI 综合了吸烟、饮酒、饮食和体育活动等方面进行评分，HLI值越高表示生活方式越健康。研究发现减少吸烟、坚持健康的生活方式与PC风险呈负相关。

三、胆汁及其作用

胆汁（bile）是由肝细胞不断生成的，生成后由肝管流出，经胆总管进入十二指肠，或由肝管转入胆囊管而存贮于胆囊，当消化时再由胆囊排出进入十二指肠。

（一）胆汁的性质和成分

成年人每日分泌胆汁为800~1000mL。胆汁的生成量和蛋白质的摄入量有密切关系，高蛋白食物促进胆汁的生成。

胆汁是一种具有苦味的有色液汁。肝胆汁（由肝直接分泌的胆汁）呈金黄色或橘棕色，而胆囊胆汁（在胆囊中贮存过的胆汁）则因浓缩而颜色变深，呈墨绿色。肝胆汁呈弱碱性（pH 7.4），胆囊胆汁则因碳酸氢盐在胆囊中被吸收而呈弱酸性（pH 6.8）。胆汁的成分很复杂，除水分和无机盐外，其有机成分有胆盐、胆色素、胆固醇和卵磷脂等。

胆汁中没有消化酶。胆汁酸与甘氨酸或牛磺酸结合形成的钠盐或钾盐即胆盐。胆汁参与消化和吸收的主要成分是胆盐。胆汁中的胆色素是血红蛋白的分解产物，包括胆红素和胆绿素。胆色素的种类和浓度决定了胆汁的颜色。

在正常情况下，维持胆固醇的溶解状态需要胆汁中的胆盐（或胆汁酸）、胆固醇和卵磷脂的比例适当。当胆固醇分泌过多，或胆盐、卵磷脂合成减少时，胆固醇就容易沉积下来，这是形成胆结石的原因之一。

（二）胆汁的作用

胆汁对于脂肪的消化和吸收具有重要意义。

1. 乳化脂肪，促进脂肪消化分解 胆汁中的胆盐、胆固醇和卵磷脂可作为乳化剂，降低脂肪的表面张力，使脂肪乳化成直径仅为310μm的脂肪微滴，分散在肠腔内，增加与胰脂肪酶的接触面积，可加快脂肪酶对脂肪消化分解。

2. 促进脂肪的吸收 胆盐因其分子结构的特点，当达到一定浓度后，可聚合而形成微胶粒。肠腔中脂肪的分解产物，如脂肪酸、甘油一酯等掺入到微胶粒中，形成水溶性复合物（混合微胶粒）。因此，胆盐对于脂肪消化产物的吸收具有重要意义。胆汁通过促进脂肪分解产物的吸收，对脂溶性维生素（维生素A、D、E、K）的吸收也有促进作用。

3. 利胆作用 胆盐由肝细胞分泌，经过胆总管进入十二指肠后，大部分由肠吸收入血，由门静脉运送到肝，称为胆盐的肝-肠循环。胆盐通过肝-肠循环到达肝细胞后，刺激肝细胞合成和分泌胆汁，这种作用称为胆盐的利胆作用。

四、小肠液及其作用

小肠液是一种弱碱性液体，pH约为7.6，渗透压与血浆相等。小肠液的分泌量变动范围很大，成年人每日分泌量为1~3L，小肠液的主要部分是由小肠腺分泌。而十二指肠腺主要分泌含黏蛋白很高的碱性液体，对十二指肠起保护作用。

小肠液的主要作用：①肠致活酶可激活胰液中的胰蛋白酶原，使之变为有活性的胰蛋白酶，从而有利于蛋白质的消化。②大量的小肠液可以稀释消化产物，降低其渗透压，利于吸收。③保护十二指肠的上皮，十二指肠腺分泌碱性液体和黏蛋白，保护十二指肠的上皮，不被胃酸侵蚀。

第五节 大肠内消化

一、大肠的运动和排便

大肠的运动少而慢，对刺激的反应也较迟缓，这些特点有利于大肠作为粪便的暂时贮存所。

（一）大肠运动的形式

1. 蠕动 大肠的蠕动将大肠内容物向前推进。在大肠还有一种进行很快，且前进很远的蠕动，称为集团蠕动。它通常开始于横结肠，可将一部分大肠内容物推送至降结肠或乙状结肠。集团蠕动常见于餐后或胃内有大量食物充盈时，这种餐后结肠运动的增强称为胃-结肠反射。胃-结肠反射敏感的人往往在餐后或餐间产生便意，此属于生理现象，多见于儿童。

2. 袋状往返运动 这种运动形式是由环行肌的不规则收缩而引起的，空腹时最常见，它使结肠袋中的内容物向前、后两个方向做短距离位移，对内容物仅起缓慢的搓揉作用，而不能向前推进，这种运动有助于促进水的吸收。

3. 分节或多袋推进运动 这是人在餐后或副交感神经兴奋时的运动形式。分节推进运动是指环形肌有规则的收缩，将一个结肠袋的内容物推移到邻近肠段，收缩结束后，肠内容物不返回原处；如果在一段较长的结肠壁上同时发生多个结肠袋收缩，并使其内容物向下推移，则称为多袋推进运动。

（二）排便

食物残渣在大肠内停留的时间较长，一般在十余小时，在这一过程中，食物残渣中的一部分水分被大肠黏膜吸收。同时，经过大肠内细菌的发酵和腐败作用，形成了粪便。粪便中除食物残渣外，还包括脱落的肠上皮细胞和大量的细菌。此外，机体代谢后的废物，包括胆色素衍生物，以及由血液通过肠壁排至肠腔中的某些重金属，如钙、镁、汞等，也随粪便排至体外。

当肠蠕动将粪便推入直肠时，刺激了直肠壁内的感受器，冲动经盆神经和腹下神经传至脊髓腰骶段的初级排便中枢，同时上传到大脑皮层，引起便意。如环境条件允许，大脑皮层发出下行冲动兴奋脊髓腰骶段的初级排便中枢，通过盆神经传出冲动，使降结肠、乙状结肠和直肠收缩，肛门内括约肌舒张；与此同时，阴部神经的冲动减少，肛门外括约肌舒张，使粪便排出体外。如果条件不允许，大脑皮层便抑制脊髓腰骶段的初级排便中枢的活动，使排便反射被抑制。昏迷或脊髓腰骶段以上横断的患者，其初级排便中枢失去大脑皮层的随意控制，可引起大便失禁。若排便反射的反射弧任一部分受损，粪便不能排出，可出现大便潴留。

二、大肠液及其作用

大肠液是由大肠黏膜表面的柱状上皮细胞及杯状细胞分泌的。大肠的分泌液富含黏液和磷酸氢盐，其pH为8.3~8.4。大肠液中可能含有少量二肽酶和淀粉酶，但它们对物质的分解作用不大。大肠液的主要作用在于其中的黏液蛋白，它能保护肠黏膜和润滑粪便。

大肠内有许多细菌，据估计，粪便中的细菌总量占粪便固体重量的20%~30%。细菌主要来自食物和空气，它们由口腔进入胃，最后到达大肠。大肠内的酸碱度和温度对一般细菌的繁殖极为适宜。细菌便在这里大量繁殖。细菌中含有能分解食物残渣的酶，它们将糖及脂肪的分解称为发酵，其产物有乳酸、醋酸、二氧化碳、脂肪酸、甘油、甲烷等。蛋白质的细菌分解称为腐败，其产物有多肽、氨基酸、氨、硫化氢、组胺、吲哚等，其中有的成分由肠壁吸收后到肝脏由肝细胞解毒。

大肠内的细菌能利用肠内较为简单的物质合成维生素B复合物和维生素K，它们由肠内吸收后，对人体有营养作用。

第六节　吸　收

一、吸收的部位及机制

消化道不同部位对各种物质的吸收能力和速度是不同的。食物在口腔和食管内一般不能被吸收，只有某些脂溶性药物（如硝酸甘油）能通过口腔黏膜进入血液；在胃内，食物也很少被吸收，仅有乙醇和少量水分以及某些药物（如阿司匹林）可在胃内被吸收；大肠主要吸收水分和无机盐。消化产物大部分是在十二指肠和空肠吸收，回肠是吸收的贮备部位，可主动吸收胆盐和维生素B_{12}（图6-6-1）。因此，小肠是吸收的主要部位。

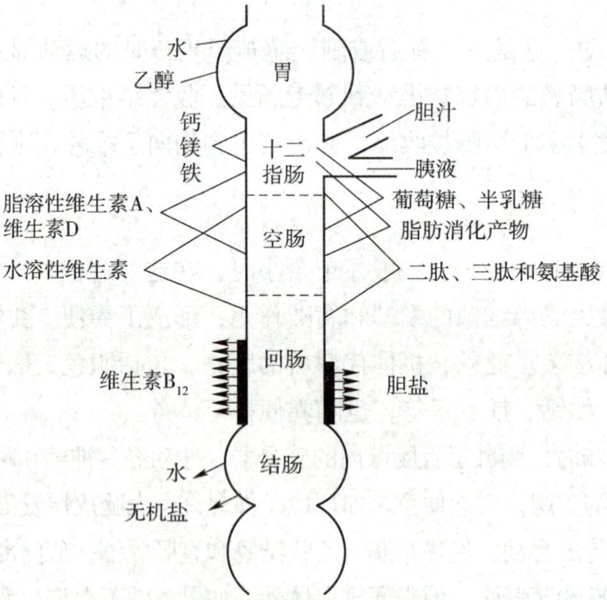

图6-6-1　各种营养物质在消化道的吸收部位示意图

小肠对营养物质的吸收有很多有利条件：①食物在小肠内已被分解成可以吸收的小分子物质。②小肠有巨大的吸收面积，人的小肠长5~7m，它的黏膜具有很多环形皱襞，皱襞上有大量的绒毛，绒毛的上皮细胞顶端是微绒毛，由于皱襞、绒毛、微绒毛的存在，使小肠的吸收面积比同样长短的简单圆筒的面积增加约600倍，达到200m^{2}左右（图6-6-2）。③小肠绒毛内部有丰富的毛细血管和毛细淋巴管等结构，加上绒毛的节律性的伸缩和摆动，可加速绒毛内血液和淋巴流动，有助于吸收。④食物在小肠内停留的时间较长（3~8小时）。

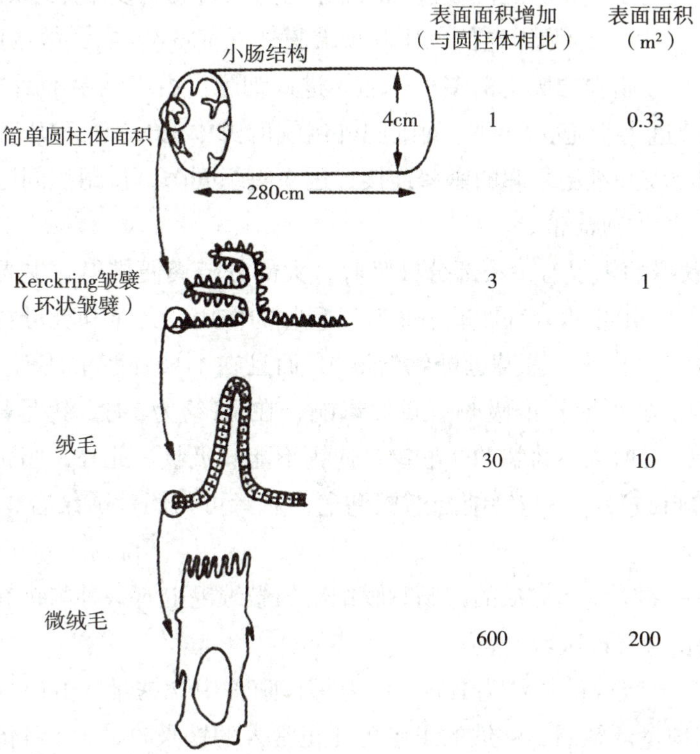

图6-6-2 小肠皱襞、绒毛和微绒毛示意图

二、小肠内主要营养物质的吸收

在小肠中被吸收的物质不仅是由口腔摄入的物质，由各种消化腺分泌入消化道内的水分、无机盐和某些有机成分，大部分将在小肠中被重吸收。例如，人每日分泌入消化道内的各种消化液总量可达6~7L，每日还从口腔摄入1L多的水分，而每日由粪便丢失的水分只有150mL左右。因此，重吸收回体内的液体量每日可达8L。这样大量的水分如果不被重吸收，势必严重影响内环境的相对稳定而危及生命，急性呕吐和腹泻时，在短时间内损失大量液体的严重性就在于此。

在正常情况下，小肠每天还吸收几百克糖，100g或更多的脂肪，50~100g氨基酸，50~100g离子等。实际上，小肠吸收的能力远远超过这个数字，因此，小肠的吸收具有巨大的贮备力。

（一）水分的吸收

人每日由胃肠吸收回体内的液体量约有8L。水分的吸收都是被动的，各种溶质，特别是NaCl的主动吸收所产生的渗透压梯度是水分吸收的主要动力。

在十二指肠和空肠上部，水分由肠腔进入血液的量和水分由血液进入肠腔的量都很大，因此肠腔内液体的量减少得不多。在回肠，离开肠腔的液体比进入的多，从而使肠内容大为减少。

（二）无机盐的吸收

一般来说，单价碱性盐类如钠、钾、铵盐的吸收很快，多价碱性盐类则吸收很慢。凡能与钙结合而形成沉淀的盐，如硫酸盐、磷酸盐、草酸盐等，则不能被吸收。

1. 钠的吸收 成人每日摄入250~300mmol的钠，消化腺大致分泌相同数量的钠，但从粪便中排出的钠不到4mmol，说明肠内容中95%~99%的钠都被吸收了。

小肠黏膜对钠的吸收属于主动转运。吸收Na^+的原动力来自肠上皮细胞基底侧膜上的钠泵。钠泵的活动造成细胞内低Na^+，同时，细胞内电位也比其顶端膜外低40mV左右，故肠腔内Na^+在电-化学梯度的推动下，借助于肠上皮细胞顶端膜上的多种转运体进入细胞。由于钠泵不断将细胞内的Na^+泵至细胞外，使肠腔内的Na^+持续进入细胞，同时，使细胞外组织间隙中的Na^+浓度升高，渗透压升高，因而可吸引肠腔内的水透过细胞膜和细胞之间的紧密连接，进入组织间隙，使组织间隙内静水压升高，结果使Na^+和水一起进入毛细血管被血流带走。

2. 钙的吸收 食物中的钙仅有一小部分被吸收，大部分随粪便排出。主要影响钙吸收的因素是维生素D和机体对钙的需要。维生素D有促进小肠对钙吸收的作用。儿童和乳母对钙的吸收多。此外，钙盐只有在水溶液状态（如氯化钙、葡萄糖酸钙溶液），而且在不被肠腔中任何其他物质沉淀的情况下，才能被吸收。肠内容物的酸度对钙的吸收有重要影响，在pH约为3时，钙呈离子化状态，吸收最好。肠内容物中磷酸盐过多，会形成不溶解的磷酸钙，使钙不能被吸收。此外，脂肪食物对钙的吸收有促进作用，脂肪分解释放的脂肪酸，可与钙结合形成钙皂，后者可与胆汁酸结合，形成水溶性复合物而被吸收。

钙的吸收主要是通过主动转运完成的。肠黏膜细胞的微绒毛上有一种与钙有高度亲和性的钙结合蛋白，它参与钙的转运而促进钙的吸收。

3. 铁的吸收 人每日吸收的铁约为1mg，仅为每日膳食中含铁量的1/10。铁的吸收与机体对铁的需要有关，当服用相同剂量的铁后，缺铁的患者可比正常人的铁吸收量大1~4倍。食物中的铁绝大部分是三价的高价铁形式，但有机铁和高价铁都不易被吸收，需还原为亚铁后方能被吸收。亚铁吸收的速度比相同量的高价铁要快2~5倍。维生素C能将高价铁还原为亚铁而促进铁的吸收。铁在酸性环境中易溶解而便于被吸收，故胃液中的盐酸有促进铁吸收的作用，胃大部切除的患者常常会伴发缺铁性贫血。

铁主要在小肠上部被吸收。肠黏膜吸收铁的能力决定于黏膜细胞内的含铁量。由肠腔吸收入黏膜细胞内的无机铁，大部分被氧化为三价铁，并和细胞内存在的去铁铁蛋白结合，形成铁蛋白，暂时贮存在细胞内，慢慢地向血液中释放。小部分被吸收入黏膜细胞而尚未与去铁铁蛋白结合的亚铁，则可以主动吸收的方式转移到血浆中。当黏膜细胞刚刚吸收铁而尚未能转移至血浆中时，则暂时失去其由肠腔再吸收铁的能力。这样，存积在黏膜细胞内的铁量，就成为再吸收铁的抑制因素。

4. 负离子的吸收 在小肠内吸收的负离子主要是Cl^-和HCO_3^-。由钠泵产生的电位差可促进肠腔负离子向细胞内移动。但也有证据认为，负离子也可以独立移动。

（三）糖的吸收

糖类只有分解为单糖时才能被小肠上皮细胞所吸收。各种单糖的吸收速率有很大差别，己糖的吸收很快，而戊糖则很慢。在己糖中，又以半乳糖和葡萄糖的吸收为最快，果糖次之，甘露糖最慢。

单糖的吸收是消耗能量的主动过程，可逆浓度差进行，其能量来自钠泵，属于继发性主动转运。在肠黏膜上皮细胞的纹状缘上存在着一种转运体蛋白，它能选择性地把葡萄糖和半乳糖从纹状缘的肠腔面运入细胞内，然后再扩散入血。各种单糖与转运体蛋白的亲和力不同，从而导致吸收的速率也不同。

转运体蛋白在转运单糖的同时，需要钠的存在。一般认为，一个转运体蛋白可与两个Na^+和一个葡萄糖分子结合。由此可见，钠对单糖的主动转运是必需的。用抑制钠泵的毒花毛苷，或用能与Na^+竞争转运体蛋白的K^+，均能抑制糖的主动转运。

（四）蛋白质的吸收

无论是食入的蛋白质（100g/d）或内源性蛋白质（25~35g/d），经消化分解为氨基酸后，几乎全部被小肠吸收。煮过的蛋白质因变性而易于消化，在十二指肠和近端空肠就被迅速吸收，未煮过的蛋白质和内源性蛋白质较难消化，需进入回肠后才基本上被吸收。

氨基酸的吸收是主动性的。与单糖的吸收相似，氨基酸的吸收也是通过与钠吸收耦联进行的，钠泵的活动被阻断后，氨基酸的转运便不能进行。氨基酸吸收的路径几乎完全是经由血液的，当小肠吸收蛋白质后，门静脉血液中的氨基酸含量即增加。

曾经认为，蛋白质只有水解成氨基酸后才能被吸收。但近年来的实验指出，小肠的纹状缘上还存在有二肽和三肽的转运系统，因此，许多二肽和三肽也可以完整地被小肠上皮细胞吸收，而且肽的转运系统吸收效率可能比氨基酸更高。二肽和三肽进入细胞后，可被细胞内的二肽酶和三肽酶进一步分解为氨基酸，再进入血液循环。

（五）脂肪的吸收

在小肠内，脂类的消化产物脂肪酸、甘油一酯、胆固醇等与胆汁中的胆盐形成混合微胶粒。由于胆盐有亲水性，它能携带脂肪消化产物通过覆盖在小肠绒毛表面的非流动水层到达微绒毛上。在这里，甘油一酯、脂肪酸和胆固醇等又逐渐地从混合微胶粒中释出，并透过微绒毛的脂蛋白膜而进入黏膜细胞（胆盐被留在肠腔内）（图6–6–3）。

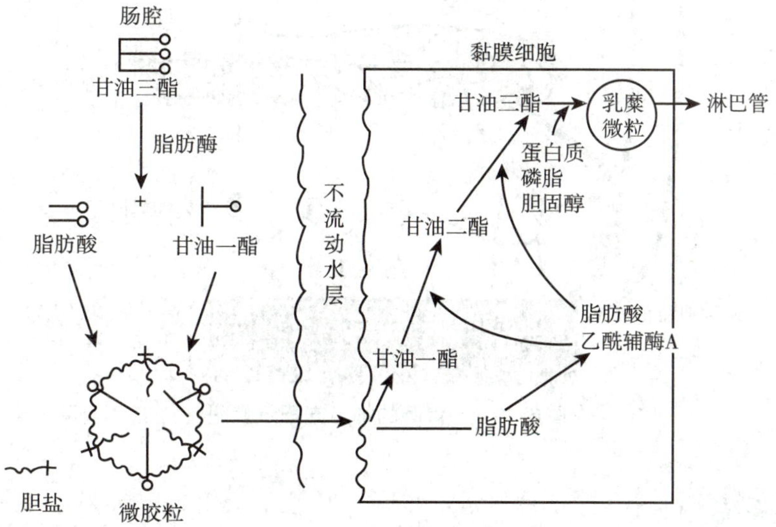

图6–6–3　小肠上皮细胞吸收脂肪的机制示意图

（六）胆固醇的吸收

肠道的胆固醇有两个主要来源：一是来自食物，二是来自肝细胞分泌的胆汁。由胆汁而来的胆固醇是游离的，而食物中的胆固醇部分是酯化的。酯化的胆固醇必须在肠腔中经消化液中的胆固醇酯酶作用，水解为游离胆固醇后才能被吸收。游离的胆固醇通过形成混合微胶粒，在小肠上部被吸收。被吸收的胆固醇大部分在小肠黏膜细胞中又重新酯化，生成胆固醇酯，最后与载脂蛋白一起组成乳糜微粒，经由淋巴系统进入血液循环。

胆固醇的吸收受很多因素影响。食物中胆固醇含量越多，其吸收也越多，但两者不呈直线关系。食物中的脂肪和脂肪酸有提高胆固醇吸收的作用，而各种植物固醇（如豆固醇、谷固醇）则抑制其吸收。胆盐可与胆固醇形成混合微胶粒而有助于胆固醇的吸收，食物中不能被利用的纤维素、果胶、琼脂等容易和胆盐结合形成复合物，妨碍微胶粒的形成，从而能降低胆固醇的吸收；最后，抑制肠黏膜细胞载脂蛋白合成的物质，可因妨碍乳糜微粒的形成，减少胆固醇的吸收。

第七节 消化器官活动的调节

一、神经调节

支配消化系统的神经有外来神经系统（即自主神经）和分布于消化道壁的内在神经系统（即消化管壁内神经丛）两大部分，共同协调胃肠道功能。

消化系统除口腔、食道上段及肛门外括约肌受躯体神经支配外，其余部分受自主神经和消化管壁内神经丛的双重支配（图6-7-1）。

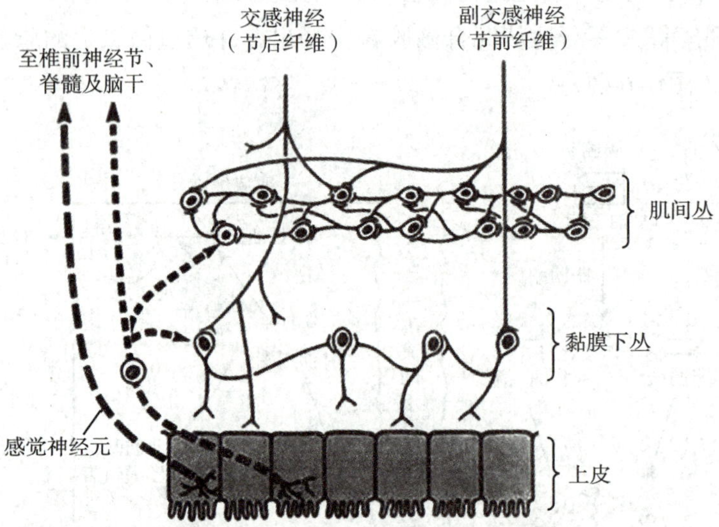

图6-7-1 胃肠的神经支配示意图

（一）外来神经系统

支配胃肠的外来神经系统包括交感神经和副交感神经。

交感神经从脊髓胸腰段侧角发出，经过腹腔神经节、肠系膜神经节或肠系膜下神经节，更换神经元后，节后纤维分布到胃、小肠及结肠等部分的胃肠平滑肌、血管平滑肌及内在神经系统神经元上，其节后纤维末梢释放的递质为去甲肾上腺素，交感神经兴奋时胃肠平滑肌的活动减弱和腺体的分泌减少。副交感神经通过迷走神经和盆神经支配胃肠，到达胃肠后交换神经元，其节后纤维末梢释放的递质为乙酰胆碱，副交感神经兴奋时胃肠的运动增强，腺体分泌增多。

（二）内在神经系统

消化管壁内神经丛包括黏膜下层的黏膜下神经丛、环行肌与纵行肌层之间的肌间神经丛。壁内神经丛的神经纤维把胃肠壁的各种感受器及效应细胞与神经元互相连接，起着传递感觉信息、调节运动神经元的活动和启动、维持或抑制效应等作用。目前认为，消化管壁内的内在神经丛构成了一个完整的、相对独立的整合系统，在胃肠活动的调节中具有十分重要的作用。

二、体液调节

在胃肠的黏膜层内有40多种内分泌细胞，消化道内分泌细胞合成和释放的激素统称为胃肠激素（gastrointestinal hormone）。胃肠激素在化学结构上是由氨基酸残基组成的肽类，故又称胃肠肽。消化的体液调节主要由胃肠激素完成。胃肠激素主要有三个方面的作用（表6-7-1）：①调节消化腺的分泌和消化道的运动。②调节其他激素的释放，例如胃肠激素对生长激素、胰岛素、胰高血糖素、胃泌素等的释放具有调节作用。③营养作用，一些胃肠激素具有刺激消化道组织的代谢和促进其生长的作用。

表6-7-1　三种胃肠激素的主要生理作用和分泌部位

激素名称	分泌部位	主要生理作用
胃泌素（促胃液素）	胃窦G细胞	促进胃酸、胰液、胆汁分泌，加快胃肠运动和胆囊收缩，促进胃黏膜生长和蛋白质代谢
促胰液素	小肠S细胞	促进胰液中碳酸氢盐和水分泌，促进胆汁分泌和胆囊收缩，促进小肠液的分泌和胃肠运动
缩胆囊素	小肠上部I细胞	促进胰液中胰蛋白酶的分泌，促进其他消化液的分泌，促进胃肠运动特别是胆囊收缩，促进胰腺外分泌部的生长

三、脑–肠肽

有些胃肠激素除了存在于胃肠道外，还同时存在于中枢神经系统中，如神经降压素、生长抑素等。这些双重分布并起重要作用的肽类物质统称为脑–肠肽。

实训实练五　胃肠运动的观察实验

【实训目的】

观察正常情况下胃和小肠的运动形式，以及某些药物对胃肠运动的影响。

【实训用品】

家兔，20%氨基甲酸乙酯溶液，肾上腺素注射液，乙酰胆碱注射液，阿托品注射液，手术台，手术器械。

【实训步骤】

1. 将家兔用20%氨基甲酸乙酯溶液麻醉，仰卧位固定于手术台上。
2. 将腹部的毛剪掉，自剑突下沿腹部正中线切开腹壁，打开腹腔，暴露胃及肠。
3. 观察相对正常情况下胃肠运动的形式，注意胃肠的蠕动、紧张性收缩，以及小肠的分节运动等。
4. 于耳廓外缘静脉注射肾上腺素（1∶10000）0.5mL，观察胃肠运动的变化。
5. 将乙酰胆碱滴在小肠上，观察小肠运动有何变化。
6. 从耳廓外缘静脉注射阿托品0.5mg，观察胃肠运动的变化。

【注意事项】

为避免胃肠暴露时间过长，使腹腔内温度下降以及使表面干燥，影响胃肠活动，应随时用温热的生理盐水湿润胃肠。

目标检测

答案解析

一、单项选择题

1. 胃的特有运动形式是（　）

A. 分节运动　B. 紧张性收缩　C. 容受性舒张　D. 蠕动　E. 分节运动

2. 在所有消化液中，消化能力最强和最主要的是（　）

A. 胃液　B. 胰液　C. 唾液　D. 小肠液　E. 大肠液

3. 参与胃蛋白酶原的激活因素是（　）

A. 盐酸　B. 碳酸氢盐　C. 氨基酸　D. 内因子　E. 黏液

4. 消化道共有的运动形式是（　）

A. 分节运动　B. 袋状往返运动　C. 容受性舒张
D. 集团蠕动　E. 蠕动

5. 营养物质吸收的最主要部位是（　）

A. 食管　B. 胃　C. 小肠　D. 口腔　E. 大肠

二、简答题

1. 简述胃酸的生理意义。
2. 吸收的主要部位是哪里？为什么？

（张翠翠）

书网融合……

知识回顾　微课1　微课2　微课3　微课4

微课5　微课6　微课7　习题

第七章 能量代谢与体温

PPT

学习目标

知识要求：

1. 掌握影响能量代谢的主要因素；基础代谢率和体温的概念；机体散热的主要方式。

2. 熟悉机体能量的来源和去路；人体体温的正常值及生理波动；机体产热的主要器官。

3. 了解能量代谢测定的原理和方法；体温的调节机制。

技能要求：

1. 熟练掌握体温的正确测量方法，能够对发热的患者进行正确护理。

2. 学会分析能量代谢异常与临床病例之间的关联。

第一节 能量代谢

新陈代谢是机体生命活动的基本特征之一，包括物质代谢和能量代谢两个方面。机体进行各项功能活动所需要的能量来源于化学能，机体内糖、脂肪、蛋白质进行化学反应的同时伴有能量的转换，大部分能量被转化为热能，用于体温的维持。生理学上把机体物质代谢过程中所伴随的能量释放、转移、储存和利用称为能量代谢。

岗位情景模拟 6

患者，青年女性，38岁，近两个月以来出现身体消瘦、发热、心慌、食欲亢进、乏力等症状，到医院就医。诊断：甲状腺功能亢进（甲亢）。

问题与思考

1. 机体的能量来源是什么？

2. 甲亢患者的临床表现与基础代谢率有何关系？

答案解析

一、机体能量的来源和去路

（一）机体能量的来源

机体所需的能量来源于摄入的糖、脂肪和蛋白质的氧化分解。三大营养物质在消化管内经消化形成小分子物质后吸收入血，再经新陈代谢生成机体组织细胞所需的成分，同时释放大量能量，为生命活动提供必需的动力。组织细胞能利用的能量形式为ATP，来自代谢过程中底物水平磷酸化和氧化磷酸化，ATP也是机体主要的储能形式。

糖是机体最重要的供能物质，人体生命活动所需能量的50%~70%是由糖氧化分解提供的。糖经消化分解为单糖，主要为葡萄糖，可通过小肠黏膜上皮细胞吸收。体内的葡萄糖被机体氧化分解，或以糖原形式储存于肝脏和肌肉组织中。葡萄糖氧化分解的程度因机体氧气供应的状况而有所不同。当机体供氧充足时，葡萄糖可被完全氧化分解为CO_2和H_2O，并释放出大量的能量，以保证机体各种生命活动的需要。实验数据表明，1mol葡萄糖完全氧化释放的能量可合成30~32mol ATP。当供氧不足时，葡萄糖通过无氧酵解途径分解成乳酸，释放较少的能量，1mol葡萄糖经无氧酵解释放的能量仅合成2mol ATP。无氧酵解虽然供能较少，但却是体内能源物质唯一不需要氧的供能途径。脑组织主要依赖葡萄糖的有氧氧化来供能，因此低血糖或缺氧时，可引起头晕、抽搐甚至昏迷等症状。

脂肪是机体内重要的储能和供能物质，正常情况下，体内储存的脂肪约占体重的20%。人体每日所需能量的20%~30%由脂肪氧化提供，1g脂肪在体内彻底氧化分解可释放38.94kJ能量，比1g糖或1g蛋白质氧化分解所释放的能量多一倍。成年人储存的脂肪所提供的能量可供机体使用10天至2个月。当机体储存的糖有限时，如患糖尿病或过度节食，可以通过燃烧储存的脂肪提供能量。脂肪代谢的中间产物酮体是肝脏输出的能源之一，酮体分子小、易溶于水和透过血–脑屏障，在糖供应不足时酮体是脑组织的主要能源物质。当酮体的生成量超过肝外组织的利用量时，可导致酮症酸中毒。

蛋白质的基本组成单位是氨基酸。肠道吸收的氨基酸和机体蛋白质分解的氨基酸主要用于重新合成细胞的构成成分，或者合成酶、激素等活性物质。在生理状态下，氨基酸不是体内的供能物质，某些特殊情况如长期不能进食或体力极度消耗时，糖、脂肪功能严重不足，机体才靠蛋白质分解供给能量，1g蛋白质在体内氧化分解释放18kJ的能量。氨基酸代谢主要在肝脏中，脱氨基生成α–酮酸，然后转变成乙酰辅酶A或其他成分进入柠檬酸循环，或转变成糖、脂类和非必需氨基酸。氨基可被重新利用合成氨基酸、核酸，或以尿素、尿酸等产物经肾脏排出体外。

（二）机体能量的转化、储存和利用

营养物质通过生物氧化释放能量，这些能量大约有50%以上迅速转化为热量，其余（不足50%）以化学能形式储存于ATP及其他高能化合物中。机体可直接利用ATP释放的能量完成各种生理功能，例如肌肉收缩、细胞合成代谢、物质的跨膜转运、腺细胞的分泌、生物电的产生以及传导等生理过程。机体活动过程中所消耗的这部分化学能，除骨骼肌运动对外做功外，其余的能量最终都将转变为热能而散发到外界环境中。

ATP在能量的转化、储存、利用等方面处于中心地位。体内能量代谢的重要反应是ATP/ADP转换，即ADP磷酸化生成ATP，同时储存能量，ATP水解生成ADP，同时释放能量供生命活动所需。当体内能量过剩时，ATP还可将高能磷酸键转移给肌酸，生成磷酸肌酸（CP），它是肌肉和脑组织中能量的一种储存形式。当机体消耗ATP过多导致ADP含量增多时，磷酸肌酸可将高能磷酸键转移给ADP，生成ATP，从而使ATP的含量满足机体生理活动的需求。

课堂互动 7-1

从生理学的角度分析导致人体肥胖的主要原因是什么？人体的能量代谢受哪些因素的影响？

答案解析

二、能量代谢的测定

（一）能量代谢测定的原理

机体利用ATP提供的能量进行各自生命活动时，除骨骼肌运动完成一定量的机械功外，其余的能量最终都将转变为热量散发。根据能量守恒定律可知，能量既不会凭空产生，也不会凭空消失，它只会从一种形式转化为另一种形式，或者从一个物体转移到另一个物体，而能量的总量保持不变。因此，测定机体在一定时间内所消耗的食物种类和量，或者测定机体一定时间内所产生的热量与所做的外功，就可测算出整个机体的能量代谢率，即单位时间内所消耗的能量。

（二）能量代谢测定中的相关概念

1. **食物的热价** 每克食物完全氧化时所释放的热量为该种食物的热价。糖类和脂肪在体外燃烧与在体内氧化所产生的热量相等，即糖平均产热17.15kJ/g，脂肪平均产热39.75kJ/g。蛋白质在体外燃烧时产热为23.43kJ/g，但在体内只产热17.99kJ/g，这是由于蛋白质在体内不能完全氧化分解，有一部分能量以尿素、肌酐等形式排出。

2. **食物的氧热价** 食物的氧热价指该物质氧化时，消耗1L氧所产生的能量。实验证实，糖、脂肪和蛋白质三种能量物质在体内氧化时，消耗等量的氧产生的热量是不同的。糖氧化时消耗1L氧其氧热价为20.66kJ/L；消耗1L氧分解脂肪的氧热价为19.58kJ/L。氧热价对机体的能量代谢测定具有重要意义，通过测定机体在一定时间内氧的消耗量，再根据氧热价即可推算出机体在一定时间内消耗的能量，即能量代谢率。

3. **呼吸商** 呼吸商又称气体交换率，指生物体在同一时间内，释放CO_2与消耗O_2的体积之比或摩尔数之比，即指呼吸作用所释放的CO_2和消耗的O_2的分子数之比。能量物质在细胞内氧化供能属于细胞呼吸过程，因此可根据一定时间内各种供能物质氧化时产生的CO_2量与消耗的O_2量计算出各自的呼吸商。

在单位时间内氧化不同的能量物质，由于其化学组成不一样，其CO_2的产生量和O_2消耗量必然存在差别，在理论上任何一种能量物质的呼吸商都可以根据其氧化成终产物（CO_2和H_2O）的化学反应式计算出来。根据葡萄糖的氧化反应式（$C_6H_{12}O_6+6O_2=6CO_2+6H_2O+\Delta H$），葡萄糖氧化时消耗的$O_2$和产生$CO_2$的量相等，所以糖的呼吸商等于1.00。脂肪氧化时消耗的O_2量要大于CO_2的产生量，所以脂肪的呼吸商小于1.0。而蛋白质在体内不能完全氧化，其呼吸商只能通过间接方法计算获得。

呼吸商能较准确地反映出体内糖、脂肪和蛋白质三种物质氧化分解的比例，从而推测机体在一定时间内主要以何种营养物质供能。若呼吸商接近1.00，说明糖是主要的供能物质。糖尿病患者因糖的利用障碍，机体主要依靠脂肪供能，所以其呼吸商接近于0.70；长期饥饿时，能量主要来自体内蛋白质的分解，其呼吸商接近于0.80。正常人摄取混合食物时，呼吸商一般在0.85左右。但实际上，根据CO_2的产生量和O_2的消耗量计算出的呼吸商并不一定与理论计算值精确吻合。另外，其他的代谢反应也能影响呼吸商，例如，肌肉剧烈运动时，由于O_2供不应求，糖酵解增强，产生大量乳酸进入血液，乳酸和体内碳酸盐作用产生大量CO_2，从而使呼吸商增大。在肺过度通气或酸中毒等情况下，体内的CO_2大量排出，可使呼吸商大于1.00；肺通气不足或碱中毒等情况下，呼吸商则变小。

糖、脂肪和蛋白质的热价、氧热价和呼吸商见表7-1-1。

表7-1-1 三种营养物质的热价、氧热价和呼吸商

营养物质	热价（体内）（kJ/g）	热价（体外）（kJ/g）	氧热价（kJ/L）	O_2耗量（L/g）	CO_2产生量（L/g）	呼吸商
糖	17.15	17.15	20.66	0.83	0.83	1.00
脂肪	39.75	39.75	19.58	2.03	1.43	0.71
蛋白质	17.99	23.43	18.93	0.95	0.76	0.80

4\. 非蛋白呼吸商　通常情况下体内的能量主要来自糖和脂肪的氧化分解，而蛋白质的分解供能可忽略不计。只由糖和脂肪按不同比例氧化供能时，CO_2产生量与O_2耗量的比值称为非蛋白呼吸商。由非蛋白呼吸商可估算出非蛋白代谢中糖和脂肪氧化的相对数量。通过查表计算出糖和脂肪两者氧化的各自百分比以及氧热价。当非蛋白呼吸商为0.85时，糖约占供能物质的51%，脂肪约占49%，此时的氧热价为20.34kJ。

三、影响能量代谢的因素

肌肉活动、精神活动、食物的特殊动力效应以及环境温度等可对能量代谢产生重要的影响。

（一）肌肉活动

肌肉活动对能量代谢的影响最为显著。机体任何轻微的活动都可提高能量代谢率，在剧烈运动或劳动时机体的产热量可比安静时增加几倍至数十倍。为肌肉活动提供能量的物质主要是葡萄糖和游离脂肪酸，它们氧化燃烧需要的氧更多，因此能量代谢率大大提高。机体的耗氧量与肌肉活动的强度呈正相关，耗氧量最多可达安静时的10~20倍。能量代谢率可作为评估肌肉活动强度的指标。

（二）食物的特殊动力效应

人在进食后的一段时间内，即从进食后1小时左右开始，延续7~8小时，即使处于安静状态，所产生的热量也比未进食前要高。进食能使机体产生额外热量的现象称为食物的特殊动力效应。研究表明，进食糖与脂肪对代谢的影响较小，大约是基础代谢的4%~6%；进食蛋白质对代谢的影响则较大，可达基础代谢的30%，持续时间也较长；混合食物可使产热量增加10%左右。食物特殊动力效应的机制还不十分清楚，可能与肝脏内氨基酸脱氨基过程或合成糖原等过程有关。

（三）环境温度

当环境温度为20~30℃时，人体保持安静状态时能量代谢最为稳定。环境温度过低或过高均可使机体的能量代谢率升高。环境温度过低时，寒冷刺激反射性引起寒战及肌紧张度增加，导致能量代谢率升高；环境温度过高时，机体的呼吸、循环及发汗功能均有不同程度地增强，体内酶促反应加快，导致能量代谢率升高。

（四）精神活动

人体处于不同的精神活动状态下，能量代谢率有差异。安静状态下，100g脑组织的耗氧量相当于等

量肌肉组织安静时耗氧量的20倍。但在睡眠时和精神活动活跃时，脑组织的能量代谢率却几乎没有差异。人在平静思考问题时，能量代谢率升高也不大，产热量增加一般不超过4%，但在烦恼、恐惧或情绪激动等精神紧张状态时，能量代谢率明显升高，产热量可显著增加，这可能与机体出现无意识的肌紧张增强，以及甲状腺激素、肾上腺素和生长素等释放促进代谢有关。

知识拓展

肥胖与减肥

大多数人的肥胖是因为摄入的能量超过消耗的能量，过剩的能量转化为脂肪储存在体内，从而导致体重增加，由遗传或内分泌障碍引起的肥胖所占比例不足10%。国际上常用体重指数BMI作为衡量人体胖瘦程度以及是否健康的一个标准。BMI=体重（kg）/［身高（m）^{2}］。中国参考标准BMI正常范围是18.5~23.9，低于18.5即是体重过低，而高于24则为超重，高于30为肥胖。肥胖不仅影响形态美观，而且发生相关疾病的危险性也会增加，例如肥胖可导致糖尿病和心血管疾病等多个系统病变。

科学运动加合理饮食是最科学有效的减肥方法。药物减肥或外科减肥会导致胃肠不适、肝肾损伤、骨质疏松和多种营养缺乏等并发症，故应谨慎选择。

四、基础代谢

（一）基本概念

基础代谢是指人体维持生命的所有器官所需要的最低能量需要。基础状态是指人处于清醒、静卧和空腹（禁食12小时以上），环境温度保持在20~25℃时的状态。在这种状态下，人体各种生理活动都比较稳定，能量的消耗只用于维持血液循环、呼吸等基本的生命活动，能量代谢也比较稳定。基础代谢率（BMR）是指人体在清醒而安静的状态下，不受肌肉活动、环境温度、食物及精神紧张等影响时的能量代谢率，即单位时间内的基础代谢。BMR比一般安静状态时的能量代谢率低，是人体清醒时的最低能量代谢水平，在熟睡无梦时各项生理活动减弱，能量代谢率比BMR还低。

（二）基础代谢率的测定

研究发现，机体的某些生理指标如肺活量、心输出量、主动脉和气管的横截面积以及肾小球滤过率等与体表面积成正比关系，而与体重没有线性关系，基础代谢率也是如此。基础代谢率是以单位时间内每平方米体表面积的产热量为单位，通常用kJ/（$m^2 \cdot h$）来表示。我国中等身材成人体表面积为1.6~1.7m^2，受试者的体表面积可根据Stevenson公式来计算：体表面积（m^2）=0.0061×身高（cm）+0.0128×体重（kg）−0.1529

此外，体表面积还可根据人体表面积测算图直接测出。将受试者的身高和体重在相应两线上的两点连一直线，此直线与中间的体表面积线的交点就是该人的体表面积（图7-1-1）。

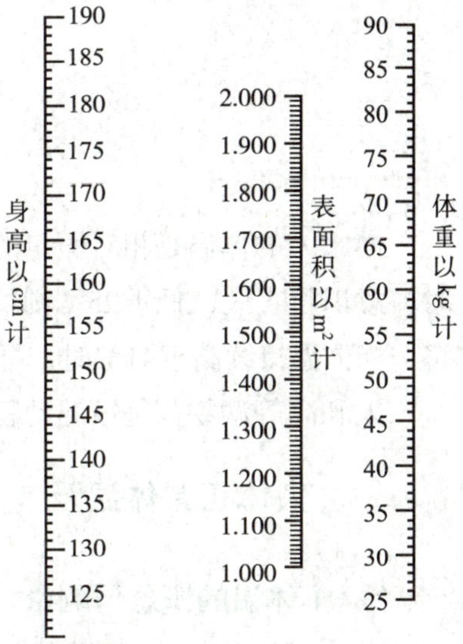

图7-1-1　人体表面积测算图

（三）基础代谢率的正常值及临床意义

基础代谢率除了与体表面积有关，还与性别、年龄等因素相关。一般情况下，男子的基础代谢率平均比女子高，儿童比成人高，年龄增大，基础代谢率下降。正常人的基础代谢率是相当稳定的，在不同时日中重复测定基础代谢率的结果基本相同。我国正常男、女各年龄组基础代谢率的平均值如表7-1-2所示。

表7-1-2　中国正常人BMR的平均值

年龄（岁）	11~15	16~17	18~19	20~30	31~40	41~50	≥51
男 BMR［kJ/（m^2·h）］	195.5	193.4	166.2	157.8	158.7	154.1	149.1
女 BMR［kJ/（m^2·h）］	193.4	181.7	154.1	146.5	146.9	142.4	138.6

一般来说，基础代谢率的实测值与表7-1-2中的正常平均值相比，用（实测值－正常平均值）/正常平均值×100%来表示，当相差在10%~15%之内时，则无论高或低都属正常范围；当比值超过20%时，可代表有病理性变化。临床上很多疾病都伴有基础代谢率的异常改变，尤其是甲状腺疾病。当甲状腺功能亢进时，基础代谢率可比正常平均值高25%~80%；而甲状腺功能低下时，基础代谢率将比正常平均值低20%~40%。因此，基础代谢率的测定常是临床甲状腺疾病的重要辅助诊断方法之一。目前由于直接测定血清激素（T_3、T_4）水平就可反映甲状腺功能，因此，测定基础代谢率的诊断方法已很少应用。

人体发热时，基础代谢率也会升高，一般体温每升高1℃，基础代谢率约升高13%；糖尿病、红细胞增多症、白血病以及伴有呼吸困难的心脏病等，也常伴有基础代谢率的升高；当机体处于病理性饥饿、肿瘤或营养不良性疾病时，基础代谢率降低；其他如肾上腺皮质或脑垂体的功能下降时，基础代谢率也降低。

知识拓展

甲状腺功能异常

甲状腺功能低下，生成的甲状腺激素过少，就会导致“甲状腺功能减退”。患有甲状腺功能减退的人，能量消耗降低，代谢速度也变慢。相反，甲状腺的功能旺盛，会释放过多的甲状腺激素入血，引起“甲状腺功能亢进”，加速身体的代谢过程。以上两种情况统称为甲状腺功能异常。

第二节　体温及体温调节

健康人的体温是相对恒定的，这是机体进行新陈代谢和正常生命活动的必要条件。当体温低于34℃时，意识将丧失，低于25℃则可使呼吸、心跳停止；而体温过高，酶的活性降低，造成机体功能严重损害，当体温持续高于41℃时，可出现神经系统功能障碍，甚至永久性脑损伤，超过43℃则会有生命危险。

人和高等动物都是恒温动物，体温的稳定主要依赖于体温调节中枢的调节作用。

一、人体正常体温及其生理变动

（一）体温的概念与测量

不同的环境温度下，人体各部位的温度不同，但心、肺、腹腔脏器和脑等的温度基本保持稳定，我们把机体核心部分的温度称体核体温；人体体表的温度受多种因素影响，变化和差异较大，称体表温度，如皮肤和皮下组织的温度。生理学或临床上所指的体温是指体核温度。由于机体深部温度不易测试，一般以口腔、直肠和腋窝的体温为代表，其中直肠温度最接近深部体温。口腔温度正常值为36.3~37.2℃，受试者需将体温计含于舌下；直肠温度正常值为36.9~37.9℃，测量时需将温度计插入直肠以上6cm；腋下温度正常值为36.0~37.4℃，受试者需上臂紧贴胸廓，测量时间为5~10分钟。腋下温度测量方便易行，是临床上或生活中最常用的测量方式。

知识拓展

异常体温的评估

人体体温的正常值：口腔舌下温度为37℃（36.3~37.2℃），直肠温度37.5℃，比口腔温度高0.3~0.5℃，腋下温度为36.5℃（36.0~37.4℃）。异常体温包括体温过高和体温过低两种情况。

1. 体温过高　体温在37.3℃以上，以口腔温度为标准，发热程度划分为：低热；体温37.3~38℃；中等度热，体温38.1~39℃；高热，体温在41℃以上。

2. 体温过低　体温在35℃以下，常见于早产儿及全身衰竭的危重患者。

（二）体温的生理变动

体温是一个相对恒定的生理指标，它可随昼夜、性别、年龄、运动和情绪的变化而有所波动，但这种波动上下一般不超过1℃的范围。

1. 昼夜变化　人体体温在一昼夜之中呈明显的周期性波动。一般清晨2~6时体温最低，午后1~6时最高，波动幅值一般不超过1℃。体温的这种昼夜周期性波动称为昼夜节律或日节律。动物实验发现，体温的昼夜节律以及体内多种生物节律现象可能受下丘脑视交叉上核的控制。

2. 性别影响　虽然成年女性的代谢率比同年龄的男性低10%~15%，但女性的体温平均比男性约高0.3℃。这可能与女性的皮下脂肪较多，出汗少，散热能力差有关。此外，女性的基础体温随月经周期而变动，在月经期和排卵前体温较低，排卵时最低，排卵后体温升高0.2~0.5℃（图7-2-1），这种现象可能与血中孕激素及其代谢产物有关。临床上，育龄期妇女可以通过连续测定基础体温，以确定排卵日期和月经周期中有无排卵。

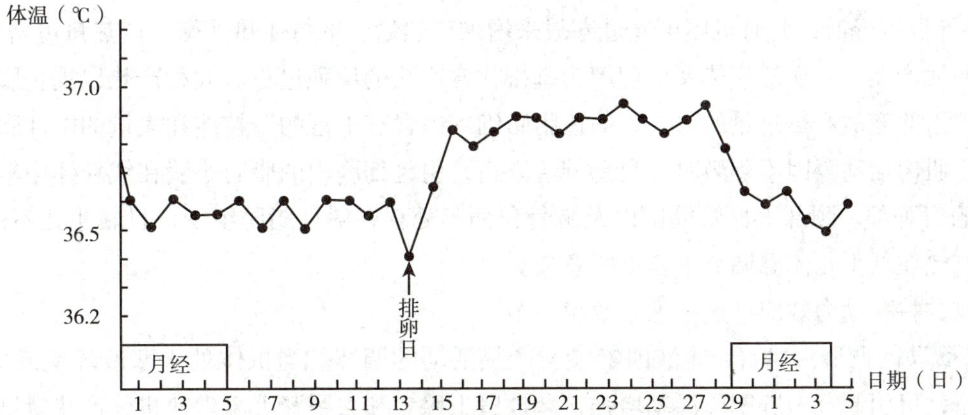

图7-2-1　女子月经周期中基础体温的变化

3. 年龄影响　儿童和青少年的基础代谢率高，体温也较高；老年人由于代谢率低，体温偏低。新生儿中枢神经系统发育尚未完善，皮肤汗腺发育又不完全，因而体温调节功能较差，容易波动，故应该加强对婴幼儿体温的护理。

4. **肌肉活动** 肌肉活动使代谢增强，产热量增加，可导致体温升高。在肌肉剧烈活动时，体温可升高1~2℃，所以临床上测体温时应让患者安静，测小儿体温时应防止哭闹。

5. **其他因素** 进食、情绪激动、精神紧张和环境温度变化等对体温都有影响，在测体温时，应考虑到这些因素。此外，麻醉药物也能降低体温，故应注意手术麻醉时及术后患者的保温。

课堂互动 7-2

生活中或者临床上可采取哪些物理方法给发热患者降温？

答案解析

二、机体的产热和散热

体内能量物质氧化释放的能量，50%以热能的形式用于维持体温；其余的化学能则储存于ATP，经能量转化与利用，最终也转变成热能（做外功除外）。这些热能由血液循环传导到机体表层，通过辐射、传导、对流以及蒸发等方式散发到体外。因此，正常的体温维持是机体在体温调节机构的控制下，使产热和散热两个生理过程保持动态平衡的结果。

（一）产热过程

1. **主要产热器官** 机体的热量来源于各器官组织中能量物质的分解代谢，机体主要的产热器官有内脏、脑和骨骼肌等，不同情况下各器官的产热不同。大脑占体重的2%，安静时产热为机体总产热量的16%，运动时为1%。内脏器官占体重的34%，安静时产热量为总产热量的56%，运动时为8%。肌肉、皮肤占体重的56%，安静时产热量为总产热量的18%，而运动时为90%。由此可知，机体安静时热量主要由身体内脏器官供应，其中肝脏是体内代谢旺盛的器官，因此产热量甚大，其温度比主动脉高0.4~0.8℃；劳动或运动时产热的主要器官是肌肉，机体剧烈运动时可使产热量增加40倍之多。

2. **机体产热的形式** 机体的热量主要来源于基础代谢、肌肉活动和食物的特殊动力效应等。

（1）基础代谢产热 指机体为维持基本的生命活动而分解营养物质时产生的热量，其中内脏器官和脑组织的产热量占基础代谢产热量的70%左右。

（2）肌肉活动产热 骨骼肌的随意运动可产生巨大的热量。运动时，骨骼肌的产热量是安静时的10~20倍。外界温度降低，此时机体可通过寒战来增加产热量，维持体热平衡，产热量可增加4~5倍。

（3）非寒战产热 非寒战产热又可理解为基础代谢产热的增强过程。此种产热以褐色脂肪组织的产热量最大，约占非寒战产热总量的70%。褐色脂肪细胞内含有丰富的线粒体和大量的中性脂肪小滴，当机体受寒冷、肌肉活动等因素刺激时，交感神经兴奋，引起细胞内的脂肪小滴在线粒体中氧化而快速产热。新生儿的肩胛部、颈部大血管周围以及胸骨背面等处存在褐色脂肪组织，且新生儿不能发生寒战，所以非寒战产热在新生儿体温调节中有重要意义。

（4）食物的特殊动力效应产热 见本章第一节。

3. **产热活动的调节** 神经-体液因素参与产热活动的调节。当机体处于寒冷环境或应激状态时，交感神经兴奋，可引起肾上腺髓质活动增强，释放肾上腺素和去甲肾上腺素使机体产热量迅速增加，但维持时间较短。寒冷刺激也可作用于下丘脑，通过下丘脑-腺垂体-甲状腺轴的活动，使甲状腺激素合成、释放增多，导致机体产热量明显增加。交感神经兴奋也可直接作用于甲状腺，促进甲状腺激素的分泌。甲状腺激素是体内调节产热活动最重要的体液因素，其特点是持续时间长但作用缓慢。此外，环境温度变化还可通过躯体运动神经改变骨骼肌的紧张性及其活动而调节产热过程。基础状态下的代谢产热主要是通过细胞代谢水平的调节而实现的。

（二）散热过程

1. 散热部位 人体各器官代谢产生的热量，由循环血液带到体表，通过皮肤将热量散发到体外，所以人体的主要散热部位是皮肤。当环境温度低于人体表层温度时，体热可通过辐射、传导和对流的方式散发到外界；当环境温度高于表层温度时，则通过蒸发方式来散发体热。此外，呼吸、排尿和排便也可散发一小部分热量。

2. 机体散热的方式 机体的散热方式主要有以下4种类型。

（1）辐射散热 辐射散热是指机体以热射线的形式将体热传给外界。当环境温度为21~25℃时，处于安静状态的人有60%的热量以辐射方式散发。皮肤与环境之间的温度差以及有效散热面积可影响辐射散热量。温度差越大，或是机体有效散热面积越大，辐射散热量就越多。

（2）传导散热 传导散热是指机体将热量直接传给同它接触的较冷物体。传导散热量取决于皮肤和接触物之间的温度差、接触物的导热性能和接触面积等。机体深部的热量以传导方式传到表层皮肤，再由皮肤直接传给同它接触的物体，如衣服或床等。由于此类物质都是热的不良导体，所以正常情况下，以传导散发的体热量并不大，仅占总散热量的3%左右。另外，人体脂肪的导热性能也很低，因此肥胖者由机体深部向表层传导的热量要少些。水的导热性能较好，所以穿潮湿的衣服不但会失去保温作用，而且会增加机体的散热量。临床上对高热患者可利用冰袋、冰帽等进行物理降温。

（3）对流散热 指通过冷热气体的流动来散发体热。人体周围总是围绕一薄层同皮肤接触的空气，人体把热量传给这一层空气，再由空气不断流动（对流）将体热持续地发散到空间。对流散热是传导散热的一种特殊形式，风速影响对流散热的效果。风速越大，对流散热量越大；相反，对流散热量越小。皮肤表层被衣服覆盖，不易实现对流，棉毛纤维间的空气不易流动，因此都有保温作用。

（4）蒸发散热 当外界气温等于皮肤温度时，机体以辐射、传导和对流方式散发的热量等于零。当外界气温高于皮肤温度时，机体不但不能以上述方式散热，反而以同样方式从外界吸收热量。此时，机体唯一有效的散热方式就是蒸发。蒸发散热是指体液的水分在皮肤和黏膜（主要是呼吸道黏膜）表面由液态转化为气态，同时带走大量热量。每蒸发1g水可带走2.44kJ热量，因此蒸发是非常有效的散热方式。人体蒸发散热可分为不感蒸发和发汗两种形式。

①不感蒸发：人即使在低温环境中，皮肤和呼吸道也不断有水分渗出而被蒸发掉，这种水分蒸发不容易被人们感觉到，称为不感蒸发。这种蒸发与汗腺活动无关，故又称为不显汗。在低于30℃的环境中，不感蒸发的水分相当恒定，为12~15g（$h \cdot m^2$）。人体24小时不感蒸发的水分约1000mL，其中通过皮肤组织间隙直接渗出而蒸发的水分为600~800mL，其余由呼吸道蒸发。当环境温度升高、人体运动增强或发热时，不感蒸发的水分增多；当环境温度降低或患者休克时，不感蒸发则减少。临床上给患者补液时应考虑到这部分液体流失。婴幼儿不感蒸发的速率高于成人，所以婴幼儿在缺水时，更容易出现严重脱水。

②发汗：汗腺主动分泌汗液的过程称为发汗，汗液的分泌和蒸发可以被人感觉到，故又称为可感蒸发，它是一种高效的散热方式。发汗速度受环境温度、劳动或运动强度的影响。在安静状态下，环境温度升高到30℃时人便开始发汗。如果空气湿度大，并且衣着较多，气温达25℃便可引起人体发汗。人进行劳动或运动时，即使环境温度低于20℃也可发汗，而且汗量往往较多。患先天性汗腺缺乏症或烧伤后大面积植皮的人，汗腺分泌功能障碍，因此在炎热环境中，体温可升高，甚至威胁生命。

3. 散热活动的调节 机体通过神经、体液机制调节皮肤血流量和发汗活动，使机体的散热量适应机体功能状态和环境温度的变化，以维持体热平衡。

（1）皮肤血流量的调节 当外界环境温度低于机体表层温度时，大部分体热可以通过辐射、传导和对流的方式散发到外界。其散热量多少取决于皮肤和环境之间的温度差，而皮肤温度则受皮肤血流量的控制。机体可通过交感神经系统的活动调节皮肤血管的口径，改变机体表层的血流量进而改变皮肤温度以增加或减少机体热量的散发。在寒冷环境中，交感神经紧张性增高，皮肤血管收缩，皮肤血流量剧减，温度降低，此时机体表层宛如一隔热器，散热量大大减少，起到防止体热散失的作用；而在高温环境中，交感神经紧张性降低，皮肤小动脉舒张，动-静脉吻合支开放，皮肤血流量增加，机体深部的热量被血流带到体表，使皮肤温度升高，此时机体表层犹如一散热器，散热作用明显增强，防止体温升高。

（2）发汗活动的调节 人体皮肤上有大汗腺和小汗腺，大汗腺仅分布于腋窝和阴部等处，而小汗腺则遍及全身皮肤。人体汗腺的分泌活动主要受交感胆碱能纤维支配，因此ACh（乙酰胆碱）能促进汗腺分泌，而阿托品阻断发汗。手掌、足底及前额等处的汗腺有一部分受肾上腺素能纤维支配。发汗是一种反射活动，控制发汗的反射中枢分布于自脊髓到大脑皮层的中枢神经系统中，而起主要作用的是下丘脑的发汗中枢，它可能位于下丘脑体温调节中枢中或其附近。由温热性刺激引起的汗腺分泌称为温热性发汗。引起温热性发汗的机制：①温热性刺激作用于皮肤温度感受器，通过交感神经系统反射性地引起发汗。②机体运动或处于炎热环境，外周血液温度升高，被加温的血液作用于下丘脑发汗中枢引起发汗。温热性发汗见于全身各部位，其生理意义是散发体热，参与体温调节。而精神紧张或情绪激动引起的发汗称为精神性发汗，主要见于手掌、足底及前额等部位，精神性发汗在体温调节中的作用不大，其中枢可能在大脑皮层运动区。上述两种类型的发汗并不是截然分开的，在运动或劳动时常同时出现。

三、体温调节

体温调节（thermoregulation）是指温度感受器感受体内、外环境温度的变化，通过体温调节中枢的活动，引起内分泌腺、骨骼肌、皮肤血管和汗腺等组织器官活动的改变，从而调整机体的产热和散热过程，使体温保持在相对恒定的水平。

（一）体温调节方式

1. 行为性体温调节 行为性体温调节是指机体在环境温度改变时，通过行为活动而采取的保温和降温措施。例如，人在炎热环境中，可以通过减少衣服、促进通风来增加散热；当气温下降、穿着又单薄时，人常常会通过拱肩缩背或跑步来减少散热增加产热。行为性体温调节是大脑皮层参与下的有意识的活动，是对自主性体温调节的补充。

2. 自主性体温调节 自主性体温调节是指在体温调节中枢的作用下，机体通过调节皮肤血流量、发汗以及寒战等方式来维持体温相对稳定。它是维持体温相对恒定的基础。

自主性体温调节过程是通过生物自动控制系统完成的。当感受器感知温度变化，通过有关传入通路把温度变化信息传送到下丘脑体温调节中枢，其传出信息控制产热器官以及散热装置的活动，从而改变机体的产热和散热过程，使体温维持在一个相对稳定的水平。

（二）温度感受器

温度感受器是指感受所在部分温度变化的特殊结构。根据温度感受器的存在部位可分为外周温度感受器和中枢温度感受器。

1. 外周温度感受器 外周温度感受器存在于人体皮肤、黏膜和内脏中，对温度变化敏感，包括冷、热两种感受器。这两种温度感受器分别感受外周温度变化，并将信息传至体温调节中枢。当局部温度升高时，热感受器兴奋；反之，局部温度下降时，冷感受器兴奋。一般来说，皮肤的冷感受器数量多于热感受器。皮肤温度感受器主要监测机体外周的温度变化，感受外环境中的冷刺激，以防止体温下降。通常在人体额部皮肤温度30℃左右引起冷觉，在35℃左右产生温觉。

内脏器官也分布温度感受器，实验表明，内脏温度升高时可引起明显的散热反应。

2. 中枢温度感受器　中枢温度感受器是指存在于中枢神经系统内对温度变化敏感的神经元，分为冷敏神经元和热敏神经元。动物实验中，对兔、猫或狗等的下丘脑前部进行加热或冷却，用电生理的方法记录下丘脑温度敏感神经元的单位放电。结果发现：一些神经元在局部脑组织温度升高时放电频率增加，称为热敏神经元；另一些神经元在局部脑组织温度降低时放电频率增加，称为冷敏神经元。冷敏神经元主要存在于脑干网状结构和下丘脑的弓状核中；在视前区－下丘脑前部（PO/AH）存在热敏神经元和冷敏神经元，但以前者居多。这两种温度敏感神经元对局部温度变化非常敏感，实验证明，局部脑组织温度仅变动0.1℃，神经元的放电动作就会发生。

研究发现，在脊髓和延髓中也存在温度敏感神经元，皮肤、脊髓和中脑的温度信息都会聚于延髓温度敏感神经元，并于PO/AH进行双向信息输送。脑干网状结构也有对局部温度变化发生反应的神经元，它接受来自皮肤及脊髓的温度，并向PO/AH传送温度信息。

（三）体温调节中枢

参与体温调节的神经元虽然分布于自脊髓到大脑皮层的广泛区域中，但在多种恒温动物分段切除脑的实验中观察到，只要保持下丘脑及以下神经结构完整，动物体温仍能保持正常。如果破坏下丘脑，动物则丧失维持体温相对恒定的能力，这说明调节体温的基本中枢位于下丘脑。体温调节过程涉及多方输入温度信息和多系统的传出反应，因此是一种高级的中枢整合作用。而PO/AH在体温调节中枢整合活动中居核心地位，其依据：①广泛破坏PO/AH后，与体温调节有关的产热和散热反应均明显减弱或消失。②PO/AH既能感受局部温度的变化，又是机体各部位的温度传入信息会聚及整合的部位。③致热原等化学物质能直接作用PO/AH的温度敏感神经元引起体温调节反应。④由PO/AH发出的整合性指令信息是广泛性的，可通过下述三条途径调节体温：一是通过交感神经系统的活动，调节皮肤血管的舒缩反应、发汗和非寒战产热；二是通过躯体神经引起行为性体温调节和骨骼肌紧张性的改变；三是通过甲状腺激素和肾上腺髓质激素的分泌来调节机体的代谢水平。

（四）体温调节机制

环境温度和体温的变化，可通过刺激不同的外周和中枢温度感受器，将信息传至大脑皮层和下丘脑体温调节中枢，整合后的传出冲动调节体内的代谢水平和产热、散热器官的活动，进而使机体的产热量和散热量达到新的动态平衡，保持体温的相对恒定。

对体温调节的自动控制机制目前多用调定点学说来解释。体温调节类似于恒温器的调节，PO/AH的温度敏感神经元是结构基础。为维持体温相对恒定设定的一个温度值（37℃），即体温调定点，该温度值决定着体温水平的高低。下丘脑体温调节中枢根据体温调定点进行产热和散热的调节，最终使体温达到调定点。当体温高于调定点时，热敏神经元兴奋性增强，机体产热减少，散热增多，使体温回落到调定点水平；当体温低于调定点时，冷敏神经元兴奋性增强，机体产热增加，散热减少，使体温升高到调定点水平。

当机体受到病原微生物感染时，致热原可作用于体温调节中枢，使调定点上移，高于正常体温（如39℃），此时体温调节中枢可加强产热，抑制散热，使患者体温上升到调定点，因此，患者发热初期会有寒战、畏寒的表现。

目标检测

答案解析

一、单项选择题

1. 机体最主要的能源物质是（　）

A. 糖　B. 脂肪　C. 磷酸肌酸　D. ATP　E. 蛋白质

2. 机体的直接供能物质是（　）

A. ATP　B. 磷酸肌酸　C. 氨基酸　D. 葡萄糖　E. ADP

3. 食物的特殊动力效应最大的食物是（　）

A. 糖　B. 脂肪　C. 蛋白质　D. 氨基酸　E. 水

4. 对机体能量代谢影响最大的因素是（　）

A. 环境温度　B. 肌肉活动　C. 精神活动　D. 食物的特殊动力效应　E. 食物的热价

5. 体温是指（　）

A. 舌下温度　B. 腋下温度　C. 机体皮肤的平均温度　D. 机体深部的平均温度　E. 直肠温度

6. 关于体温的正常变动的叙述，正确的是（　）

A. 麻醉药可使体温上升　B. 昼夜温度变化相差1.5℃左右　C. 女子排卵后体温常常下降　D. 儿童体温常低于成年人体温　E. 清晨2~6时体温最低，午后1~6时最高

7. 安静时机体的主要产热器官是（　）

A. 肝　B. 皮肤　C. 骨骼肌　D. 肺　E. 胃肠道

8. 人体的主要散热部位是（　）

A. 皮肤　B. 呼吸道　C. 泌尿道　D. 消化道　E. 腺体

9. 临床上对高热患者采用冰袋、冰帽降温，其散热方式是（　）

A. 不感蒸发散热　B. 传导散热　C. 对流散热　D. 蒸发散热　E. 辐射散热

10. 当环境温度升高到接近或高于皮肤温度时，机体散热的形式是（　）

A. 辐射　B. 传导　C. 对流　D. 辐射和对流　E. 蒸发

二、简答题

1. 简述人体体温的生理波动主要与哪些因素有关？
2. 用所学知识分析患者在发热前为何出现畏寒和寒战等症状？常见的退热药有哪些？

（李丛丛）

书网融合……

知识回顾　微课　习题

第八章 排 泄

PPT

学习目标

知识要求：

1. 掌握尿生成的基本过程；排泄、肾小球滤过率和滤过分数的概念；肾小球滤过的动力；影响肾小球滤过的因素；抗利尿激素和醛固酮的生理作用及其分泌的调节。

2. 熟悉肾的自身调节；肾小管对水、Na^+、HCO_3^-和葡萄糖等重要物质重吸收的部位、量；H^+、NH_3、K^+分泌的部位及机制。

3. 了解尿液的浓缩和稀释；血浆清除率的概念及其测定的意义；尿液及其排放。

技能要求：

学会应用所学知识解释水利尿和渗透性利尿的异同。学会应用所学知识分析临床常见尿糖、多尿和少尿的发生机制。

岗位情景模拟 7

1. 患者刘某，男性，11岁，进行性少尿8天，每天130~150mL，诊断为急性肾小球肾炎。
2. 患者王某，女性，27岁，产后大出血，出现少尿、无尿。
3. 患者李某，男性，36岁，肾结石坠入输尿管，出现无尿。

问题与思考

1. 急性肾小球肾炎为何出现无尿？
2. 王某出现少尿、无尿的原因是什么？
3. 李某出现无尿的原因是什么？

答案解析

第一节 概 述

一、排泄的概念与途径

机体将物质代谢的终产物、进入体内的异物及多余的物质，经血液循环由排泄器官排出体外的过程，称为排泄（excretion）。机体的主要排泄器官包括肾、呼吸道、消化器官及皮肤等。其中肾排出的代谢终产物的种类最多、数量最大，因此肾是体内最重要的排泄器官。

二、肾的功能

肾脏的功能：①排泄功能：通过生成尿液和排放尿液，清除机体内代谢终产物以及进入体内的异物，完成排泄功能。②维持内环境稳定：通过调节尿量及尿的理化性质，维持机体内的水、电解质及酸碱平衡，维持内环境稳定。③内分泌功能：肾也是一个内分泌器官，可以合成和释放肾素参与尿生成的调节，合成和释放促红细胞生成素调节红细胞的生成，肾的α-羟化酶可使25-羟维生素D_3转化为1,25-二羟维生素D_3，调节血钙水平。肾还合成激肽、前列腺素等活性物质，参与局部或全身血管活动的调节。本章主要阐述肾的排泄功能。

第二节　肾脏的结构及其血液循环特征

一、肾脏的结构

（一）肾单位和集合管

肾单位是肾的结构和功能单位，人一侧肾约有100万个肾单位。肾单位是由肾小体和肾小管组成的（图8-2-1）。肾小体由肾小球和肾小囊组成。肾小球是由入球小动脉（$A_{入}$）反复分支吻合形成的一团毛细血管球，毛细血管球最后汇合为出球小动脉（$A_{出}$）。肾小囊为肾小管起始部的杯状凹陷，分脏、壁二层，二层之间的囊状间隙为肾小囊腔。壁层（外层）为单层扁平上皮，与肾小管上皮细胞相延续。脏层（内层）的上皮细胞形态特殊，包在肾小球毛细血管外面，称为足细胞。肾小管由近端小管、髓袢细段、远端小管三段构成。近端小管与肾小囊腔续接，包括近曲小管和髓袢降支粗段。髓袢细段由降支细段和升支细段构成。远端小管包括髓袢升支粗段和远曲小管，远曲小管末端与集合管相连。集合管全长20~38mm，分弓形集合管、直集合管和乳头管。肾单位是尿生成的结构基础。集合管不包括在肾单位内，但在尿生成和尿的浓缩和稀释过程中发挥重要作用。

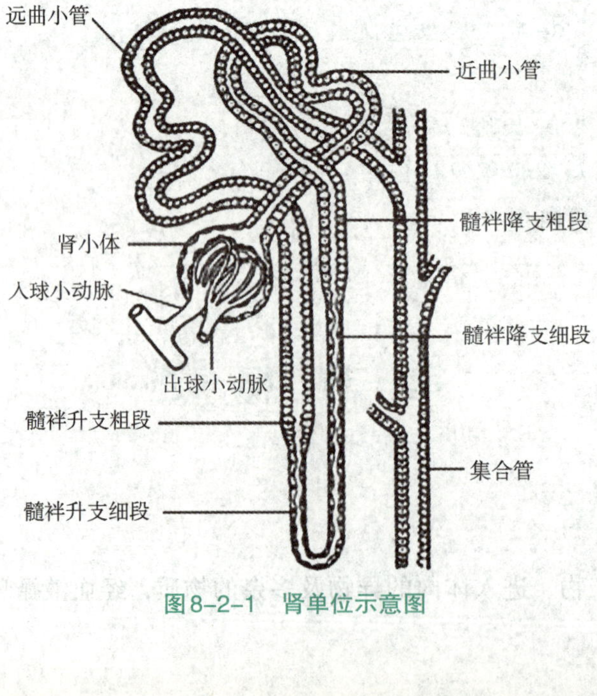

图8-2-1　肾单位示意图

按其所在部位不同，肾单位分为皮质肾单位与近髓肾单位。肾的皮质肾单位占85%~90%，近髓肾单位较少，只占10%~15%，皮质肾单位和近髓肾单位见表8-2-1。

表8-2-1 皮质肾单位和近髓肾单位

	皮质肾单位	近髓肾单位
数量	多（85%~90%）	少（10%~15%）
肾小球体积	较小	较大
小动脉口径	$A_{入}$∶$A_{出}$=2∶1	$A_{入}$≤$A_{出}$
髓袢长度	短，只达外髓层	长，深入内髓，甚至达乳头部
$A_{出}$分支	形成毛细血管，分布于皮质部的肾小管周围	形成U形直小血管
肾素含量	多	几乎没有
功能	生成尿液	参与尿的浓缩与稀释

（二）球旁器

球旁器又称近球小体，包括球旁细胞、致密斑和球外系膜细胞（图8-2-2）。球旁细胞是近肾小体的入球小动脉管壁平滑肌细胞分化而成的上皮样细胞，胞质内有分泌颗粒，颗粒内有肾素。它是一种蛋白水解酶，可使血浆中血管紧张素原转变成血管紧张素Ⅰ。致密斑是由靠近肾小球处的髓袢升支粗段上皮细胞变高变密形成的，能感受小管液中Na^+浓度的变化。球外系膜细胞是指存在于入球小动脉、出球小动脉和致密斑之间的一群细胞，具有吞噬和收缩功能。

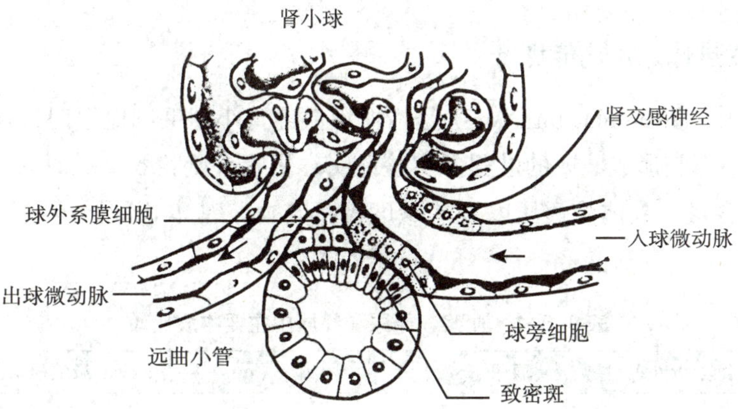

图8-2-2 肾小球以及球旁器结构示意图

二、肾脏血液循环的特点

（一）肾血液循环的特点

1. **血流量大** 肾是体内血液供应最丰富的器官，两肾仅占体重的5%，安静时两肾的血流量为心输出量的20%~25%，达1200mL/min。肾脏的高血流量能满足其排泄功能的需要。

2. **肾血流量分布不均匀** 流经肾脏的血液中，94%流向肾皮质，5%~6%供应外髓，其余不到1%供应内髓。肾小体位于肾皮质，是肾小球滤过的部位，流经肾的血液大多数供给肾皮质，有利于肾小球滤过。

3. 有两套毛细血管网　肾脏内存在两套毛细血管网，即肾小球毛细血管网和肾小管周围毛细血管网。肾动脉入肾后经数次分支形成入球小动脉，入球小动脉分支并相互吻合形成肾小球毛细血管网，为第一套毛细血管网，然后汇集成出球小动脉，离开肾小体。出球小动脉再次分支形成肾小管周围毛细血管网，也就是第二套毛细血管网，再汇合成小静脉，最终汇集形成肾静脉离开肾。由于入球小动脉口径是出球小动脉的2倍，因此肾小球毛细血管网的血压高，有利于肾小球的滤过；肾小管周围毛细血管的血压低，血浆胶体渗透压高，有利于肾小管的重吸收。

（二）肾血流量的调节

肾血流量的调节包括自身调节、神经调节和体液调节。通常情况下，肾血流量主要靠自身调节来维持相对稳定，肾动脉灌注压在80~180mmHg范围内变动时，肾血流量保持相对稳定，称为肾血流量的自身调节。但在一些生理因素如剧烈活动等和病理因素如大失血等情况下，则通过交感神经及肾上腺素等神经、体液调节，使全身血液重新分配，肾血流量减少，滤过率降低，尿量减少。

第三节　尿的生成过程

尿是在肾脏生成的，其过程包括肾小球的滤过、肾小管和集合管的重吸收以及肾小管和集合管的分泌三个环节。

一、肾小球的滤过作用

（一）肾小球的滤过作用及功能评价

肾小球的滤过作用（glomerular filtration）是指血液流经肾小球毛细血管时，血浆中的水和小分子溶质透过滤过膜进入肾小囊腔形成原尿的过程。实验证明，从肾小囊腔取出的原尿，除了蛋白含量极微之外，各种晶体物质的含量、晶体渗透压以及酸碱度等都与血浆基本相同，可见，原尿是血浆的超滤液（表8-3-1）。

表8-3-1　血浆、原尿和终尿中主要物质比较

成分	血浆（g/L）	原尿（g/L）	终尿（g/L）	浓缩倍数	重吸收率（%）
水					99
蛋白质	80.0	微量	0	0	100
葡萄糖	1.0	1.0	0	0	100
Na^+	3.3	3.3	3.5	1.1	99
K^+	0.2	0.2	1.5	7.5	94
Cl^-	3.7	3.7	6.0	1.6	99
碳酸根	1.5	1.5	0.07	0.05	99
磷酸根	0.03	0.03	1.2	40.0	67
尿素	0.3	0.3	20.0	67.0	45
尿酸	0.02	0.02	0.5	25.0	79
肌酐	0.01	0.01	1.5	150.0	0
氨	0.001	0.001	0.4	400.0	0

单位时间内（每分钟）两肾生成的原尿量称为肾小球滤过率（glomerular filtration rate，GFR）。正常成年人肾小球滤过率约为125mL/min，每昼夜两肾生成的原尿量可达180L。临床上常用肾小球滤过率来评价肾功能的损伤程度。肾小球滤过率和每分钟肾血浆流量的比值称为滤过分数（filtration fraction）。若肾血浆流量为660mL/min，则滤过分数约为19%。这表明当血液流经肾时，约有1/5的血浆由肾小球滤过到肾小囊腔中形成原尿。

（二）肾小球滤过的结构基础——滤过膜

1．滤过膜的组成 肾小球滤过膜是由毛细血管内皮细胞、基膜和肾小囊上皮细胞等三层结构组成的。肾小球毛细血管内皮细胞间有许多小孔，直径为50~100nm，称为窗孔。水和小分子溶质（如各种离子、尿素、葡萄糖及小分子蛋白质）可以自由通过，但血细胞不能通过。基膜层是由水合凝胶形成的纤维网结构，基膜上有直径4~8nm的网孔，允许水和部分溶质通过，是阻止血浆蛋白滤过的重要屏障。肾小囊上皮细胞具有足突，相互交错的足突之间形成滤过裂隙，裂隙表面覆盖着一层滤过裂隙膜，膜上有直径4~14nm的孔，可限制蛋白质的通过，它是滤过的最后一道屏障。以上三层结构中的微孔组成了滤过膜的机械屏障。由于基膜上的微孔直径最小，一般认为它是滤过膜机械屏障的主要部分。同时在滤过膜的各层，均覆盖着一层带负电荷的糖蛋白，这些物质起着电学屏障的作用。

2．滤过膜的通透性 分子量大小及所带电荷的性质决定着物质通过滤过膜的能力。一般而言，凡分子量小于69000、有效半径小于2.0nm的带正电荷或中性电荷物质均可被自由滤过，如水、Na^+、尿素、葡萄糖等；分子量小于69000、有效半径大于4.2nm的物质不能滤过；而有效半径在2.0~4.2nm之间的各种物质，则随有效半径增大滤过能力逐渐降低。一般物质分子量为70000作为肾小球滤过的界限，分子量大于70000的物质完全不能滤过。尽管血清中血浆白蛋白分子量为69000，有效半径只有3.6nm，但因其带负电荷，故不能通过电学屏障；而Cl^-、HCO_3^-、HPO_3^-和SO_4^{2-}等虽然带负电荷，但因有效半径很小，故容易通过滤过膜。滤过膜对物质通过所具有的这种高度选择性，对原尿的成分起着决定性作用。

（三）滤过的动力——有效滤过压

有效滤过压（effective filtration pressure，EFP）是肾小球滤过的直接动力，与组织液的生成类似。促使肾小球滤过的动力包括肾小球毛细血管血压和肾小囊内超滤液的胶体渗透压，但是超滤液中蛋白质含量极少，胶体渗透压可忽略不计。阻止肾小球滤过的力是血浆胶体渗透压和肾小囊内压。因此，它涉及三种力量（图8-3-1），即肾小球有效滤过压＝肾小球毛细血管血压－(血浆胶体渗透压＋肾小囊内压)。

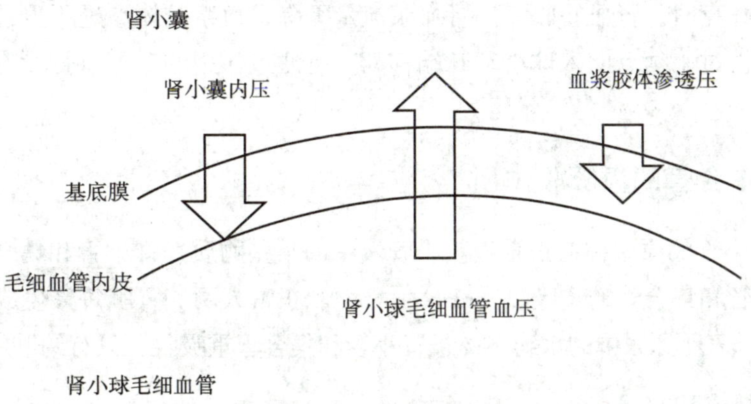

图8-3-1 肾小球有效滤过压示意图

用微穿刺技术发现在入球小动脉端和出球小动脉端毛细血管血压几乎相等，约为45mmHg，肾小囊内压恒定，约为10mmHg。因此，肾小球毛细血管不同部位有效滤过压的大小，主要取决于血浆胶体渗透压的变化。血液自入球小动脉端向出球小动脉端流动的过程中，随着水分子和晶体物质不断被滤出，血浆胶体渗透压不断升高，有效滤过压则逐渐降低。当血浆胶体渗透压升高达35mmHg时，有效滤过压降为零，则滤过停止，称为滤过平衡。因此，尽管肾小球毛细血管全长都具有滤过功能，但从入球小动脉端向出球小动脉端移行过程中，只有有效滤过压为零之前的一段毛细血管才产生滤过作用。

（四）影响肾小球滤过的因素

1. 有效滤过压 肾小球毛细血管血压、血浆胶体渗透压和肾小囊内压中任何一个因素发生改变，都会影响有效滤过压的高低，进而改变肾小球滤过率。

（1）肾小球毛细血管血压　由于肾血流量具有自身调节机制，当动脉血压在80~180mmHg范围内变动时，肾小球毛细血管血压保持相对稳定，肾血流量保持相对恒定，从而使肾小球滤过率基本不变。但当动脉血压降低到80mmHg以下时，则超出了肾血流自身调节的范围，肾小球毛细血管血压降低，有效滤过压降低，肾小球滤过率下降。机体大出血时，全身血压显著降低，肾小球毛细血管血压降低，有效滤过压降低，可出现尿量减少或无尿的现象。

（2）血浆胶体渗透压　机体在正常情况下，血浆胶体渗透压不会大幅度变动。但当血浆蛋白浓度降低时，血浆胶体渗透压降低，有效滤过压升高，肾小球滤过率上升。某些疾病可导致血浆蛋白浓度明显下降，或因静脉输入大量生理盐水时，血浆蛋白被稀释导致胶体渗透压下降，有效滤过压升高，肾小球滤过率上升。

（3）肾小囊内压　肾小囊内压是对抗肾小球滤过的因素。在正常情况下，肾小囊内压是比较稳定的。当肾盂或输尿管结石、腹膜后肿物压迫输尿管或其他原因导致尿路阻塞时，因肾小囊内液体流出不畅使肾小囊内压升高，有效滤过压降低，肾小球滤过率下降。

2. 滤过膜的面积和通透性 肾小球毛细血管总面积在1.5m^2以上，正常生理情况下，滤过膜的面积和通透性保持稳定。但病理情况下，如急性肾小球肾炎时，因肾小球毛细血管的管腔变窄，使有效滤过面积减少，肾小球滤过率降低，可导致少尿甚至无尿。另外，滤过膜上带负电荷的糖蛋白减少时，由于电学屏障减弱，滤过膜通透性加大，血浆蛋白质滤出，可出现蛋白尿，甚至血尿。

3. 肾血浆流量 肾血浆流量通过改变滤过平衡点的位置使有效滤过面积发生改变，进而影响肾小球滤过率。肾血浆流量增加时，肾小球毛细血管内血浆胶体渗透压升高的速度和有效滤过压下降的速度均变慢，滤过平衡点向出球小动脉端移动，产生滤过作用的毛细血管长度增加，使有效滤过面积增大，肾小球滤过率升高。休克时，肾血管收缩，肾血浆流量下降，血浆胶体渗透压上升的速度和有效滤过压下降的速度均加快，滤过平衡点向入球小动脉端移动，有滤过作用的毛细血管段变短，有效滤过面积减少，肾小球滤过率降低。

二、肾小管、集合管的重吸收作用

从肾小囊流入肾小管的原尿称为小管液。小管液中的某些物质经肾小管和集合管上皮细胞转运进入血液的过程称为肾小管和集合管的重吸收（reabsorption）。正常人两侧肾脏每天生成的原尿量达180L，而终尿量仅为1.5L左右，表明原尿中的水约99%被肾小管和集合管重吸收，只有约1%的水被排出体外。

（一）重吸收的部位和方式

1. 重吸收部位 肾小管和集合管各段都具有重吸收的功能，但近端小管重吸收的物质种类最多、数量最大，是重吸收的主要部位。远端小管和集合管对水和钠的重吸收可根据机体需要进行调节，对维持机体的水、电解质及酸碱平衡具有重要意义。

2. 重吸收方式 重吸收的本质是跨膜物质转运，其方式分为被动重吸收和主动重吸收。被动重吸收包括单纯扩散、易化扩散和渗透。主动重吸收包括原发性主动转运和继发性主动转运两种。肾小管上皮细胞膜上的质子泵、钠泵和钙泵通过原发性主动转运方式分泌H^+，重吸收Na^+和Ca^{2+}；而Na^+–葡萄糖同向转运体、Na^+–氨基酸同向转运体、Na^+–$2Cl^-$–K^+同向转运体、Na^+– H^+交换体、Na^+– K^+交换体等通过继发性主动转运方式转运相应的物质。

重吸收的途径主要是跨细胞途径，其次是细胞旁途径。小管液内的溶质进入肾小管和集合管上皮细胞内，再通过基底膜进入组织间隙，称为跨细胞途径。小管液中的溶质直接通过管腔膜的紧密连接进入细胞间隙被重吸收，称为细胞旁途径。

（二）重吸收的特点

1. 选择性 肾小管和集合管对各种物质的重吸收具有选择性。原尿中的水约99%以上被重吸收；葡萄糖和氨基酸几乎全部被重吸收；Na^+、K^+、HCO_3^-等可大部分被重吸收；尿素和磷酸根等可部分被重吸收；肌酐等代谢产物和进入体内的异物（如药物）则不被重吸收。

2. 有限性 由于肾小管上皮细胞的结构（如转运体的数量有限），使得肾小管对某些物质的重吸收具有一定的限度。例如，当原尿中葡萄糖含量过多时就不能完全被重吸收而排出体外，产生尿糖。

（三）几种重要物质的重吸收

1. NaCl和水的重吸收 小管液中的Na^+、Cl^-和水99%以上被重吸收，其中65%~70%的Na^+、Cl^-和水在近端小管被重吸收，约20%的NaCl和约15%的水在髓袢被重吸收，约12%的Na^+、Cl^-和一定量的水在远曲小管和集合管被重吸收。

（1）近端小管的重吸收 Na^+在近端小管前半段主要与HCO_3^-、葡萄糖和氨基酸一起主动重吸收；在近端小管后半段，Na^+则与Cl^-一起被动重吸收。水则是随着NaCl等溶质的重吸收而被动重吸收。

在近端小管前半段，Na^+、Cl^-和水的重吸收机制：①Na^+与葡萄糖、氨基酸的转运及H^+的分泌相耦联进入肾小管上皮细胞。小管液中的Na^+经过管腔膜上的Na^+– H^+逆向转运和Na^+–葡萄糖或氨基酸的同向转运，顺电化学梯度通过管腔膜进入肾小管上皮细胞内。②进入上皮细胞内的Na^+则被细胞管周膜和基底膜上的钠泵泵至细胞间隙。③进入细胞内的Na^+被不断泵入细胞间隙，造成细胞间隙内的Na^+浓度升高，其渗透压也随之升高，此时小管液内的水通过渗透作用进入细胞间隙。④在细胞间隙靠近管腔膜一侧存在着紧密连接，当Na^+和水的进入导致细胞间隙内的静水压增加，促使Na^+和水通过基膜进入相邻的管外毛细血管而被重吸收。部分Na^+和水也可能通过紧密连接回漏到小管腔内，因此，在近端小管，Na^+的重吸收量等于主动重吸收量减去回漏量。

在近端小管后半段，由于近端小管后半段小管液中的Cl^-浓度较高，Cl^-主要通过细胞旁途径顺浓度梯度被动重吸收。Cl^-重吸收后，使管腔两侧出现电位差，驱使Na^+顺电位梯度经细胞旁途径被动重吸收。因此，在近端小管后半段NaCl的重吸收都是被动的。又因Na^+、Cl^-、葡萄糖与氨基酸等物质重吸收后使细胞间液渗透压升高，水顺渗透压差经跨细胞和细胞旁途径进入组织间液，再进入血液。因此，近端小管对水的重吸收是通过渗透作用完成的。流过近端小管后的小管液仍为等渗液，此段物质的重吸收是等渗重吸收。

（2）髓袢细段 髓袢降支细段对NaCl不通透，对水通透性高，随着水的重吸收，小管液NaCl浓度不断增大，渗透压逐渐升高。髓袢升支细段对水不通透，但对Na^+和Cl^-的通透性高，于是Na^+和Cl^-不断顺浓度梯度被动重吸收，使小管液渗透压逐渐降低。

（3）髓袢升支粗段　该段对NaCl的重吸收在尿的稀释和浓缩机制中具有重要意义。在髓袢升支粗段的管腔膜上存在Na^+-K^+-$2Cl^-$同向转运体，该转运体可将小管液中一个Na^+、一个K^+和两个Cl^-同向转运入上皮细胞内。进入细胞的Na^+通过细胞基底侧膜钠泵泵至组织间液，Cl^-顺浓度梯度经管周膜上的Cl^-通道进入组织间液，而K^+则顺浓度梯度经管腔膜返回管腔内，再与同向转运体结合，继续参与Na^+-K^+-$2Cl^-$同向转运。由于Cl^-进入组织间液，K^+返回管腔内，因此管腔内出现正电位，它可使管腔液中的Na^+顺电位梯度经细胞旁途径进入组织间液而被重吸收。呋塞米（速尿）和依他尼酸（利尿酸）等利尿剂的利尿原理，即通过抑制管腔膜上Na^+、K^+、Cl^-转运体的功能，使髓袢升支粗段Na^+、Cl^-重吸收减少，渗透压升高，水重吸收减少，导致尿量增多。

（4）远曲小管和集合管　Na^+和水在远曲小管和集合管的重吸收分别受抗利尿激素和醛固酮的调节，称调节性重吸收。而肾小管其余各段对Na^+和水的重吸收与机体是否存在Na^+、水不足或过剩无直接关系，称为必然性重吸收。

2. K^+的重吸收　小管液中的K^+约94%被重吸收，其中65%~70%由近端小管重吸收，25%~30%被髓袢升支粗段重吸收。远曲小管和集合管既可重吸收K^+，也可分泌K^+。终尿中的K^+主要是由远曲小管和集合管分泌的。K^+的重吸收是一个逆电化学梯度进行的主动转运过程。

3. HCO_3^-的重吸收　约80%由近端小管重吸收。HCO_3^-不易透过管腔膜，近端小管重吸收HCO_3^-是以CO_2的形式进行的。小管液中的HCO_3^-与上皮细胞分泌的H^+（Na^+-H^+交换）结合生成H_2CO_3，后者迅速分解为CO_2和水，脂溶性强的CO_2，迅速扩散进入细胞，在细胞内碳酸酐酶（carbonic anhydrase，CA）催化下，CO_2又与H_2O结合生成H_2CO_3，后者再解离成H^+和HCO_3^-，H^+通过Na^+-H^+交换分泌到小管液中，HCO_3^-则与Na^+一起转运入血（图8-3-2）。如果滤过的HCO_3^-量超过了分泌的H^+，HCO_3^-就不能全部被重吸收，便随尿排出体外。可见肾小管上皮细胞分泌一个H^+就可重吸收一个HCO_3^-和一个Na^+回血，这在体内酸碱平衡的调节中起重要作用。

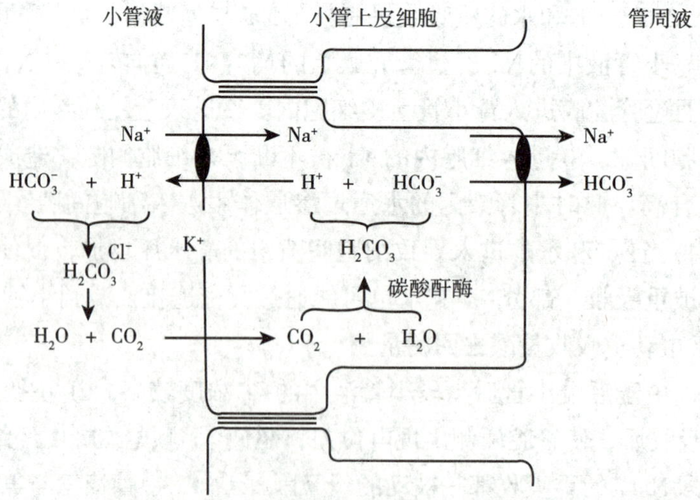

图8-3-2　肾小管细胞重吸收HCO_3^-示意图

4. 葡萄糖的重吸收　肾小管液中的葡萄糖全部在近端小管（主要在近端小管的前半段）重吸收，属于继发性主动重吸收。管腔膜上存在同时转运葡萄糖和Na^+的同向转运体，小管液中葡萄糖和Na^+与同向转运体结合后，能迅速地转运至细胞内，这种转运方式称为同向转运。进入细胞内的葡萄糖，再通过易化扩散的方式透过管周膜重吸收入血。近端小管对葡萄糖的重吸收有一定的限度，当血糖浓度为160~180mg/100mL时，有一部分肾小管对葡萄糖重吸收能力已达到极限，小管液中的葡萄糖已不能全部被重吸收，此时终尿中可出现葡萄糖，称为尿糖。尿中刚开始出现葡萄糖时的最低血糖浓度，称为肾糖阈（renal glucose threshold）。当血糖浓度继续升高，尿中葡萄糖含量也随之增加。所有近端小管的上皮细胞对葡萄糖的吸收均达到极限（转运体全部饱和）时，两侧肾的全部近端小管在单位时间内重吸收葡萄糖的最大量，称为葡萄糖的吸收极限量。正常人两侧肾对葡萄糖的吸收极限量，男性为20.95mmol/min，女性为16.78mmol/min。

5. 其他物质的重吸收 小管液中氨基酸等物质的重吸收与葡萄糖的重吸收机制相同，只是转运体不同。部分尿酸在近端小管重吸收。大部分的Ca^{2+}、Mg^{2+}在髓袢升支粗段重吸收。滤过液中微量蛋白质则通过肾小管上皮细胞的胞饮作用而被重吸收。

三、肾小管、集合管的分泌

肾小管和集合管上皮细胞将自身代谢所产生的物质排放到小管液中的过程，称为肾小管和集合管的分泌；排泄是指肾小管和集合管上皮细胞将来自血浆中的某些物质排入小管腔的过程。通常分泌和排泄无严格界限，一般统称为分泌。分泌的主要物质有H^+、NH_3、K^+，以及尿酸和肌酐等。

（一）H^+的分泌

肾小管和集合管的上皮细胞都能分泌H^+，但主要由近端小管分泌。在小管上皮细胞内有碳酸酐酶，细胞代谢或进入细胞内的CO_2，在碳酸酐酶的催化下，与H_2O结合生成H_2CO_3，H_2CO_3解离为H^+和HCO_3^-。在分泌H^+的同时，小管液中的Na^+扩散进入细胞内，称为H^+–Na^+交换。通过H^+–Na^+交换，H^+被小管上皮细胞分泌到管腔中，小管液中的Na^+扩散进入细胞内，Na^+再借助Na^+泵主动转运至组织液而进入血液，与此同时，细胞内的HCO_3^-也顺电化学梯度随Na^+一起进入血液，形成$NaHCO_3$。肾小管和集合管分泌H^+的作用对维持体内酸碱平衡有着非常重要的意义。

H^+分泌的生理意义：①排酸保碱，肾小管上皮细胞每分泌1个H^+，可重吸收1个Na^+和1个HCO_3^-回到血液。②酸化尿液，在远端小管，分泌的H^+与HPO_4^{2-}结合生成$H_2PO_4^-$，增加尿液中的酸度。③促进氨的分泌。

（二）NH_3的分泌

由远曲小管和集合管分泌的NH_3是其上皮细胞内谷氨酰胺脱氨基生成的。NH_3是脂溶性物质，可以透过细胞膜自由扩散入小管腔。NH_3的分泌取决于小管液的酸碱度，具有易从pH高到pH低的一侧扩散的特性。分泌到小管液中的NH_3与H^+结合成NH_4^+。NH_4^+为水溶性物质，不易透过细胞膜，它与小管液中强酸盐（如NaCl）的负离子（如Cl^-）结合成铵盐（如NH_4Cl）随尿排出；而强酸盐的正离子（如Na^+）可与H^+交换，并与HCO_3^-结合在一起被转运回血液。NH_3和H^+的分泌相互促进，NH_3的分泌可促进H^+的分泌，因此，NH_3的分泌具有排酸保碱，维持体内酸碱平衡的作用。

（三）K^+的分泌

原尿中的K^+绝大部分在近端小管已被重吸收，终尿中的K^+主要是由远曲小管和集合管所分泌的。K^+的摄入量与排出量是保持平衡的。K^+的分泌与Na^+的重吸收有密切关系，Na^+被主动重吸收后，使肾小管内外电荷分布不平衡，促使K^+从组织间隙向小管腔内扩散，这一现象称为K^+–Na^+交换。由于远曲小管和集合管分泌H^+和K^+，都与Na^+进行交换，因此，H^+–Na^+交换与K^+–Na^+交换之间存在着竞争抑制现象。当机体酸中毒时，肾小管上皮细胞内碳酸酐酶活性增强，H^+生成增加，使H^+-Na^+交换增多，K^+-Na^+交换减少，导致血K^+升高，出现高钾血症；反之，高钾血症可导致酸中毒。

（四）其他物质的排泄

代谢产物如尿酸、肌酐、尿素等，既能从肾小球滤过，又能由肾小管和集合管排泄。若血中肌酐含量增加，多提示肾功能受损。如尿酸排泄减少或重吸收过多，使血浆中尿酸含量过高，引起痛风。此外，进入体内的酚红、青霉素等药物也主要通过近端小管排入管腔，然后排出体外。临床常用酚红排泄试验来判断肾小管和集合管的排泄功能是否正常。

第四节 尿液的浓缩与稀释

尿液的浓缩和稀释是以尿的渗透压与血浆渗透压相比较而言。原尿的渗透压与血浆渗透压基本相同。终尿量减少，尿中溶质浓度升高，尿液渗透压高于血浆渗透压，称为高渗尿，表明尿液被浓缩。终尿量增多，尿中溶质浓度降低，尿液渗透压低于血浆渗透压，称为低渗尿，表明尿液被稀释。尿液的渗透压与血浆渗透压相同，称为等渗尿。正常血浆渗透压约为300mOsm/L，而终尿的渗透压可在50~1200mOsm/L范围内变动，其高低与机体内的水平衡状况有关。当机体缺水时，排出高渗尿，尿液被浓缩；机体内水分过多时，排出低渗尿，尿液被稀释。因此，一般用尿液渗透压来判断肾脏对尿液浓缩和稀释的能力。当肾实质遭到破坏时，肾脏对尿液的浓缩和稀释能力丧失，不管机体处于缺水还是水分过多状态，排出的总是等渗尿。

一、肾髓质渗透压梯度的形成

（一）外髓部渗透压梯度的形成

在外髓部，由于髓袢升支粗段对Na^+主动重吸收和对Cl^-继发性主动重吸收，而对水却不易通透，故随着NaCl不断被主动重吸收进入周围组织液，升支粗段小管液中NaCl浓度和渗透压逐渐降低，而升支粗段周围组织液中的渗透压则升高，形成外髓部高渗状态和渗透压梯度。

（二）内髓部渗透压梯度的形成

内髓部高渗状态和渗透压梯度主要是由尿素的再循环和NaCl的重吸收共同形成的。髓袢升支粗段、远曲小管、皮质和外髓部的集合管对尿素不易通透，而集合管对水易通透，由于水被重吸收，致使小管液中尿素浓度逐渐升高。集合管内髓部对尿素具有良好通透性，当小管液流经内髓时，尿素顺浓度梯度扩散进入内髓部组织液，使内髓部渗透压升高；由于髓袢升支细段对尿素也有一定的通透性，所以内髓部组织液中的尿素扩散进入髓袢升支细段，再流经髓袢升支粗段、远曲小管、皮质部和外髓部的集合管，到达内髓部集合管时重吸收到内髓部组织液，形成了尿素再循环。尿素再循环有助于内髓部高渗透压梯度的形成和加强。此外，小管液流经髓袢升支细段时，此段对水不易通透，对NaCl具有较强的通透性，NaCl顺浓度梯度扩散到内髓组织液，内髓部组织液的渗透压升高。

二、肾髓质渗透压梯度的保持

肾髓质高渗状态和渗透压梯度的维持有赖于直小血管的逆流交换作用。当血液流经直小血管降支时，周围的组织液是高渗透压，所以水进入了肾髓质，尿素和NaCl进入血管。到达直小血管降支顶点转折处时，血中的尿素和NaCl的浓度达到最高值。当血液流经直小血管升支时，由于直小血管升支内渗透压高于同一水平的组织液，故组织液中的水进入直小血管升支，同时，直小血管升支中的NaCl和尿素则扩散到组织液，并由组织液再进入直小血管降支，形成NaCl和尿素在直小血管升支和降支间的循环。通过这一循环，既保留了肾髓质的溶质，又运走了水分，从而维持了肾髓质部高渗状态和高渗梯度。

三、尿液的浓缩与稀释过程

尿液的浓缩与稀释主要发生在远曲小管和集合管，受抗利尿激素的调节，远曲小管和集合管对水重吸收量的改变是尿液浓缩和稀释的基础。

当机体内水分过多，或饮大量清水时，抗利尿激素合成和释放减少，远曲小管和集合管对水的通透性降低，对水的重吸收量减少，尿量增加，形成低渗尿，尿液被稀释；在失水或禁水等情况下，抗利尿激素合成和释放增多，远曲小管和集合管对水的通透性增加，对水的重吸收量增加，尿量减少，形成高渗尿，尿液被浓缩。

知识拓展

肾主水，是指肾有主持和调节人体水液代谢的功能。肾主水主要是通过其升清降浊作用来实现的。一是能将被脏腑组织利用后归于肾的水液，再进行升清，即把有用的水液，重新吸收上输到肺，再由肺输布至全身；二是将无用的浊液下输膀胱，排出体外。肾主水功能失调，可出现水液代谢障碍的病变。如水液潴留可见水肿、尿少；肾阳不足，不能助膀胱气化排尿，可见尿频、尿失禁等症状。

第五节　尿生成的调节

机体对尿生成的调节，主要通过影响肾小球的滤过及肾小管和集合管的重吸收，改变尿液的成分和量，从而保持机体内环境相对稳定。影响肾小球滤过的有关内容已在前文叙述，本节主要讨论肾小管和集合管重吸收的调节，包括神经调节、体液调节和自身调节。

一、神经调节

在安静情况下，神经系统对正常机体尿生成的影响较小。在大失血、腹泻、血压下降、剧烈运动等情况下，交感神经兴奋，去甲肾上腺素释放增加，通过以下几个方面的作用使尿量生成减少：①入球小动脉和出球小动脉收缩，但前者收缩的程度大于后者，肾小球毛细血管血流量减少，毛细血管血压下降，有效滤过压降低，肾小球滤过率减少。②刺激近球小体中的球旁细胞释放肾素，最终使醛固酮生成增多，肾小管对Na^+和水的重吸收增多。③促进近端小管和髓袢上皮细胞对Na^+、HCO_3^-、Cl^-和水的重吸收。

二、体液调节

（一）抗利尿激素

1. 抗利尿激素的合成及作用　抗利尿激素是由下丘脑视上核（主要）和室旁核神经细胞合成的，

经下丘脑-神经垂体束运送到神经垂体贮存。其生理作用是提高远曲小管和集合管上皮细胞对水的通透性，增加远曲小管和集合管对水的重吸收量，使尿量减少，起抗利尿作用。

2. 抗利尿激素分泌的调节 抗利尿激素释放的多少，主要取决于血浆晶体渗透压和循环血量的变化。当血浆晶体渗透压升高，循环血量减少，可增加抗利尿激素的合成和释放，反之，则抑制其合成和释放。

（1）血浆晶体渗透压 血浆晶体渗透压的改变是影响抗利尿激素合成及释放的最主要因素。下丘脑视上核及其附近存在着渗透压感受器，对血浆晶体渗透压，尤其对NaCl的变化非常敏感。当大量出汗、严重呕吐、大面积烧伤或腹泻等引起机体缺水或NaCl物质摄入过多时，血浆晶体渗透压升高，对渗透压感受器刺激加强，抗利尿激素合成、释放增加，远曲小管和集合管对水的重吸收增多，尿量减少。当大量饮水后，血浆晶体渗透压降低，对渗透压感受器刺激减弱，抗利尿激素合成、释放减少，远曲小管和集合管对水的重吸收减少，尿量增多。大量饮清水后引起尿量增多的现象，称为水利尿。

知识拓展

正常人一次饮入清水1L后，30分钟时尿量便开始增加，1小时末尿量达到最高峰，此后尿量逐渐减少，一般在第3小时，尿量恢复至饮水前正常水平。但如饮生理盐水，由于血浆晶体渗透压不发生改变，不出现上述大量饮清水后的明显尿量变化，因此大量出汗后宜饮用淡盐水。

（2）循环血量 循环血量的改变通过刺激容量感受器影响抗利尿激素的分泌。在左心房及胸腔大静脉处存在着容量感受器，当循环血容量增加时，容量感受器受扩张刺激而兴奋，经迷走神经传入中枢，反射性抑制抗利尿激素的合成与释放，远曲小管和集合管对水的重吸收减少，尿量增多。当大量失血造成循环血容量减少时，对容量感受器的刺激减弱，传入冲动减少，抗利尿激素合成及释放增加，使远曲小管和集合管对水的重吸收增多，尿量减少。

血浆晶体渗透压和循环血量对抗利尿激素的调节是相互联系的，当机体缺水时，血浆晶体渗透压升高，同时循环血容量减少，二者共同作用使抗利尿激素合成及释放增多，尿量减少。若下丘脑、下丘脑-垂体束或神经垂体发生病变，抗利尿激素合成与释放量减少，尿量可明显增多，每日排尿量多达10L以上，临床上称为尿崩症。

（二）醛固酮

1. 醛固酮的合成及作用 醛固酮是由肾上腺皮质球状带分泌的一种类固醇激素。其主要作用是促进远曲小管和集合管对Na^+和水的重吸收，同时促进K^+的分泌，所以，醛固酮具有保Na^+和保水及排K^+的作用，使尿量减少。

2. 醛固酮分泌的调节 主要受肾素-血管紧张素-醛固酮系统、血K^+和血Na^+浓度的调节。

（1）肾素-血管紧张素-醛固酮系统 肾素是由肾球旁细胞合成、分泌的一种蛋白水解酶。首先，当循环血量减少时，肾血流量减少，对入球小动脉管壁的牵张刺激减弱，肾素分泌增加；其次，由于肾血流量的少，肾小球滤过率降低，流经致密斑的Na^+量减少，激活了致密斑感受器，使肾素分泌增加。另外，交感神经兴奋，也使肾素分泌增加。肾素进入血液后，使血浆中的血管紧张素原（主要在肝脏合成）分解生成血管紧张素Ⅰ（10肽），血管紧张素Ⅰ经转换酶水解为血管紧张素Ⅱ（8肽），具有很强的缩血管作用，血管紧张素Ⅱ可进一步水解为血管紧张素Ⅲ，血管紧张素Ⅱ和Ⅲ均可刺激肾上腺皮质球状带合成和分泌醛固酮（图8-5-1）。

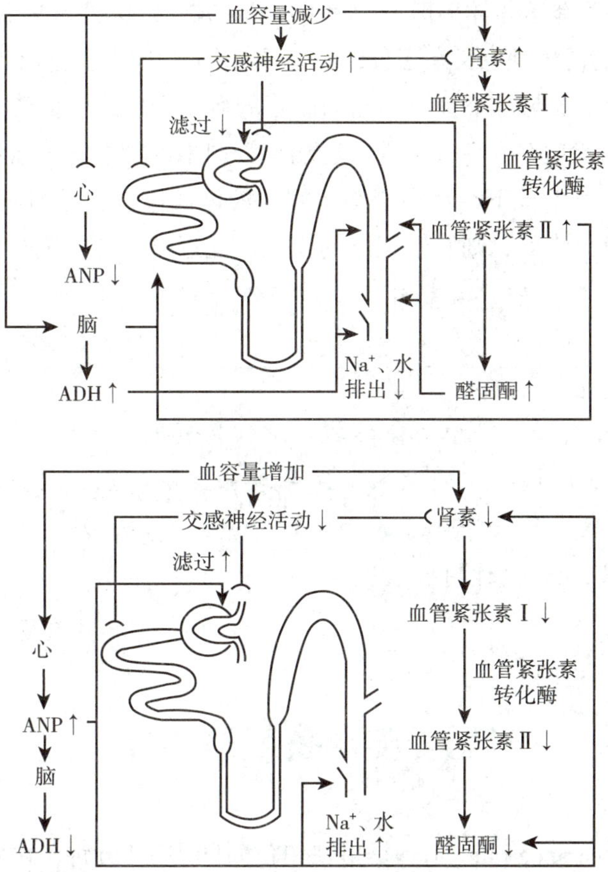

图8-5-1 神经-体液因素对尿生成的调节示意图

（2）血K^+和血Na^+的浓度 血K^+升高及血Na^+降低时，刺激肾上腺皮质球状带分泌醛固酮增多，促进远曲小管和集合管保Na^+排K^+；当血K^+降低或血Na^+升高时，醛固酮分泌则减少，保Na^+和排K^+作用减弱，使血中K^+、Na^+保持正常水平。由此可见，血Na^+和血K^+浓度与醛固酮的分泌关系十分密切。

（三）心房利尿钠肽

心房利尿钠肽是由心房肌细胞合成分泌的一种多肽类激素。心房利尿钠肽主要作用于肾，抑制集合管对NaCl的重吸收。另外，它还能抑制肾素、醛固酮和抗利尿激素的分泌，从而产生排钠利尿效应。

三、自身调节

（一）小管液中溶质浓度

小管液渗透压与溶质的浓度呈正相关，是对抗肾小管重吸收水的力量。当小管液中溶质浓度高时，则渗透压高，肾小管特别是近端小管对水的重吸收减少，使尿量增多。临床上为了达到利尿或消除水肿的目的，常使用可被肾小球滤过但不被肾小管重吸收的物质（如甘露醇），以提高小管液中溶质的浓度，使尿量增多。这种通过提高小管液中的溶质浓度，升高渗透压，使水的重吸收减少而尿量增多的现象，称为渗透性利尿（osmotic diuresis）。糖尿病患者的多尿是由于血糖浓度升高，导致小管液中葡萄糖浓度增加，渗透压增高，水的重吸收减少而造成的。

（二）球–管平衡

近端小管的重吸收量与肾小球滤过率存在稳定的比例关系。不管肾小球滤过率升高还是降低，近端小管对水和钠的重吸收率始终占肾小球滤过率的65%~70%，这种现象称为球–管平衡（glomerulo-tubular balance）。球–管平衡的生理意义在于使终尿量不会因肾小球滤过率的升降而发生明显的变化。

球–管平衡的形成机制主要与肾小管周围毛细血管的血压和血浆胶体渗透压变化有关。在肾血浆流量不变的情况下，当肾小球滤过率升高时，进入近端小管周围毛细血管的血量减少，毛细血管中血压降低而胶体渗透压升高，在这种情况下，肾小管细胞间的液体加速进入毛细血管，增加肾小管对Na^+和水的重吸收；如果肾小球滤过率降低，则发生相反的变化，使近端小管的重吸收量始终占肾小球滤过率的65%~70%。

知识拓展

心肾相交，两脏关系密切，肾阳必须得到心阳养育温化，才能正常发挥主水的功能。随着西医学对心脏生理及临床病理研究的深入，这一理论逐渐得到认可。心脏分泌的“心房利尿钠肽”能直接作用于肾脏，降低肾脏近球细胞对肾素的分泌，从而使血管紧张素和醛固酮分泌减少，产生较强的利尿、利钠作用。

第六节　血浆清除率

血浆清除率（plasma clearance rate，C）是指在单位时间内（1分钟）两肾能将多少毫升血浆中的某种物质完全清除出去，单位是mL/min。血浆清除率显示了两肾在单位时间内清除某种物质的能力，因此，血浆清除率是评价肾脏排泄功能的重要指标。

一、血浆清除率的测定方法

计算血浆清除率需要同时测量3个数值：尿中某物质的浓度（U），每分钟尿量（V）和血浆中被测物质的浓度（P）。因为尿中该物质均来源于血浆，所以，$U \times V = P \times C$，亦即$C = (U \times V) / P$

根据以上公式可以计算出各种物质的血浆清除率。例如测得尿素的血浆浓度为300mg/L，尿中浓度为21000mg/L，每分钟尿量为1mL，则尿素的血浆清除率为$21000 \times 1 \div 300 = 70$（mL/min）。

血浆清除率只是一个推算的数值。实际上，肾不可能把这部分血浆中的某种物质完全清除出去，而是指1分钟内所清除的该物质的量来自多少毫升的血浆，或相当于多少毫升血浆中所含的这种物质的量。

二、测定血浆清除率的意义

（一）肾小球滤过率的测定

菊粉是一种对人体无毒、体内不能生成又不被破坏的物质，可经肾小球自由滤过，又不被肾小管和集合管重吸收和分泌，该物质经肾小球滤过后全部由尿排出。因此，菊粉的血浆清除率就等于肾小球滤过率。静脉滴注菊粉并使之在血浆中的浓度维持在1mg/100mL水平，每分钟尿量为1mL，尿中菊粉浓度为125mg/100mL，则菊粉的血浆清除率为125 × 1 ÷ 1 = 125（mL/min）。由此得出肾小球滤过率为125mL/min。

（二）肾血浆流量的测定

当血浆流经肾脏后，肾静脉血中某种物质的浓度接近于零，表示血浆中该物质经肾小球滤过及肾小管和集合管的分泌后，从血浆中全部被清除。因此，该物质血浆清除率就代表肾血浆流量，碘锐特和对氨基马尿酸符合此条件。静脉滴注碘锐特或对氨马尿酸钠盐后，使之在血浆的浓度恒定，测得血浆浓度为1mg/100mL，尿中浓度为220mg/100mL，每分钟尿量为3mL，求出血浆清除率为660mL/min，也就是肾血浆流量。

（三）判断肾小管的功能

通过对各种物质清除率的测定，可推测出哪些物质能被肾小管重吸收或分泌，进而推测出肾小管对不同物质的转运功能。如葡萄糖和氨基酸的血浆清除率为零，尿素为70mL/min，对氨马尿酸钠盐为660mL/min。表明肾对人体需要的营养物质（葡萄糖和氨基酸）不予清除，只是清除了物质代谢的终产物（尿素）及外来物质（对氨基马尿酸）。

由于血浆清除率考虑了物质的血浆浓度，与排出某物质的绝对量比较，血浆清除率能更好地反映肾小管对某物质的排泄能力，也能更好地反映肾的排泄功能。

第七节 尿液及排尿

一、尿液

尿液来源于血浆，血浆是内环境的重要组成部分，测定尿量和尿液的理化性质，可反映血浆的化学成分及内环境变化，是发现机体某些病理变化的重要途径。

（一）尿量

正常成人尿量每24小时一般为1~2L，平均1.5L。尿量的多少与水的摄入量和排出量有关。如果每天尿量长期超过2.5L，称为多尿；少于0.5L而多于0.1L时，称为少尿；少于0.1L时，则为无尿。多尿、少尿或无尿均属病理尿量。多尿可导致机体脱水；少尿和无尿可使代谢产物在体内积聚，导致氮质血症及水盐代谢紊乱。

（二）尿的理化性质

尿的主要成分是水，占总尿量的95%~97%，其余为溶解于水中的固体物质，主要是电解质和非蛋白含氮化合物。

1. 颜色 正常新鲜尿液呈透明的淡黄色。尿的颜色受食物、药物和尿量等因素影响。在某些病理情况下，如血尿呈洗肉水色、乳糜尿呈乳白色、胆红素尿呈黄色。

2. 比重和渗透压 正常尿比重一般在1.015~1.025，其最大变动范围为1.001~1.035。尿的比重与尿中所含溶质成正比。其渗透压取决于尿的溶质浓度，一般最大变动范围为30~1450mOsm/L。如大量饮水后尿被稀释，比重可大大降低。若尿的比重长期在1.010以下，则表示尿浓缩功能障碍，为肾功能不全的表现。

3. 酸碱度　正常尿液呈弱酸性，pH为5~7，尿液的酸碱度变化主要受食物性质的影响。多食荤食者（如鱼、肉等），尿液偏酸性；多食素食者（如蔬菜、水果等），尿液偏碱性。

二、尿的排放

尿液的生成是连续的，而尿的排放则是间断进行的。尿液经肾盂、输尿管进入膀胱贮存。当膀胱内尿液贮存到一定量时，膀胱内压升高，可引起排尿反射，将尿液经尿道排出体外。

（一）膀胱和尿道的神经支配

膀胱逼尿肌和尿道内括约肌都受交感神经与副交感神经的双重支配。副交感神经来自盆神经，节前神经元的胞体位于骶髓第2~4节段侧角，节后纤维分布到逼尿肌和内括约肌，节后纤维末梢释放乙酰胆碱，可使膀胱逼尿肌收缩，尿道内括约肌松弛，引起排尿。交感神经来自腹下神经，节前神经元的胞体位于脊髓胸段第12节和腰髓第1~2节侧角，当其兴奋时，则使膀胱逼尿肌松弛，尿道内括约肌收缩，抑制排尿。尿道外括约肌是骨骼肌，受阴部神经支配。阴部神经来自脊髓骶段第2~4节前角，属于躯体运动神经，其兴奋时使尿道外括约肌收缩，阻止排尿。

支配膀胱和尿道的神经也含有传入纤维。膀胱充盈感觉的传入纤维在盆神经中；传导膀胱痛觉的纤维在腹下神经中；尿道感觉传入纤维在阴部神经中（图8-7-1）。

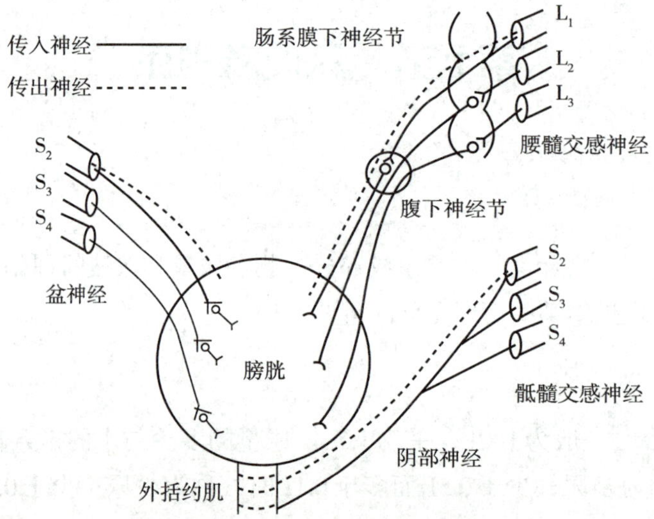

图8-7-1　膀胱和尿道的神经支配

（二）排尿反射

排尿是通过反射完成的，称为排尿反射。排尿反射是一种脊髓反射，其基本中枢（初级排尿中枢）位于骶髓。但在正常情况下，排尿反射受大脑皮层高级中枢控制。一般成人膀胱内尿量在400mL以下时，膀胱内压很低，对牵张感受器刺激很弱，不会使感受器兴奋。当膀胱内储存尿量增加到400~500mL，膀胱内压升高，膀胱壁上的牵张感受器受刺激而兴奋，冲动沿盆神经传到脊髓骶段的初级排尿中枢。同时，冲动也上传至大脑皮层的高级排尿中枢，引起尿意。若情况允许，大脑皮层向下发放冲动至骶髓，兴奋沿盆神经传出，引起膀胱逼尿肌收缩，尿道内括约肌松弛，尿液进入后尿道。尿液刺激后尿道壁上感受器，冲动沿传入神经传至脊髓骶段的排尿中枢，加强排尿活动，并反射性地抑制阴部神经的活动，使尿道外括约肌松弛，于是尿液被排出体外。若情况不允许，中枢可发放冲动经腹下神经至膀胱，使逼尿肌舒张，尿道内括约肌收缩，同时经阴部神经使尿道外括约肌收缩加强，抑制排尿活动。

小儿因其大脑皮层发育不完善，对初级排尿中枢的控制能力较弱，故排尿次数多，易发生夜间遗尿。

排尿是一个反射过程，并受高位中枢的控制。如果反射弧中任何一个部位受损，或初级排尿中枢与高位中枢失联系，都将导致排尿异常。若脊髓发生横断，初级排尿中枢与大脑皮层联系中断，排尿失去意识控制，称为尿失禁。排尿反射的反射弧中任何环节受损伤，导致膀胱内充满尿液而不能排出，称为尿潴留（urine retention）。

实训实练六　影响尿生成的因素

【实训目的】

尿生成的过程包括肾小球的滤过，肾小管与集合管的重吸收、分泌和排泄。凡影响上述过程的因素都可引起尿量的变化，影响尿生成。本实训的目的在于观察诸因素对尿生成的影响。

【实训用品】

软件、受滴器、保护电极、铁支架、双凹夹、哺乳类动物手术器械一套、兔手术台、气管插管、动脉插管、动脉夹、膀胱插管、注射器、输液装置、生理盐水、20%氨基甲酸乙酯、20%葡萄糖液、1∶10000去甲肾上腺素、速尿、垂体后叶素。

【实训步骤】

1. 手术

（1）麻醉及固定　用头皮针沿耳缘静脉注入20%氨基甲酸乙酯（5mL/kg体重），注射完麻醉药后接输液瓶继续缓慢输液（固定头皮针），待动物麻醉后将其仰卧固定于手术台上。

（2）沿颈部正中切开皮肤，分离气管并插入气管插管，结扎固定。分离右迷走神经和左颈总动脉，迷走神经下穿一线，颈总动脉下穿双线备用。

（3）尿液收集

①膀胱插管法：在耻骨联合上方，沿正中线做一4cm长的皮肤切口，沿腹白线剪开腹壁及腹膜（勿伤及腹腔脏器），将膀胱翻至体外（勿使肠管外露），在膀胱底部左右侧辨认输尿管，穿线结扎膀胱颈部，以阻断它同尿道的通路。然后在膀胱顶部血管较少处剪一小口，插入膀胱插管，用线将膀胱壁结扎在膀胱插管壁上并固定。插管的另一端用导管连至受滴器。

②输尿管插管法：在耻骨联合上方沿正中线向上做一5cm长的皮肤切口，沿腹白线剪开腹腔，将膀胱移出体外，暴露膀胱三角，仔细辨认输尿管，并将输尿管与周围组织轻轻分离，避免出血。用线将输尿管近膀胱端结扎，在结扎之上部剪一斜口，把充满生理盐水的细塑料管向肾脏方向插入输尿管内，用线结扎固定，进行导尿，可看到尿液从细塑料管中慢慢地逐滴流出。（注意：塑料管要插入输尿管管腔内，不要插入管壁肌层与黏膜之间；插管方向应与输尿管方向一致，勿使输尿管扭结，以免妨碍尿液流出。）手术完毕后用温热的（38℃左右）生理盐水纱布将腹部切口处盖住，以保持腹腔内温度。将细塑料管连至记滴器。

（4）左颈总动脉插管　用动脉夹夹住左颈总动脉，使用眼科剪刀剪开颈总动脉（剪口约为动脉管周

1/3），将动脉插管插入颈总动脉，用丝线把动脉插管固定在颈总动脉上。插管的另一端用导管连至测压器，取下动脉夹。

2. 观察项目 在每项实验中，及时标注刺激标记。

（1）记录尿量和血压。

（2）静脉中速注射38℃生理盐水20mL，观察尿量和血压的变化。

（3）剪断迷走神经，间歇电刺激右迷走神经近心端，使血压维持在50mmHg5~10秒，观察尿量的变化。

（4）静脉注射20%葡萄糖液5mL，观察尿量和血压的变化。

（5）静脉注射1∶10000去甲肾上腺素0.5mL，观察尿量和血压的变化。

（6）静脉注射速尿（5mg/kg体重），观察尿量和血压的变化。

（7）静脉注射垂体后叶素6mL（2U），观察尿量和血压的变化。

结束实验，然后进行资料重显（即反演），并剪辑和打印，测量各项目前后的尿生成量（滴/分）。

【注意事项】

1. 认清输尿管。
2. 膀胱插管静置时，应避免管口被膀胱壁贴紧而致堵塞。

岗位对接

排泄是指机体将物质代谢的终产物、进入体内的异物或过剩的物质经排泄器官排出体外的过程。肾是通过生成尿液、排放尿液完成排泄的，是机体最重要的排泄器官。

尿液的生成包括肾小球滤过作用、肾小管和集合管的重吸收作用和分泌三个环节。肾小球滤过主要受滤过膜的面积和通透性、有效滤过压及肾血浆流量的影响。重吸收主要是在近端小管完成的。肾小管和集合管主要分泌H^+、K^+和NH_3。

根据机体的需要，远曲小管和集合管对小管液进行调节性的重吸收，参与尿的浓缩或稀释作用。

抗利尿激素（ADH）调节远曲小管和集合管对水的重吸收，控制尿液的浓缩和稀释。醛固酮调节远曲小管和集合管对钠离子和水的重吸收以及钾离子分泌。

血浆清除率是衡量肾脏对某物质排泄能力的重要指标。

尿液是在肾中连续生成的，暂时贮存在膀胱中，达到一定量时，通过排尿反射排出体外。排尿异常主要包括尿潴留和尿失禁等。

目标检测

答案解析

一、单项选择题

1. 引起尿量增多的因素是（　）

A. 血浆胶体渗透压降低　　B. 输尿管阻塞　　C. 滤过膜面积减小

D. 滤过膜通透性降低　　E. 肾血浆流量减少

2. 肾炎患者出现蛋白尿是由于（ ）

A. 有效滤过压升高 B. 肾血浆流量增大 C. 血浆蛋白浓度升高

D. 肾小球滤过膜面积增大 E. 滤过膜上带负电荷的糖蛋白减少或消失

3. 终尿中的K^+主要来源于（ ）

A. 肾小球的滤过 B. 近曲小管的分泌 C. 髓袢的分泌

D. 远曲小管和集合管的分泌 E. 肾小管的重吸收

4. 下列不属于排泄物的是（ ）

A. 由消化器官排出的食物残渣 B. 由消化器官排出的胆色素 C. 由汗液排出的NaCl

D. 由肾排出的代谢产物 E. 随呼气排出的CO_2

5. 原尿与血浆相比，主要缺少（ ）

A. 氯化钠 B. 氯化铵 C. 葡萄糖 D. 蛋白质 E. 尿素

6. 每分钟两肾生成的原尿量是指（ ）

A. 肾糖阈 B. 滤过分数 C. 肾小球滤过率 D. 血浆清除率 E. 尿量

7. 正常情况下重吸收葡萄糖的部位是（ ）

A. 集合管 B. 近端小管 C. 远端小管 D. 髓袢细段 E. 髓袢粗段

8. 大失血后引起尿量减少的主要原因是（ ）

A. 抗利尿激素分泌增多 B. 肾小球滤过率增大 C. 动脉血压升高

D. 醛固酮分泌减少 E. 血管紧张素Ⅱ减少

9. 关于水利尿，错误的是（ ）

A. 晶体渗透压降低 B. 饮大量清水后多尿 C. 晶体渗透压升高

D. 抗利尿激素分泌减少 E. 循环血量增多

10. 肾内髓部高渗的形成主要依赖于（ ）

A. NaCl B. 尿素 C. NaCl和尿素 D. KCl E. NaCl和KCl

11. 关于尿量的说法，错误的是（ ）

A. 正常人尿量为1~2L/d

B. 尿量长期少于0.1L/d为少尿

C. 尿量长期大于2.5L/d为多尿

D. 尿量的多少受摄入水量和出汗等的影响

E. 正常成年人35g代谢产物，至少0.5L尿量才能将其溶解排除

12. 因脊髓横断，排尿反射初级中枢与大脑皮层失去联系将出现（ ）

A. 尿失禁 B. 尿潴留 C. 遗尿 D. 少尿 E. 多尿

13. 醛固酮对远曲小管和集合管的作用是（ ）

A. 促进Na^+和K^+的重吸收 B. 促进K^+重吸收和对Na^+的排泄

C. 促进Na^+重吸收，抑制K^+排泄 D. 促进K^+重吸收，抑制Na^+排泄

E. 促进Na^+的重吸收和对K^+的排泄

14. 甘露醇利尿的原因是（ ）

A. 肾小球有效滤过压升高 B. ADH分泌减少 C. 小管液渗透压升高

D. 醛固酮分泌减少 E. 肾小球滤过面积增大

二、简答题

1. 试述尿生成的基本过程。

2．简述抗利尿激素和醛固酮的作用及其分泌的调节。

3．糖尿病患者产生多尿的原因是什么？

4．分析引起原尿增多的原因有哪些？

（侯炳军）

书网融合……

知识回顾　　微课　　习题

第九章 感觉生理

PPT

学习目标

知识要求：

1. 掌握眼的调节。

2. 熟悉视敏度、视野、暗适应、明适应等视觉生理现象；眼的折光异常及矫正。

3. 了解感受器的一般特征；前庭器官的功能。

技能要求：

1. 能用眼的折光功能分析眼常见的折光异常；能用耳的位、听觉功能分析临床上位、听觉失常的原因、矫正方法，并将其运用于临床工作。

2. 能完成瞳孔反射、视力检测实验，并说明其原理。

岗位情景模拟 8

患者，男，6岁。平素喜欢玩耍手机、平板等电子产品，每天看电视超过1小时，近来家长发现小孩喜欢近距离看电视，经常揉眼睛，遂带其前往医院检查视力。右眼视力0.6，左眼视力0.7，经散瞳后检查：右眼屈光度为–0.50D，左眼屈光度为–0.75D。

问题与思考

1. 该患儿双眼视力是否正常？

2. 该患儿是否需要纠正视力？如何纠正？

答案解析

感觉（sensation）是人对客观物质世界在主观上的反映，是人和动物体为了保持内环境的相对稳定，为了适应内、外环境的不断变化所必需的一种功能。人之所以能接受体内外环境中的各种刺激形成感觉，是由于各种刺激首先作用于机体的感受器或感觉器官，通过感受器的换能作用，将各种刺激所包含的能量转换为传入神经的神经冲动，沿一定的神经传入通路到达大脑皮层的特定部位，经过中枢神经系统的整合，从而产生相应的感觉。由此可见，各种感觉都是通过特定的感受器或感觉器官、传入神经和大脑皮层的共同活动而产生的。

第一节 概 述

一、感受器、感觉器官的概念和分类

（一）感受器、感觉器官的概念

感受器（receptor）是指分布于体表或组织内部专门感受机体内外环境变化的特殊结构或装置。其结构形式多种多样，最简单的感受器就是感觉神经末梢，有些感受器则是裸露的神经末梢周围包绕一些由结缔组织构成的被膜结构，如环层小体、触觉小体与肌梭等。另外，体内还有一些结构和功能上都高度分化的感受细胞，如视网膜上的感光细胞、耳蜗中的毛细胞等，这些感受细胞连同他们的附属结构（如眼的屈光系统、耳的集音与传音装置）一起构成了复杂的感觉器官（sense organ）。

（二）感受器、感觉器官的分类

人体的感受器种类繁多，其分类方法也各不相同。

根据感受器分布部位的不同，可分为外感受器和内感受器。外感受器分布于体表，感受外界环境的变化，如声、光、触、味等。外感受器进一步可以分为远距离感受器和接触感受器，远距离感受器如视觉、听觉、嗅觉等感受器，接触感受器如触觉、味觉、压力觉、温度觉等感受器。内感受器存在于体内器官组织中，感受机体内部环境的变化，包括本体感受器和内脏感受器（如颈动脉窦压力感受器、肺牵张感受器等）。

根据感受器所接受的刺激性质不同，可分为机械感受器、化学感受器、温度感受器、光感受器等。人体最主要的感觉器官有眼（视觉）、耳（听觉）、前庭（平衡觉）、鼻（嗅觉）、舌（味觉）等，它们分布在头部，称为特殊感觉器官。

二、感受器的生理特性

（一）感受器的适宜刺激

一种感受器通常只对某种特定形式的刺激最敏感，这种形式的刺激，称为该感受器的适宜刺激（adequate stimulus）。如视网膜感光细胞的适宜刺激是一定波长的光波；听觉感受器的适宜刺激是一定频率的声波。但感受器并不只对适宜刺激有反应，对于一种感受器来说，非适宜刺激也可引起一定的反应，但所需的刺激强度通常要比适宜刺激大得多，如用力打击眼部也可刺激视网膜感光细胞产生光感。

（二）感受器的换能作用

感受器是一种生物换能器。各种感受器能将作用于它们的各种形式的刺激能量，如机械能、光能、热能及化学能等，转换为传入神经的动作电位，以神经冲动的形式传入中枢，这种能量转换称为感受器的换能作用（transducer function）。

（三）感受器的编码功能

感受器在感受刺激的过程中，不仅发生了能量形式的转换，而且把刺激所包含的环境变化信息也转移到动作电位的序列之中，起到了信息的转移作用，这就是感受器的编码（coding）功能。感受器的编码功能是一种十分复杂的生理现象，各种刺激如何在神经冲动的电信号序列中进行编码，其机制尚未明确。

（四）感受器的适应现象

当某一强度的刺激持续作用于同一感受器时，随着时间的延长，传入神经冲动的发放频率会逐渐降低，感觉也随之减弱，这一现象称为感受器的适应（adaptation）。各种感受器适应的快慢有很大差别，通常可把它们区分为快适应感受器和慢适应感受器两类。快适应感受器对刺激的变化非常敏感，主要接受快速变化的信息，如触觉、嗅觉感受器，适应很快，有利于机体不断接受新的刺激。慢适应感受器一般在刺激开始后传入冲动频率稍有下降，之后较长时间一直维持在这一水平，直到刺激停止。这利于机体对某些姿势或功能状态的维持，达到保护机体的目的。例如，疼痛刺激的慢适应有利于机体持续感受到伤害性刺激的存在，如果其感受器显示明显的适应，在一定程度上就会失去报警意义。颈动脉窦压力感受器、痛觉感受器等不容易产生适应，有利于机体对某些生理功能进行持续的监测，并根据其变化随时调整机体的活动。

感受器发生适应可发生在感觉信息转换的不同阶段。感受器的换能过程、离子通道的功能状态以及感受器细胞与感觉神经纤维之间的突触传递特性等均可影响感受器的适应。

知识拓展

近视眼的预防

一般认为，近视大多是由不良的用眼习惯造成的。如长时间近距离读写或写作业、照明条件不良、字迹过小或在摇晃不定的车厢内阅读，使眼持续处于过度紧张的调节状态或调节痉挛，从而促使近视眼的发生。

预防近视眼，要改善近距用眼姿势，缩短近距用眼时间，养成合适距离看书写字的良好习惯；增加户外活动；减少电子产品的使用时间；看书时间不宜过长，防止眼睛过度疲劳。改正不合理的用眼习惯，如趴在桌上或歪头看书写字、躺在床上看书、吃饭时看书、在强光下或暗淡的光线下看书，以及在开动的车上及走路时看书等，这些不良习惯都会降低视力的敏锐度。

第二节 眼的视觉功能

视觉（visual sense）是人体接受外界信息的最主要途径，至少有70%以上的信息来自视觉。视觉功能是通过眼、视神经和视觉中枢共同活动来完成的。

眼是引起视觉的外周感觉器官（图9-2-1）。眼内与产生视觉有关的结构是眼的折光系统和视网膜。人眼的适宜刺激是波长为380~760nm的可见光，在这个可见光谱的范围内，外界物体发出的光线经过眼的折光系统，在视网膜上形成物像；视网膜含有对光刺激高度敏感的视杆细胞和视锥细胞，能将外界光刺激所包含的视觉信息转变成电信号，并在视网膜内进行编码、加工，由视神经传向视觉中枢，最后形成视觉。

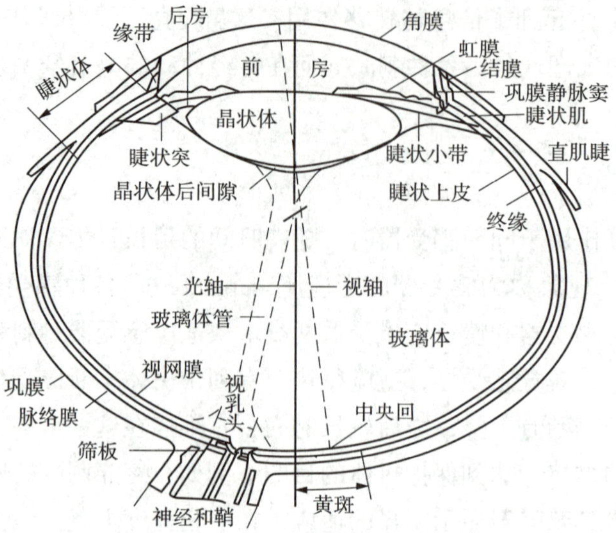

图9-2-1 眼的基本结构

一、眼的折光功能

（一）眼的折光系统和眼内光的折射

1. 眼的折光系统 是一个复杂的光学系统，包括角膜、房水、晶状体和玻璃体4种折射率不同的介质，其中角膜的折射率最大，故折射主要发生在角膜。射入眼内的光线，通过4个屈光度不同的折射面，即角膜的前表面、后表面，晶状体的前、后表面，才能在视网膜上形成物像。按几何光学原理进行较复杂的计算，正常成年人的眼在安静而不进行调节时，它的折光系统后主焦点的位置，恰好是视网膜所在的位置。对于人眼来说，来自6m以外物体的各发光点的光线，都可认为是平行光线，可在视网膜上形成清晰的图像。人眼并不能无条件地看清任意远处的物体。如果光线过弱或者在空间和眼内传播的过程中被散射或吸收，到达视网膜时光线已减弱到不足以引起感光细胞的兴奋，则不能产生视觉；如果物体过小或距离过远，在视网膜上成像就过小，当小于视网膜的分辨能力时，也不能产生视觉。

2. 眼内光的折射 眼折光成像的原理与凸透镜的成像原理基本相似，但要复杂得多。为了更好地分析和理解人眼的成像原理，通常用简化眼来说明折光系统的成像特性（图9-2-2）。简化眼只是一个假想的人工模型，由一个前后径为20mm的单球面折光体构成，此球面的曲率半径为5mm，节点在球形界面后方5mm的位置，第二焦点在节点后15mm，相当于视网膜的位置。入射光线只在由空气进入球形界面时折射一次，折射率为1.333，屈光率为5mm。这个模型和正常安静时的人眼一样，正好能使远处物体发出的平行光线聚焦在视网膜上，形成一个清晰的物像。

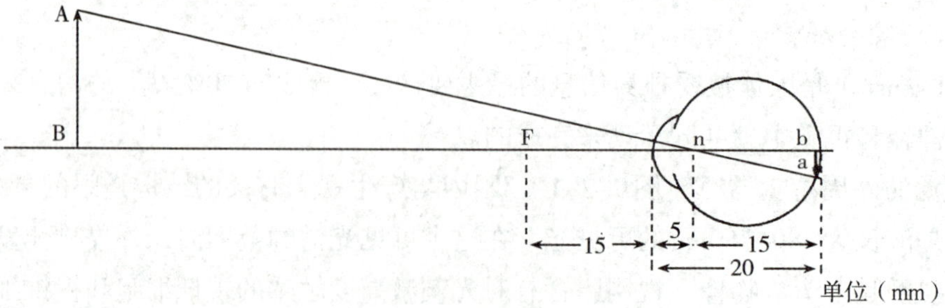

图9-2-2 简化眼

n为节点，A、B为物体，a、b为物像，F为前焦点

（二）眼的调节

正常人眼在安静状态下看6m以上的远物时，由于物体发出的光线射入眼内时近似平行光线，经折射后正好成像在视网膜上，所以不需要调节即可看清物体。人眼不做任何调节能看清物体的最远距离称为远点。当眼看近物（6m以内）时，由于距离移近，入眼光线由平行变为辐散，经折射后聚焦在视网膜的后方，故不能在视网膜上清晰成像。这时，便须通过眼的调节，使物像能够清晰地落在视网膜上，让6m以内的物体成像清楚。视近物时眼的调节包括晶状体调节、瞳孔的调节和双眼会聚三个方面。其中主要是靠改变晶状体的折光力来实现的。

1. 晶状体的调节 晶状体是一个富有弹性、双凸透镜形的透明体，其周边通过睫状小带将其与睫状体相连。睫状体内有平滑肌，称为睫状肌，受动眼神经中副交感纤维支配。晶状体的凸度可随睫状肌的舒缩而改变，从而产生调节作用。当眼看远物或眼处于静息状态时，以交感神经兴奋为主，此时睫状肌的辐射状纤维处于收缩状态，睫状小带保持一定的紧张度，睫状体受睫状小带的牵引，其形状相对扁平，折光力减弱，远处物体成像在视网膜上。当看6m以内的物体时，物像后移，视网膜感光细胞感受到模糊的物像，反射性地引起副交感神经兴奋，此时睫状肌的环状纤维收缩，使连接于晶状体囊的睫状小带松弛，晶状体受牵拉的力减小而弹性回位，向前和向后凸出，尤以前凸更为明显，折光力增强，从而使物像前移而成像于视网膜上（图9-2-3）。

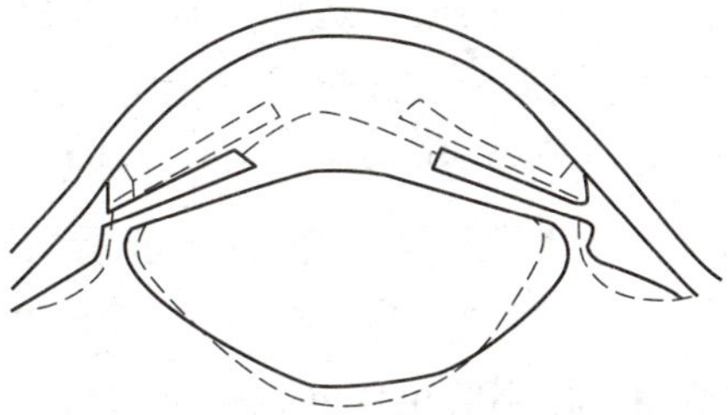

图9-2-3　睫状体形态和晶状体位置在眼的调节中发生改变示意图

实线表示眼未做调节时的情况，虚线表示眼在近反射时的改变

人眼看近物时的调节能力主要决定于晶状体的调节，晶状体的调节能力有一定限度。晶状体的调节能力主要取决于晶状体的弹性，弹性好则调节能力强，反之则弱。一般常用近点来反应晶状体弹性的大小。近点（near point）是眼做最大调节所能看清物体的最近距离。近点越小则晶状体弹性越好。晶状体的弹性与年龄有密切关系，年龄越大，晶状体弹性越差，眼的调节能力越弱，近点就越远移。例如，10岁左右儿童的近点平均为8.3cm；20岁左右的成人约为11.8cm；一般人在40岁以后眼的调节能力显著减退，表现为近点远移；60岁时近点可增至80cm或更远，这时看远物正常，看近物不清楚，称为老视（presbyopia），即通常所说的老花眼，可配戴适宜的凸透镜进行矫正。

2. 瞳孔的调节 正常人眼瞳孔的直径可变动于1.5~8.0mm之间，瞳孔的大小可随视物距离和光线强弱而改变，以调节入眼内的光量。瞳孔调节包括瞳孔近反射和瞳孔对光反射。

看远物时在晶状体凸度变小的同时，瞳孔也散大，以增加进入眼球的光量；当物体移近时，在晶状体凸度增大的同时，出现瞳孔缩小，以限制进入眼球的光量。这种看近物时瞳孔缩小的反应，称为瞳孔近反射或瞳孔调节反射。瞳孔近反射可以减少折光系统的球面像差和色像差，使视网膜上的成像更加清晰，以产生清晰的视觉。

瞳孔的大小随光线强弱而改变的反应称为瞳孔对光反射，属于眼的一种重要的适应功能。其表现为当强光照射眼时瞳孔缩小，在强光离开眼后瞳孔则散大，其意义在于调节进入眼内的光量，使视网膜不致因光量过强而受到损害，也不会因光线过弱而影响视觉。瞳孔对光反射的效应是双侧性的，这种现象称为互感反应。瞳孔对光反射的中枢位于中脑，临床上常将它用作判断中枢神经系统病变部位、麻醉深度和病情危重程度的一个指标。

3. 双眼会聚 当双眼注视一个由远移近的物体时，两眼视轴同时向鼻侧会聚的现象，称为双眼会聚。双眼会聚是一种反射活动，由两眼球内直肌反射性收缩所致，也称辐辏反射。其意义在于两眼同时看一近物时，可使物体成像于双侧视网膜的对称点上，产生清晰的视觉，避免复视的产生。

（三）眼的折光异常

正常人眼称为正视眼，不需要做任何调节就可使平行光线聚焦于视网膜上，因而可看清远处的物体；正视眼经过调节，只要物距不小于近点的距离，就能使物体在视网膜上清晰成像。若眼的折光能力异常或眼球的形态异常，在安静状态下平行光线不能在视网膜上聚焦成像，称为非正视眼，也称屈光不正（或称折光异常），包括近视、远视和散光。

1. 近视 近视（myopia）是由于眼球前后径过长（轴性近视）或折光系统的折光能力过强（屈光性近视），致使远处物体发出的平行光线聚焦在视网膜的前方，在视网膜上形成模糊的图像。近视眼看近物时，由于近物发出的是辐散光线，故不需调节或只需做较小程度的调节，就能使光线聚焦在视网膜上。因此，近视眼的近点和远点都移近。近视眼可用凹透镜加以矫正。（图9-2-4）

2. 远视 远视（hyperopia）是由于眼球前后径过短（轴性远视）或折光系统的折光能力太弱（屈光性远视），致使来自远处物体的平行光线聚焦在视网膜的后方，因而不能清晰地成像于视网膜上。远视眼的特点是在看远物时，要通过晶体调节来增强折光能力，使焦点前移至视网膜上，才能看清物体；看近物时，则需做更大程度的晶体调节，增强折光能力，才能看清物体，因此远视眼的近点比正视眼远。由于远视眼不论看近物还是看远物都需要进行调节，故易发生调节疲劳，尤其是进行近距离作业或长时间阅读时可因调节疲劳而产生头痛。远视眼可用凸透镜加以矫正。（图9-2-4）

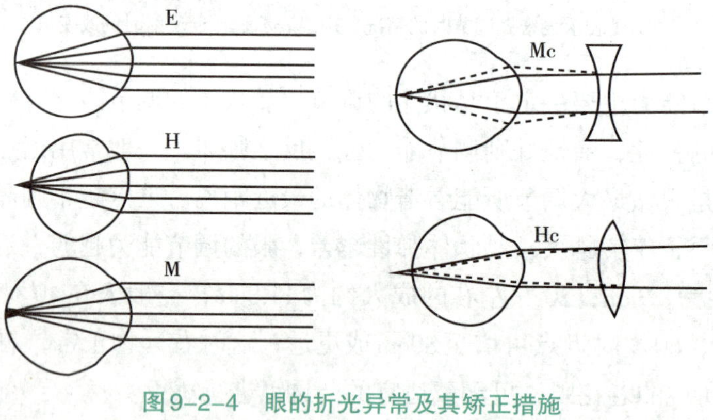

图9-2-4 眼的折光异常及其矫正措施

E：正视眼；H：远视眼；M：近视眼；Mc：近视眼纠正；Hc：远视眼纠正

3. 散光 散光（astigmatism）是指角膜表面在不同方向上曲率半径不同，光线经角膜表面发生折射后，分别聚焦于视网膜的前方（曲率半径较小）、视网膜上（曲率半径正常）、视网膜的后方（曲率半径较大），致使平行光线经角膜表面各个方向入眼后不能在视网膜上形成焦点，造成视物不清或物像变形。除角膜外，晶状体表面曲率异常也可引起散光。通常用柱面镜纠正散光。

（四）房水与眼内压

眼球的前、后房中充盈的透明液体称为房水（aqueous humor）。房水来源于血浆，由睫状体脉络膜从产生，由后房经瞳孔进入前房，流过前房角的小梁网，经许氏管进入静脉。房水可以不断生成，又不断回流入静脉，保持动态平衡，称为房水循环。

房水具有营养角膜、晶状体、玻璃体和维持一定的眼内压（简称眼压）的作用。房水的量及前、后房容积相对恒定是眼压保持相对稳定的前提。眼压的相对稳定对眼球（特别是角膜）保持正常形状与折光能力具有重要意义。眼压的正常值是10~21mmHg，一日之内略有波动。正常情况下，双眼的眼压差异不超过5mmHg，一日之内波动范围不超过8mmHg。当眼球破裂时，可因房水流失引起眼压下降、眼球变形、角膜曲度的改变。房水循环障碍（如房水排出受阻时，造成眼压增高）引起青光眼（glaucoma）。这时除眼的折光系统出现异常外，还会出现头痛、恶心等症状，严重时可导致角膜浑浊，甚至失明。

二、眼的感光功能

（一）视网膜的感光换能系统

视网膜的基本功能是感受光刺激，并将其转换为神经纤维上的电活动。视网膜结构十分复杂，在组织学上可分为10层，其中光感受细胞层有视杆细胞和视锥细胞，它们是两种特殊分化的神经上皮细胞，为能够感受光刺激的感光细胞（图9-2-5）。视网膜上视神经乳头处没有感光细胞分布，聚焦于此处的光线不能被感受，在视野中形成生理性盲点。

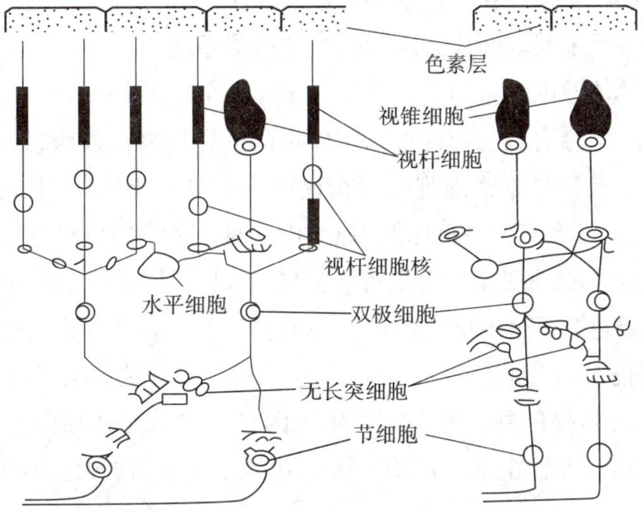

图9-2-5　视网膜细胞层次示意图

两种感光细胞在视网膜上的分布很不均匀，视杆细胞主要分布在视网膜中央凹以外的周边部分，视锥细胞则集中在视网膜的中央凹处。视杆细胞对光的敏感性较高，可感受弱光刺激，引起视觉，但只能辨别明暗，视物精确性差，无色觉功能；视锥细胞对光的敏感性较差，只有在强光条件下才能兴奋，但可辨别颜色，视物精确性高。

（二）视网膜的光化学反应

感光细胞之所以能够感受光的刺激产生兴奋，是由于它们含有感光色素。感光色素在光的作用下分解，分解时所释放的能量使感光细胞发生电变化，进而使视神经兴奋，产生神经冲动。

1. 视杆细胞的光化学反应　视杆细胞内的感光色素是视紫红质，是由视蛋白和视黄醛构成的结合蛋白质，在光照时迅速分解为视蛋白和视黄醛。视紫红质的光化学反应是可逆的，在暗处又可重新合成（图9-2-6），其反应的平衡点决定于光照的强度。在暗处，视紫红质的合成过程超过分解过程，视杆细胞中的视紫红质浓度较高，视网膜对弱光的敏感度增高，利于暗视觉；相反，在亮光处，视紫红质的分解大于合成，视杆细胞几乎失去感受光刺激的能力，此时人的视觉主要依靠视锥细胞来完成。在视紫红质分解和合成的过程中有一部分视黄醛被消耗，依赖于血液循环（相当部分储存于肝）中的维生素A来补充。因此，如果长期维生素A摄入不足，会影响人的暗视觉，引起夜盲症。

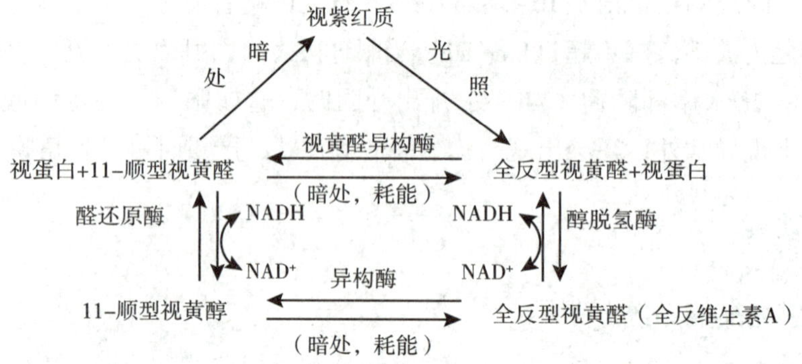

图9-2-6 视紫红质的光化学反应示意图

2. 视锥细胞的光化学反应与色觉 人眼的视网膜上分布着三种不同的视锥细胞，在其外端含有感光色素，称为视锥色素，分别含有对红、绿、蓝三种光敏感的感光色素。视锥色素也是由视蛋白和视黄醛构成的。视锥细胞构成的视锥系统在弱光下不足以被激活，而在强光条件下视杆细胞中的视紫红质较多地处于分解状态时，视锥系统就取而代之成为强光的感受系统。

人类产生颜色视觉的具体原因尚未明确。目前最被接受的机制是三原色学说。三原色学说认为，不同波长的光线照射视网膜时，会引起三种视锥细胞以不同的比例兴奋，信息传入中枢，就会产生不同颜色的感觉。例如，红、绿、蓝三种视锥细胞的兴奋比例为4∶1∶0时，产生红色感觉；三者的兴奋比例为2∶8∶1时，产生绿色感觉；当三者兴奋比例为1∶1∶1时，产生白色感觉等。

色觉是一种复杂的物理、心理现象。人眼可区分约150种不同的颜色。色觉障碍有色盲和色弱两种情况，对全部颜色或某些颜色缺乏分辨能力的色觉障碍，称为色盲。色盲可分为全色盲和部分色盲。全色盲极为少见，表现为只能分辨光线的明暗，呈单色视觉。部分色盲又可分为红色盲、绿色盲及蓝色盲，其中最多见的是红色盲和绿色盲。色盲的产生原因绝大多数是遗传因素，极少数由视网膜病变引起。如果对某种颜色的识别能力较正常人稍差（辨色功能不足），这种色觉异常称为色弱，常由后天因素引起。

三、与视觉生理有关的其他问题

（一）视力

视力也称视敏度（visual acuity），指眼对物体细微结构的分辨能力，即分辨物体上两点之间最小距离的能力。通常以视角的大小作为衡量标准。视角是光线射入眼球经节点交叉所形成的夹角。眼能辨别的视角越小，表示视力越好。一般正常眼能分辨的视角约为1分，即6m处相距1.5mm的两个点所形成的视角。视力表就是根据这个原理设计的。视力为视角的倒数，1分角的视力为1.0。视角大于1分角时，视力小于1.0。视角小于1分角时，视力大于1.0。这可能是视锥细胞直径较小的缘故。此外，视力还与视网膜、视神经、晶状体的功能状态，角膜、晶状体、玻璃体的透明度，以及光照强弱、图形与背景对比是否鲜明等因素有关。

（二）视野

单眼固定地注视前方一点时，该眼所能看到的范围，称为视野（visual field）。用视野计可绘出视野图。在同一光照条件下，不同颜色的视野也不相同，白色视野最大，黄色、蓝色、红色、绿色视野依次递减。此外，视野还受面部结构影响，鼻侧和上方视野较小，颞侧和下方视野较大。临床上借助视野检查，可以辅助判断某些视网膜或视觉传导通路的病变。

知识拓展

视力表

视力表是用来检测视力的图表，由多行大小不一、缺口方向各异的“E”或“C”图标组成。目前国内常用的视力表有国际标准视力表和对数表。将视力表置于眼前5m处，人眼能看清其中视标图形的缺口为1.5mm时，所形成的视角为1分，按国际标准视力表表示为1.0，按对数视力表表示为5.0。

（三）暗适应和明适应

1. 暗适应 当人长时间在明亮环境中而突然进入暗处时，起初对任何东西都看不清楚，经过一定时间后，视觉敏感度逐渐恢复，逐渐看见在暗处的物体。这种突然从明处进入暗处使眼视觉逐渐适应的现象称为暗适应。暗适应是人眼在暗处对光的敏感度逐渐提高的过程。暗适应的产生是由于在亮处视紫红质大量分解，不足以兴奋视杆细胞，进入暗处后视杆细胞中视紫红质合成增加，对光刺激的敏感性提高，恢复在暗处的视觉。视紫红质在暗处的合成速度影响着暗适应的过程。

2. 明适应 当人长时间在暗处而突然进入明处时，最初感到耀眼的光亮，不能看清物体，一段时间后才能恢复视觉，这种现象称为明适应。明适应较快，约1分钟即可完成。明适应的产生是人在暗处时，视杆细胞内蓄积了大量视紫红质，视紫红质对光较敏感，在明亮处遇强光迅速分解，因而产生耀眼的光感。当视杆细胞中的视紫红质减少后，对光较不敏感的视锥细胞便承担起在亮光下的感光任务，恢复在亮处的视觉。

第三节 耳的听觉功能

耳是听觉器官，是听觉的外周感受器，也是位置觉和平衡觉器官。耳分为外耳、中耳和内耳三部分。从生理功能来看，外耳具有集音的作用；中耳具有传音的作用，能将空气中的声波传入内耳；内耳具有感音的作用，将传入内耳的振动能量转变为神经冲动，经听神经传入大脑皮层听觉中枢，产生听觉。

一、外耳和中耳的传音功能

（一）外耳功能

外耳由耳廓和外耳道组成。耳廓的形状有利于收集声波，还可以帮助判断声源的方向。外耳道是外耳门至鼓膜之间的管道，长2.5~3.5cm，是声波传导的通路，同时还起到共鸣腔的作用。

（二）中耳功能

中耳包括鼓膜、听骨链、鼓室和咽鼓管等结构。鼓膜、听骨链和内耳前庭窗之间的联系构成了声音从外耳传向内耳的有效通路。中耳主要功能是将空气中声波振动的能量高效地传递到内耳淋巴，其中鼓膜和听骨链在声音传递过程中起重要作用。

1. 鼓膜　是椭圆形、淡灰色、半透明的薄膜，面积为50~90mm^2，厚度为0.1 mm。鼓膜弹性好，有一定张力，呈漏斗形位于外耳道底，作为外耳与中耳的分界。鼓膜具有较好的频率响应和较小的失真度，它的振动可与声波振动相始终，很少有残余振动，有利于把声波振动如实地传递给听骨链。

2. 听骨链　由3块听小骨组成，从外到内依次为锤骨、砧骨和镫骨。3块听小骨之间有关节相连，形成两臂之间呈固定角度的杠杆系统。听骨链通过杠杆作用能把鼓膜高幅低强度的振动转为低幅高强度的振动传向前庭窗膜，也就是振幅减小、压强增大，这样既可提高传递效率，又可避免对内耳和前庭窗膜造成损伤。

压强增大主要是由鼓膜面积与前庭窗膜面积之间的差别、听骨链特有的杠杆系统造成的。鼓膜振动时，实际发生振动的面积为55mm^2，而前庭窗膜的面积只有3.2mm^2，二者之比约为17.2 : 1。在听骨链的杠杆系统中，长臂与短臂之比约为1.3 : 1，经杠杆作用后，短臂一侧的压力将增大到原来的1.3倍。通过以上两个方面的作用，整个中耳传递过程中的增压效应为$17.2 \times 1.3 \approx 22.4$倍，从而大大提高了声波传递效率。

中耳增压效应具有重要意义。如果没有中耳的增压效应，那么当声波从空气传入耳蜗内淋巴液的液面时，由于水的声阻抗大大高于空气的声阻抗，约有99.9%的声能将被反射回空气中，仅约0.1%的声能可透射到淋巴液，由此造成声能的巨大损失。声阻抗是指声波在传播过程中振动能量引起介质分子位移时所遇到的抵抗，它与声压成正比，而与介质位移的容积速度成反比。这种阻抗的不匹配意味着声波直接由空气传入水中时，不足以使分子密度较高的水发生位移和振动。中耳的增压效应可使透射入内耳淋巴液的声能从0.1%增加到46%，从而使声波足以引起耳蜗内淋巴液发生位移和振动。

此外，当声压过大时［70分贝（dB）以上］，可反射性引起鼓膜张肌和镫骨肌收缩，使鼓膜紧张，各听小骨之间的连接更为紧密，导致中耳传音效能降低，阻止较强振动传到耳蜗，从而对内耳感音装置起到保护作用。由于完成上述反射需要40~160毫秒，故对突发爆炸声的防御作用不大。

3. 咽鼓管　是连接鼓室与鼻咽部的通道，也称耳咽管。咽鼓管的主要功能是调节鼓室内压力。通常情况下，咽鼓管鼻咽部开口常处于闭合状态，在吞咽、打哈欠时开放。咽鼓管使得鼓室内空气与大气相通，与外界大气压保持平衡，这对于维持鼓膜的正常位置、形状和振动性能都具有重要意义。如果由于某种原因（如炎症等），导致咽鼓管发生阻塞，鼓室内空气将被组织吸收而使压力降低，引起鼓膜内陷，使听力受到影响。

（三）声波传入内耳的途径

声音通过气传导与骨传导两种途径传入内耳，刺激听觉感受器，进而引起听觉。正常情况下声波传导以气传导为主。

1. 气传导　是指声波经外耳道空气传导引起鼓膜振动，再经听骨链和前庭窗膜传入耳蜗的传导方式，是声波传导的主要途径。此外，鼓膜振动也可引起鼓室内空气振动，再经圆窗传入耳蜗。但这一气传导在正常情况下并不重要，只有听骨链运动障碍时方可发挥一定的传音作用，这时的听力较正常时大为降低。

2. 骨传导　声波先直接引起颅骨振动，再引起位于颞骨骨质中耳蜗内淋巴的振动称为骨传导。骨传导效率比气传导低得多，因此在引起正常听觉中所起的作用甚微，几乎感觉不到它的存在。平时我们接触到的一般声音不足以引起颅骨振动，只有较强声波或者是自己说话的声音能引起颅骨较为明显的振动。例如当我们听自己录制的声音时，感觉不像自己的声音，但在别人那里感觉到很逼真，这就是由于骨传导在两者中所起的作用不同造成的。但当鼓膜或中耳病变引起传音性耳聋时，气传导明显受损，而骨传导却不受影响，甚至相对增强。当耳蜗病变引起感音性耳聋时，气传导和骨传导将同样受损。因此，临床上可通过检查患者气传导和骨传导受损的情况来判断听觉异常的产生部位和原因。

二、内耳耳蜗的感音功能

内耳又称迷路，由耳蜗和前庭器官组成。耳蜗是感音系统，其主要作用是把传递到耳蜗的机械振动转变为听神经纤维的神经冲动，上传至听觉中枢，产生听觉。

（一）耳蜗结构

耳蜗由一条骨质管腔围绕一锥形骨轴旋转所构成，感受声音的装置位于耳蜗内。耳蜗管横断面上有两个分界膜，一为斜行的前庭膜，另一为横行的基底膜。前庭膜和基底膜将管道分为三个腔，分别称为前庭阶、鼓阶和蜗管。前庭阶在耳蜗底部与前庭窗膜相接，其内充满外淋巴；鼓阶在耳蜗底部与圆窗膜相接，也充满外淋巴，后者在耳蜗顶部与前庭阶中的外淋巴相交通。蜗管是一个充满内淋巴的盲管。基底膜长约30mm，其上附有声音感受器——螺旋器（spiral organ）或科尔蒂器（Cori organ），螺旋器由内、外毛细胞及支持细胞等组成。在蜗管近蜗轴侧有一行纵向排列的内毛细胞，靠外侧有3~5行纵向排列的外毛细胞。每一个毛细胞顶部表面都有上百条排列整齐的纤毛，称为听毛。外毛细胞中较长的一些纤毛埋植于盖膜胶胨状物质中。盖膜（tectorial membrane）是指蜗管内的胶质膜，覆盖在螺旋器的上方，由螺旋缘（由骨螺旋板的骨膜增厚突入膜蜗管形成）表面上皮细胞分泌，由胶样基质和细纤维组成。盖膜在内侧连耳蜗轴，外侧则游离于内淋巴中。毛细胞的顶部与内淋巴接触，其底部则与外淋巴相接触。毛细胞底部有丰富的听神经末梢（图9-3-1）。

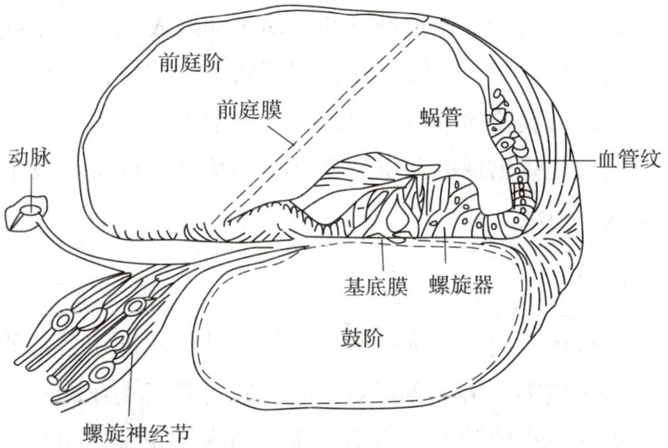

图9-3-1 耳蜗纵行剖面图和耳蜗管横断面示意图

知识拓展

听觉障碍

听觉障碍又称听觉受损，是指感测或理解声音的能力完全或部分降低。只有听力严重减退才称为聋，其表现为患者双耳均不能听到任何声音。而听力损失未达到此严重程度者，则称为听力减退。

1. 按听力损失程度分级　听力障碍分为5级，以500Hz，1000Hz和2000Hz平均听阈为标准；单耳听力损失为准。正常：<25dB；轻度耳聋：26~40dB（听低声谈话有困难）；中度耳聋：41~55dB（听正常谈话有困难）；中重度耳聋：56~70dB（要大声说话才能听清）；重度耳聋：71~90dB（能听到耳边大声说话）；极重度耳聋：>91dB（听不到耳边大声呼喊的声音）。

2. 按耳聋发生部位可分为三种类型　①传音性耳聋：病变局限于外耳和中耳，由鼓膜或听骨链功能障碍引起，气传导明显受损，骨传导影响不大。②感音性耳聋：直接影响末梢感受器、听神经传导途径和听中枢的各种病变，都可以造成感音性耳聋，包括耳蜗性聋（病变局限于耳蜗）、神经性聋（病变直接影响螺旋神经节或发生在听神经传导通路上）和中枢性耳聋（病变位于脑干与大脑，累及蜗神经核及其中枢传导通路、听觉皮质中枢）3种。③混合性耳聋：中内耳病变同时存在，影响声波传导与感受所造成的听力障碍。在以上3种类型的听觉障碍中，最常见的是传音性耳聋。因此，应注意避免中耳疾患、外力损伤、环境噪音等对鼓膜和听骨链的损害。

（二）基底膜振动

内耳的感音作用是把传到耳蜗的机械振动转变为蜗神经的神经冲动，即将机械能转换为生物电能。耳蜗基底膜的振动在这一转变过程中起着关键作用。

当声波振动通过听骨链到达前庭窗膜时，如镫骨运动方向是压向前庭窗膜的，就会引起前庭窗膜内陷，并将压力变化传给前庭阶的外淋巴，再依次传到前庭膜和蜗管内淋巴，进而使基底膜下移，最后是鼓阶的外淋巴压迫圆窗膜向外凸起。相反，当前庭窗膜外移时，则整个耳蜗内的淋巴和膜性结构均做反方向的移动，如此反复，便形成了基底膜的振动。在基底膜振动时，基底膜与盖膜之间相对位置也会随之发生相应的变化，于是使毛细胞受到刺激而引起生物电变化。

行波学说表明基底膜的振动是以行波方式进行的，即振动最先发生在靠近前庭窗处的基底膜，随后以波浪的方式沿基底膜向耳蜗顶部传播。声波振动频率不同，行波传播的远近和最大振幅出现的部位也有所不同。声波振动频率越高，行波传播越近，引起最大振幅出现的部位越靠近前庭窗处；反之，声波频率越低，行波传播越远，最大振幅出现的部位越靠近耳蜗顶部。这是行波学说的基础，即耳蜗底部感受高频声波、耳蜗顶部感受低频声波。

（三）耳蜗的感音换能作用

不论声波是从前庭窗或圆窗传入内耳，都可通过外、内淋巴的振动引起基底膜振动。外毛细胞顶部较长纤毛埋植在盖膜的胶胨状物质中。由于盖膜与基底膜的附着点不在同一个轴上，故当声波引起基底膜振动时，盖膜与基底膜便沿着各自的轴上下移动，使毛细胞与盖膜之间发生相错的移行运动，毛细胞听毛随之弯曲变形而兴奋。由于内毛细胞顶部纤毛较短，不与盖膜相接触，因此内毛细胞的纤毛随着盖膜与基底膜之间的内淋巴流动而发生弯曲或偏转。毛细胞纤毛的弯曲或偏转是引起毛细胞兴奋并将机械能转变为生物电能的开始。最终将声波振动的机械能转变为耳蜗微音器电位（即耳蜗受到声音刺激时，多个毛细胞在接受声音刺激时所产生的感受器电位变化）。当耳蜗微音器电位经总和达到蜗神经阈电位时，便触发与其相连的蜗神经产生动作电位。

（四）耳蜗对声音的初步分析

人耳感受声波的频率范围是20~20000Hz，其中对1000~3000Hz的声波最为敏感。行波理论表明，由于声波频率不同，声波传播到基底膜的远近和最大振幅出现的部位也不同。高频声波只能推动耳蜗底部基底膜振动；中频声波振动向前延伸，到基底膜中段振幅最大；低频声波振动推进到基底膜蜗顶处振幅最大。由于基底膜不同部位的毛细胞受到刺激，经相应的听神经纤维传入大脑皮层听觉中枢的不同部位，就可产生不同的音调感觉。动物实验和临床研究都已证实，耳蜗底部受损时主要影响高频声音的听力，而耳蜗顶部受损时主要影响低频听力。

知识拓展

听　阈

只有一定范围和一定强度的声波作用于耳才能引起听觉。人耳所能感受的声波需要达到一定的振动强度才能产生听觉，这个刚好引起听觉的最小声音强度为听阈（auditory threshold）。如果振动频率不变，随着听阈以上的声波强度的增加，听觉的感受也相应增强，但当强度增大到某限度时，除了引起听觉外，还有鼓膜的疼痛感，这个强度称为最大可听阈。每一频率的声波都有它自己的听阈和最大可听阈。临床上通常以听阈的高低来表示听力的好坏。听阈低，表示听力好；听阈较高，表示听力较差。

第四节　内耳前庭器官的位置觉功能

内耳的前庭器官由前庭和半规管组成，是人体对自身的姿势、运动状态以及头部在空间位置的感受器。前庭器官传至中枢的信息与其他传入信息（如视觉、躯体深部感觉及皮肤感觉等）一起，在调节肌肉紧张性和维持身体平衡中起着重要作用。

一、椭圆囊和球囊的功能

前庭内有椭圆囊、球囊，是膜质的小囊，其内充满淋巴液，囊内各有一个特殊结构，分别称为椭圆囊斑和球囊斑。两种囊斑结构相似，囊斑上有感受细胞即毛细胞，其纤毛埋植在一种称为耳石膜的结构内。毛细胞有动、静两种纤毛，毛细胞的基底部有感觉神经纤维末梢分布。其适宜刺激都是与纤毛生长面呈平行方向的机械力的作用。在正常条件下，机体运动状态（直线变速运动）和头部空间（静止时）位置的改变都能以特定的方式改变毛细胞纤毛的倒向，刺激毛细胞兴奋，使相应神经纤维发放神经冲动的频率发生改变，把这些信息传输到中枢，可反射性地引起躯干和四肢不同肌肉的紧张度发生改变，从而使机体在各种姿势和运动情况下保持身体的平衡。

二、半规管的功能

人体两侧内耳各有三条相互垂直的半规管，分别代表空间的三个平面。半规管中，充满内淋巴。两耳水平半规管在同一平面上。当人体直立，头前倾30°时，水平半规管与地面平行，其余两个半规管分别与地平面垂直。半规管与椭圆囊连接处都有膨大的壶腹（ampulla），内有壶腹嵴，其中也有感受性毛细胞，毛细胞的底部与感觉神经末梢相连。壶腹嵴的适宜刺激是躯体旋转的速度变化。三个互相垂直的半规管可以接受人体在不同平面和不同方向所做的旋转变速运动的刺激，产生不同的运动觉和位置觉，引起姿势反射，维持身体平衡。

三、前庭反应

前庭器官的传入冲动除引起一定的位置觉和运动觉外，还可引起各种姿势调节反射、眼震颤和自主神经反应等功能的改变，这些现象统称为前庭反应。当进行直线变速运动时，可刺激椭圆囊和球囊，反射性地改变颈部和四肢肌紧张强度。例如，猫由高处跳下时，头部后仰，四肢伸直，做准备着地的姿势；而它一着地，则头部前倾，四肢屈曲。壶腹嵴是旋转变速运动的感受器。当身体或头部做旋转变速运动时，由于惯性作用，相应半规管内的淋巴液超前或滞后于半规管运动，刺激毛细胞兴奋，其神经冲动经前庭神经传入中枢，产生旋转感觉，并引起姿势反射，以维持身体的平衡。这些属于前庭器官的姿势反射，其意义是维持一定的姿势和保持身体平衡。

若对前庭器官的刺激过强或刺激时间较长，便会引起心率加速、血压下降、呼吸频率增加、出汗以及皮肤苍白、恶心、呕吐、眩晕、唾液分泌增多等现象，称为前庭反应。前庭器官功能过度敏感的人，一般的前庭刺激也会引起自主神经反应。如因为车、船身上下颠簸及左右摇晃导致晕车、晕船等反应，就是上、后半规管感受器受到过度刺激所造成的。

前庭反应中最特殊的是躯体旋转运动时引起眼球不自主往返、节律性运动，称为眼震颤（nystagmus）。眼震颤主要由半规管受刺激引起。两侧水平半规管受刺激时，引起水平方向眼震颤。上、后半规管受刺激时，引起垂直方向眼震颤。眼震颤的生理意义是在机体运动过程中的某一段时间内，使眼内物像暂时不动，可以看清物体，辨别机体自身运动方向。临床上进行眼震颤试验可以判断前庭功能是否正常。眼震颤正常持续时间为20~40秒，频率为5~10次。如果眼震颤持续时间过长，说明前庭功能过敏。如果眼震颤持续时间过短，说明前庭功能减弱，某些前庭器官有病变的患者，眼震颤消失。

第五节　其他感觉器官

一、嗅觉器官

嗅觉（olfaction）是人和高等动物对有气味物质所产生的一种感觉，其感受器位于上鼻道及鼻中隔后上部的嗅上皮，两侧总面积约5cm^2。嗅上皮由嗅细胞、支持细胞、基底细胞和鲍曼腺（Bowman）组成。嗅细胞是双极神经元，其树突伸向鼻腔，末端有4~25条纤毛，称为嗅毛，埋于鲍曼腺所分泌的黏液之中；其轴突很长，为中枢突，穿出基膜后被神经膜细胞所包绕，形成无髓神经纤维，组成嗅丝，穿过筛骨直接进入嗅球。嗅觉感受器的适宜刺激是空气中有气味的化学物质，即嗅质（odorants）。通过呼吸，这些分子被嗅上皮的黏液吸收，与嗅细胞纤毛表面膜上特异受体结合，引起感受器细胞去极化，产生动作电位，动作电位沿轴突传向嗅球（端脑皮质的一部分，嗅球可视为嗅神经的终止核，是嗅觉的初级中枢），进而传向更高级的嗅觉中枢，引起嗅觉。通常把人与动物对气味的敏感程度称为嗅敏度，人类对不同气味物质的嗅觉阈值不同，即使是同一个人，其嗅敏度的变动范围也很大。有些疾病可明显影响人的嗅敏度，例如感冒、鼻炎等。嗅觉属于快适应，当某种气味突然出现时，可引起明显的嗅觉，如果这种气味继续存在，感觉便很快减弱，甚至消失，所谓“入芝兰之室，久而不闻其香，入鲍鱼之肆，久而不闻其臭”就是嗅觉快适应的良好例子。

二、味觉器官

味觉（gustation）是人和动物对有味道物质所产生的一种感觉，其感受器是味蕾，主要分布于舌背部表面和舌边缘。每一个味蕾都由味细胞、支持细胞和基底细胞组成。味细胞顶端有纤毛，称为味毛，是味觉感受的关键部位。味细胞周围被感觉神经末梢所包绕。

人舌表面不同部位对不同味刺激的敏感程度不一样，一般舌尖部对甜味比较敏感，舌两侧对酸味比较敏感，而舌两侧的前部则对咸味比较敏感，软腭和舌根部对苦味比较敏感。味觉感受器没有轴突，味细胞接受刺激后所产生的感受器电位通过突触传递，使得感觉神经末梢产生动作电位，传向味觉中枢，中枢可能通过来自传导4种基本味觉（酸、甜、苦、咸）的专用线路上神经信号的不同组合来认知基本味觉以外的各种味觉。味觉感受器也是一种快适应感受器，某种味质长时间刺激时，味觉的敏感度就迅速降低。味觉的敏感度往往受食物或刺激物本身温度的影响。如在20~30℃，味觉的敏感度最高；食物味道越浓，则味觉越强。

三、皮肤的感觉功能

躯体通过皮肤及其附属的感受器接受不同的刺激，产生各种类型的感觉，称为躯体感觉（somatic senses）。一般认为，躯体感觉包括浅感觉和深感觉两大类。浅感觉又包括触-压觉、温度觉和痛觉；深感觉即为本体感觉，主要包括位置觉和运动觉。在皮肤表面点状分布着多种感受器，它们分别接受各自的适宜刺激，在有关中枢产生相应感觉。皮肤感觉主要有触-压觉、冷觉、热觉和痛觉4种。

（一）触-压觉

给皮肤施以触、压等机械刺激所引起的感觉，分别称为触觉（touch-sense）和压觉（pressure sense）。由于两者在性质上类似，可统称为触-压觉。

触-压觉感受器可以是游离神经末梢、毛囊感受器，或带有附属结构的环层小体、麦斯纳小体、鲁菲尼小体和梅克尔盘等。不同的附属结构可能决定它们对触、压刺激的敏感性或适应出现的快慢。如手指、口唇等处的触-压觉很敏感，躯干及背部等处的触-压觉则较迟钝。触觉适应快，而压觉适应慢。

触-压觉感受器的适宜刺激是机械刺激。机械刺激引起感觉神经末梢变形，导致机械门控钠通道开放和Na^+内流，产生感受器电位。当感受器电位使神经纤维膜去极化并达到阈电位时，就产生动作电位。传入冲动到达大脑皮层感觉区，产生触-压觉。

（二）温度觉

冷觉和热觉统称为温度觉，分别由冷感受器和热感受器受刺激所引起。冷、热觉感受器均为游离神经末梢。皮肤的温度觉受皮肤基础温度、温度变化速度和被刺激皮肤范围等因素的影响。人体能适应的温度范围一般为20~40℃，过冷和过热的刺激均可导致组织释放致痛物质而引起疼痛。

在人类的皮肤上有专门的“热点”和“冷点”，刺激这些点能分别引起热觉（warmth-sense）和冷觉（cold-sense），两者合称温度感觉。皮肤上的冷点明显多于热点，以手的皮肤为例，冷点的密度为每平方厘米1~5个，而热点仅每平方厘米0.4个。实验表明，热感受器只选择性地对热刺激发生反应，当皮肤温度升高到32~45℃时，这类热感受器才能激活，开始放电。在这个范围内，热感受器的放电频率随皮肤温度升高而逐渐增加，所产生的热感觉也随之增强。皮肤温度一旦超过45℃，热感觉突然消失，代之出现的是热痛觉。这是因为皮肤温度超过45℃时便成为伤害性热刺激。这时温度伤害性感受器开始兴奋，而热感受器放电明显减少。这也说明，热感觉是由温度感受器介导的，而热痛觉则由伤害性感受器介导。冷感受器只选择性地对冷刺激发生反应，引起这类冷感受器放电的皮肤温度范围较广，在10~40℃之间，如果将皮肤温度逐步降低到30℃以下，冷感受器放电增加，冷感觉也逐渐增强。通常情况下，冷感觉是由皮肤温度降低所引起的；但在某些情况下，例如有些化学物质作用于皮肤也能引起冷感觉，如薄荷能激活冷感受器而引起冷感觉。

如果皮肤温度改变速度很快，则人们在主观上很容易察觉。但如果皮肤温度改变非常缓慢，皮肤感觉阈值将会大大提高。人们有时在不知不觉中着凉感冒，往往与此有关。另外，皮肤受刺激的范围对温度感觉也有一定影响。皮肤上小范围改变温度，其感觉阈值要大于大范围的改变。这说明，来自温度感受器的冲动在产生温度感觉时可发生空间总和。如给两只手背同时加热，其感觉阈值可低于单独给一只手背加热。

由于适应的原因，人皮肤温度在32~34℃时既无冷的感觉也无热的感觉，这就是皮肤温度的中间范围区。如果皮肤温度改变超出中间范围区，就会分别引起冷或热的感觉。实验表明，并不是任何热刺激都能达到阈值，只有相当面积的皮肤受到热刺激时，才能被觉察到。有人估算，大约需要50个热感受器同时被激活，才能达到热感觉阈值，产生热的感觉。这提示来自外周热感受器的信息需要一个空间总和过程，才能激发中枢感觉机制。至于冷刺激，有人估算，单个冷感受器的兴奋只要其传入纤维放电频率达到每秒50个冲动，便能产生冷的感觉。

（三）痛觉

各种伤害性刺激作用于人体时所引起的复杂感觉，称为痛觉。痛觉常伴有防御反应和情绪变化，同时疼痛是临床上最常见的一种症状，对于辅助疾病诊断具有积极意义。痛觉感受器是游离神经末梢，广泛分布于皮肤、肌肉、关节和内脏器官。痛觉特点是不易产生适应，易发生敏感性增强。

实训实练七　视野测定

【实训目的】

学习视野计的使用方法和视野检查方法，了解测定视野的意义。

【实训原理】

视野是当一侧眼球固定注视正前方一点时所能看到的空间范围，此范围又称为周边视力，也就是黄斑中央凹以外的视力。视野大小受整个视觉分析器结构、功能状况，以及刺激性质、刺激强度的影响。此外，视野还受额骨、颧骨、鼻骨形状的影响，所以每个人每只眼的视野各有差异。

测定视野可使用视野计，所测视野用视野图纸记录后即得视野图。借助此种视力检查可以了解整个视网膜的感光功能，并有助于判断视觉传导通路以及视觉中枢的功能。正常人视野，鼻侧与上侧较窄小，颞侧与下侧较宽阔；有色视野较无色视野小，在同一光亮条件下，白色视野最大，其次为黄蓝色，再次为红色，绿色最小。不同颜色视野的大小，不仅与面部结构有关，更主要的是取决于不同感光细胞在视网膜上的分布情况。

【实训用品】

视野计，白、红、绿视标，视野图纸，铅笔。

【实训步骤】

1. 观察、熟悉视野计的构造　视野计样式很多，常用的是弧形视野计。这是一个半圆弧形金属板，安在支架上，可绕水平轴做360°旋转，旋转的角度可从分度盘上读出。圆弧外面有刻度，表示由该点射向视网膜周边的光线与视轴所夹的角度，视野界限就是以此角度来表示的。在圆弧内面中央装有一面小镜作为目标物，其对面支架附有托颌架与眼眶托。此外，视野计还附有各色视标。

2. 测定视野

（1）将视野计对着充足光线放好，受试者把下颌放在托颌架上，眼眶下缘靠在眼眶托上。调整托颌架高度，使眼恰与弧架中心点位于同一水平面上。先将弧架摆在水平位置，测试眼注视弧架中心点，遮住另一眼。检查者首先选择白色视标，从周边向中央慢慢移动，随时询问受试者是否看见了视标。当受试者回答看见时，就将受试者刚能看到视标时视标所在点标在视野图纸的相应经纬度上。用同样方法测出对侧刚能看见的视标点，亦标在视野图纸相应经纬度上。

（2）将弧架转动45°角，重复上一项操作。如此继续下去，共操作4次，得出8个点。将视野图纸上8个点依次连接起来，就得出视野范围。

（3）按照相同操作方法，测出红、黄、绿各色视觉的视野，分别用红、黄、绿三色在视野图纸上标出。

（4）依照同样方法，测定另一眼的视野。

【注意事项】

1. 在测定过程中，受试者眼球不能任意转动，始终盯视弧架中心点，只能用“余光”观察视标。

2. 测试视野时，以受试者看到视标为准，测试结果必须客观。

实训实练八　瞳孔对光反射

【实训目的】

学会瞳孔对光反射的检查。

【实训原理】

人眼由远视近或由近视远时会发生调节反射。当由远视近时，引起晶状体凸度增加，同时发生缩瞳和两眼辐辏；由近视远时则会发生相反的变化。人眼在感受强光刺激时，瞳孔缩小；感受弱光刺激时，瞳孔放大。此为瞳孔对光反射。临床常用瞳孔对光反射来了解神经系统的功能状态。

【实训用品】

手电筒，遮光板。

【实训步骤】

1. 直接对光反射　在较暗处，先观察受试查者两眼瞳孔大小，然后用手电筒照射一侧眼睛，立即可见其瞳孔缩小；停止照射，瞳孔又放大。

2. 间接对光反射　受试查者用遮光板沿鼻梁将两眼视野分开，检查者用手电筒照射一侧眼睛，另一侧眼睛瞳孔也缩小。

【注意事项】

1. 受试者应注视5m以外处，不可注视手电筒，否则会影响检查结果。

2. 瞳孔大小可参考下列数据：正常瞳孔的平均直径在2~3mm之间，小于2mm为瞳孔缩小，3~5mm为中等瞳孔，大于5mm为瞳孔扩大。

实训实练九　声波的传导途径

【实训目的】

比较声音气传导和骨传导的特点；了解临床上常用鉴别传导性耳聋和神经性耳聋的实验方法和

原理。

【实训用品】

音叉，棉球，橡皮锤。

【实训原理】

声音由外界传入内耳可以通过气传导和骨传导两个途径完成，声波经外耳道引起鼓膜振动，再经听骨链和前庭窗膜进入耳蜗，这一条声音传导途径称为气传导，是声波传导的主要途径；声波可引起颅骨的振动，再引起位于颞骨骨质中的耳蜗内淋巴的振动，这种传导途径称为骨传导。从一个方向传来的声音，到达两耳的时相和强度不同，据此听觉系统可辨别音源的方向。正常人气传导的效率远大于骨传导。临床上，若气传导时间大于骨传导时间，称为任内试验阳性；反之，若气传导时间缩短而小于骨传导时间，则称为任内试验阴性。用来比较两耳骨传导的试验叫韦伯试验。当耳的传导功能异常时，气传导和骨传导的正常关系受到破坏。依据以上两种试验结果可鉴别传音性耳聋和感音性耳聋。

【实训步骤】

1．任内试验　比较同侧耳的气传导和骨传导的试验。

（1）受试者处在安静环境中，取坐位。检查者用橡皮锤敲响音叉（用力不可过猛，切忌在硬物上敲打）使其振动后，立即置于受试者一侧颞骨乳突上，受试者可听到音叉的响声，声音随时间延长而响度逐渐减弱。受试者刚刚听不到声音时，迅速将音叉移至其外耳道口，受试者又可重新听到响声。反之，先置音叉于外耳道口处，当听不到声音时再将音叉移置乳突部，受试者仍听不到声音。这说明正常人气传导时间比骨传导时间长，即任内试验阳性，如气传导时间比骨传导时间短，即任内试验阴性。

（2）用棉球塞住同侧外耳道口（模拟气传导障碍），重复上述实验步骤，观察实验结果。

2．韦伯试验　比较两耳骨传导的实验。

（1）将振动的音叉柄置于受试者前额正中发际处，这时两耳所听到的声音强度是否相同？正常人两耳声音强弱相同。

（2）用棉球塞住受试者一侧外耳道，重复上述实验，此时受试者听到的声音强度偏向哪一侧？传导性耳聋者声音偏向患侧，感音性耳聋者声音偏向健侧。临床上根据上述任内试验和韦伯试验结果，大致可判断耳聋的性质（实训实练表9-1）

实训实练表9-1　声音传导测试结果判断

实验名称	正常人	传导性耳聋	神经性耳聋
任内试验	气传导>骨传导 （阳性）	骨传导>气传导 （阴性）	均缩短 但气传导>骨传导
韦伯试验	两耳相等	偏向患侧	偏向健侧

【注意事项】

1．实验人员应保持室内安静，实验过程中尽量避免产生声音。

2．音叉严禁在硬物上敲击，叩击音叉不可用力过猛，以防损坏。

3．要使音叉振动方向正对外耳道口，不能触及耳廓及头发。

目标检测

答案解析

一、单项选择题

1. 眼经过充分发挥调节作用能够看清眼前物体的最近点，称为（ ）

A．主点　B．近点　C．节点

D．远点　E．焦点

2. 视觉器官中可调节眼折光力的是（ ）

A．角膜　B．房水　C．晶状体

D．玻璃体　E．虹膜

3. 视紫红质的合成需要的维生素是（ ）

A．维生素A　B．维生素B　C．维生素C

D．维生素D　E．维生素E

4. 正常人视野，由小到大的顺序下面正确的是（ ）

A．红、绿、蓝、白　B．绿、蓝、白、红　C．白、蓝、红、绿

D．蓝、白、红、绿　E．绿、红、蓝、白

5. 正常人耳能听到的声波频率范围是（ ）

A．20~200Hz　B．20~2000Hz　C．20~20000Hz

D．20~20000Hz　E．20~200000Hz

6. 飞机起飞或降落时，做吞咽动作的生理意义是（ ）

A．调节基底膜两侧的压力平衡

B．调节前庭膜两侧的压力平衡

C．调节中耳与内耳之间的压力平衡

D．调节鼓室与大气之间的压力平衡

E．调节外耳与内耳之间的压力平衡

7. 近视眼是由于（ ）

A．眼球前后径过短　B．眼球前后径过长　C．晶状体弹性降低

D．眼的折光不变　E．角膜经纬曲率不一致

二、简答题

1. 眼折光异常有哪些？怎么矫正？
2. 简述气传导的路径。
3. 皮肤的感觉有哪几种？

（李智红）

书网融合……

知识回顾　微课　习题

第十章 神经系统的功能

学习目标

知识要求：

1. 掌握突触及其传递的过程；中枢兴奋传递的特征；中枢抑制；特异性与非特异性投射系统；内脏痛及牵涉痛；牵张反射，自主神经系统的主要功能，自主神经的递质及其受体。

2. 熟悉神经纤维传导兴奋的特征；神经元间信息传递的形式；中枢神经元的联系方式；大脑皮层的感觉分析功能；脑干、基底节、小脑、大脑皮层对躯体运动的调节；各级中枢对内脏活动的调节；睡眠两种时相的特点及其意义。

3. 了解学习与记忆机制；大脑皮层的电活动。

技能要求：

1. 熟练掌握运用本章所学内容解释临床病例，如中枢脱髓鞘疾病、帕金森病、舞蹈病的临床表现。

2. 通过掌握所学的知识，深入理解神经系统疾病患者的痛苦和诉求，并利用掌握的知识、本领解除神经系统疾病患者的痛苦。

3. 学会腱反射测定、大脑皮层功能区定位的操作方法。

第一节　神经元活动的一般规律

PPT

人体所处的外界环境及内部的内环境均在不断地发生变化，需要对体内生理功能不断做出迅速而完善的调节，以适应内外环境的变化。在人体生理功能调节中，神经调节具有主导作用。神经系统结构和功能的完善，是机体生存的必要条件。人类大脑皮层高度发达，不仅是各种感觉和运动的最高级中枢，而且是思维、意识、语言等生理功能活动的物质基础。人类大脑的高级功能活动是其他动物所不具备的，人类利用大脑的高级功能，主动地认识和改造客观世界。

一、神经元和神经纤维

（一）神经元

神经元（neuron）即神经细胞，是神经系统结构与功能的基本单位，神经系统由近百亿个神经元组成。

神经元在形态上由胞体和突起组成（图10-1-1）。胞体主要位于脑、脊髓、神经节以及某些器官的神经组织中，它是神经元的营养和代谢中心；突起可分为树突和轴突两类。神经元的树突可有一个或多个，一般较短，由胞体向外呈树枝状伸出，主要接受其他神经元传来的信息。一般情况下，神经元的轴突只有一条，较长。神经元的动作电位产生于轴丘。树突接受外来刺激，轴突传出神经冲动。

神经元的功能主要包括：①接受外来信息；②分析信息；③传递信息。

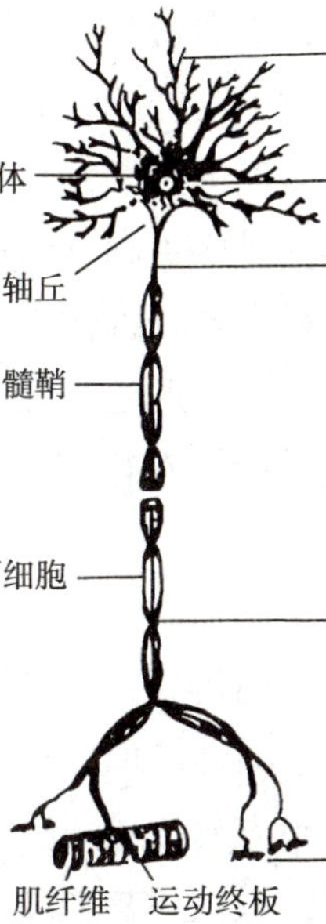

图10-1-1　神经元结构示意图

（二）神经纤维

神经纤维（nerve fiber）由轴索（轴突或感觉神经元的长树突）外包神经胶质细胞（构成髓鞘）或神经膜而成。习惯上把有髓鞘的神经纤维称为有髓纤维，无髓鞘外包仅有一层神经膜者称为无髓纤维。无髓纤维并非完全无髓鞘。

1. 神经纤维的分类　通常使用的神经纤维分类方法主要有两种。

（1）根据电生理学特性分类　根据神经纤维的电生理学特性不同，将之分为A、B、C类纤维，其中A类纤维又分为α、β、γ、δ 四个亚类。这种分类方法主要用于传出神经纤维。

（2）根据纤维的直径和来源分类　根据神经纤维组织学特性不同，用罗马数字命名为Ⅰ、Ⅱ、Ⅲ、Ⅳ四大类。这种分类方法主要用于传入神经纤维。

神经纤维分类方法及其对应关系见表10-1-1。

表10-1-1　神经纤维的分类

按电生理学特性分类	传导速度（m/s）	直径（μm）	来源	按来源及直径分类
A类				
A_α	70~120	12~22	肌梭、腱器官传入纤维 梭外肌传出纤维	Ⅰ
A_β	30~70	8~13	皮肤触-压觉传入纤维	Ⅱ
A_γ	15~30	4~8	梭内肌传出纤维	
A_δ	12~30	1~4	皮肤痛、温觉传入纤维	Ⅲ
B类	3~15	1~3	自主神经节前纤维	
C类				
sC	0.7~2.3	0.3~1.3	自主神经节后纤维	
drC	0.6~2.0	0.4~1.2	脊髓后根痛觉传入纤维	Ⅳ

2. 神经纤维的功能及传导兴奋的特征

（1）神经纤维的主要功能

①传导神经冲动：其机制是由于兴奋部位与未兴奋部位之间的电位差形成的局部电流，引起邻近膜去极化，当去极化达到阈电位时，则在邻近膜上产生新的动作电位。

②营养性作用：通常情况下，神经末梢还可释放某些营养因子，从而持久性地影响和调整其所支配组织的结构和内在的代谢活动，称为神经纤维的营养性作用。神经的营养性作用与神经冲动关系不大。通常情况下，神经纤维的营养性作用不易被察觉，但在神经受损后，发现其所支配的肌肉内糖原合成速

度减慢，蛋白质分解速度加快，肌肉逐渐出现萎缩。尤其是周围神经受损时会出现肌肉萎缩，其原因是肌肉失去了神经的营养性作用。相反，神经元也需要其所支配组织或细胞的营养性支持。如：神经生长因子可以促进神经元突起的生长，维持神经系统的正常功能。

不同神经纤维传导兴奋的速度具有较大差别，与神经纤维的直径、有无髓鞘及温度有关。一般而言，直径大的纤维比直径小的纤维传导速度快；有髓纤维比无髓纤维传导速度快。在一定范围内，神经纤维的传导速度还与温度呈正比，温度降低可以减慢神经纤维的传导速度，甚至造成传导阻滞，这就是临床上采用冷冻麻醉的机制之一。测定神经纤维的传导速度，有助于诊断神经纤维的病变和评估神经损伤的预后。

（2）动作电位在神经纤维上的传导特征

①双向传导：在实验条件下，刺激神经纤维的任何一点，产生的动作电位均可向两端传导，即兴奋传导的双向性。但在体内，由于神经纤维总是作为反射弧的传入或传出部分，所以神经纤维上动作电位往往是单方向传导。

②绝缘性：神经纤维外覆的神经膜及髓鞘是绝缘的，因此，冲动在神经纤维上传递时基本上不会波及邻近纤维。其生理学意义在于保证神经调节的准确性和精确性。

③完整性：神经纤维能将信息传送到远隔部位，不仅要求其结构完整，而且要求其功能正常。如用冷冻或采用局麻药作用于神经纤维某一点，破坏其生理功能的完整性时，可造成神经冲动的传导阻滞。在临床工作中，根据此原理在手术前往往采用低温麻醉和药物麻醉的方法以减轻患者的疼痛和痛苦。

④相对不疲劳性：神经纤维可以在较长时间内持续传导动作电位而不容易产生疲劳。如：在实验中发现，用电刺激神经–肌肉标本的神经部分时，连续用频率50~100次/分的电刺激，刺激神经纤维9~12小时，神经纤维的兴奋性始终不变，但刺激肌肉部分则很快因疲劳而不再收缩。这就证明了神经纤维在传导兴奋性具有相对不疲劳性。

3. 神经纤维的轴浆运输 神经纤维的细胞质，又称为轴浆。轴浆在轴突与胞体之间具有往返流动性能，发挥着物质运输作用，称为轴浆运输。轴浆运输的方向可以是顺向的，也可为逆向的，还可为双向的。轴浆从胞体向轴突末梢运送，称为顺向轴浆运输，主要参与递质囊泡的运输。轴浆从轴突末梢运向胞体，称为逆向轴浆运输，可能对胞体蛋白质的合成起反馈调节作用。

二、神经胶质细胞

神经系统除了神经细胞以外，还有分布在神经细胞之间、数量更多的、具有一定形态结构及功能的神经胶质细胞（neuroglia cell）。分布在周围神经系统中的神经胶质细胞主要是施万细胞和脊神经节中的卫星细胞；在中枢神经系统中有星形胶质细胞（astrocyte）、少突胶质细胞（oligodendrocyte）、小胶质细胞（microglial cell）和室管膜细胞（ependymal cell）等（图10–1–2）。

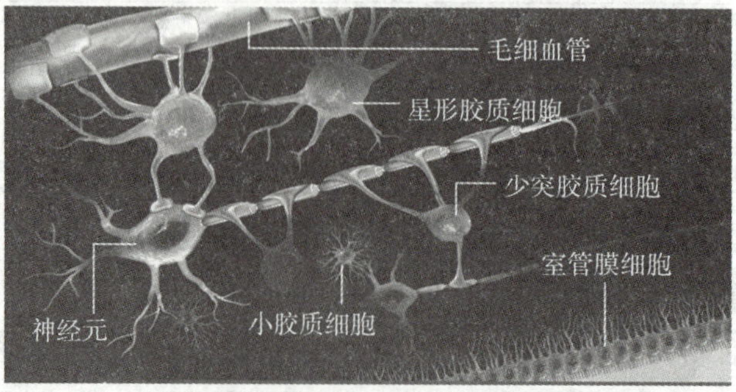

图10–1–2 神经胶质细胞与神经元结构示意图

（一）特点

神经胶质细胞数量多，是神经元的10~50倍。神经胶质细胞也有突起，但无树突、轴突之分。它们与相邻细胞不构成突触样结构。神经胶质细胞膜对K^+通透性很高，它们有着随细胞外液K^+浓度改变而改变的膜电位，但绝不产生动作电位（action potential）。在星型胶质细胞膜中存在多种神经递质的受体。胶质细胞终身具有分裂增殖能力。

（二）功能

1. 支持、绝缘、屏障作用　在CNS（中枢神经系统）内大量的神经胶质细胞充填于神经元及其突起之间的空隙内，为神经元提供一定的支持作用。尤其是星形胶质细胞的长突，不仅可在脑和脊髓中交织成网或互相连接构成支架，支持神经元的胞体和纤维，而且可在神经元与其他组织相邻界面之间形成鞘或界膜。神经胶质细胞还可分隔神经元，起隔离、绝缘作用。少突胶质细胞和施万细胞还可形成有髓神经纤维的髓鞘，防止神经冲动传导时电流的扩散，使神经元活动互不干扰。此外，神经胶质细胞参与血－脑屏障（blood–brain barrier，BBB）的组成。

2. 修复、再生作用　神经胶质细胞具有分裂能力，特别在脑和脊髓受到损伤后可大量分裂增生。当神经元因为疾病、缺氧或损伤而发生变性坏死时，局部可出现巨噬细胞。这些巨噬细胞除了来自血液中的单核细胞外，小胶质细胞也能转变为巨噬细胞，共同参与变性、坏死神经元的组织碎片的清除。清除碎片后留下的缺损由胶质细胞，特别是星形胶质细胞的增生来充填，从而起到修复和再生作用。如果胶质细胞增生过强，可形成脑瘤。在周围神经再生过程中，轴突必须沿着施万细胞构成的索道生长。

3. 代谢、营养作用　星形胶质细胞的长突终止于毛细血管，其余突起穿行在神经元之间，提示它可能与神经元的营养物质的运输供应以及代谢产物的排除有关。星形胶质细胞还能产生神经营养性因子，用来维持神经元的生长、发育及其正常功能。近年来发现神经胶质细胞还参与神经递质的代谢，如星形胶质细胞内的谷氨酰胺合成酶可将摄取的谷氨酸和GABA（γ－氨基丁酸）合成谷氨酰胺，然后再转运到神经元作为递质的合成原料。

4. 维持内环境的稳定　星形胶质细胞膜对K^+有较高的通透性，并且其质膜存在钠－钾泵。在神经元电活动引起细胞外液K^+浓度升高时，星形胶质细胞通过开放钾通道和加强钠－钾泵作用，使集聚在胞外的K^+进入胞内，再通过缝隙连接（gap junction）迅速扩散，降低胞内K^+浓度，维持细胞内外K^+的平衡，避免细胞外液K^+浓度过高对神经元正常活动产生干扰，维持了内环境的稳定。当脑损伤造成神经胶质细胞过度增生时，会使胶质细胞泵钾能力的减弱，胞外高K^+将导致神经元去极化，兴奋性增高，形成局部癫痫病灶。

5. 合成、分泌活性物质　有实验数据表明：星形胶质细胞可合成、分泌血管紧张素（angiotensin），神经生长因子（NGF），胰岛素样生长因子（IGF），细胞因子白介素－1（IL–1）、IL–3、IL–6，γ–干扰素（γ–interferon）以及其他细胞外基质（extracellular matrix，ECM）等活性物质；施万细胞可分泌NGF、神经营养因子（NF–3、NF–4/5）和ECM。这些生理活性物质对维持神经元的生长、存活以及发挥正常功能都有重要作用。

第二节　反射中枢活动的一般规律

PPT

一、反射中枢的概念

人体生理功能调节中，起主导作用的是神经调节。神经调节的基本方式是反射。反射（reflex）是指在中枢神经系统参与下，机体对内、外环境变化所作出的规律性应答。反射完成需要一定的结构基础，即反射弧的结构和功能是完整的。反射弧的中枢部分通常是指中枢神经系统中调节某一特定生理功能的神经元群。

反射中枢指在中枢神经系统中，对机体的某一特定的生理功能，具有调节和控制神经反射作用的神经细胞群，如呼吸、吞咽、排泄、心血管功能、语言、视觉和听觉等有许多神经反射中枢。它们分布在中枢神经系统的各个部位，如脊髓、延髓、脑桥、中脑、上下丘脑、小脑和大脑半球等不同神经组织中，有些属于低级部位，有些属于高级部位。

反射活动的中枢控制：感受器接受刺激发生兴奋，传入神经将信息传递给中枢，中枢分析处理后经传出神经将指令传至效应器，产生效应。中枢整合：进行反射活动时，既有脊髓、脑干初级水平的整合活动，也有大脑更高级水平的整合活动，经多级水平的整合后，反射活动具有复杂性和适应性。中枢对效应器的控制方式：中枢的活动除可通过传出神经直接控制效应器外，有时传出神经还能作用于内分泌腺，通过后者释放激素间接影响效应器活动，使内分泌调节成为神经调节的延长部分。

二、突触与突触传递

（一）经典的突触传递

1. 突触结构及分类　神经元与神经元接触并传递信息的部位称为突触（synapse）。主要的突触组成可分为三类：①轴－体突触；②轴－树突触；③轴－轴突触（图10–2–1）。

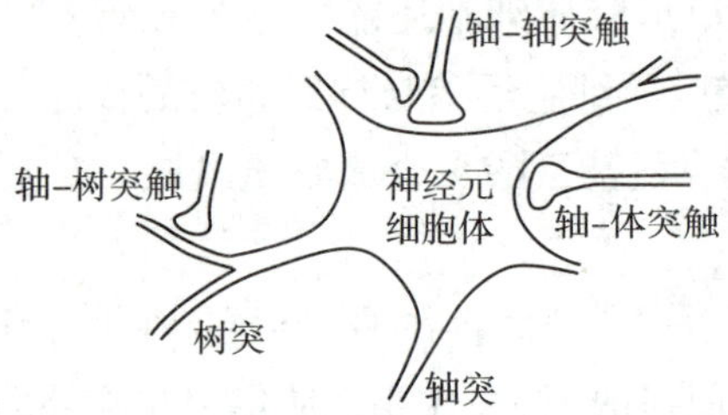

图10–2–1　突触的类型

突触有特殊的微细结构，一个神经元的轴突末梢首先分成许多小支，每个小支的末梢部分膨大呈球状，称为突触小体，贴附在下一个神经元的胞体或突起表面。在电子显微镜下观察到，突触的接触处有两层膜，轴突末梢的轴突膜称为突触前膜，与突触前膜相对的胞体膜、轴突膜或树突膜则称为突触后膜，两膜之间为突触间隙。一个突触即由突触前膜、突触间隙和突触后膜三部分组成。突触前膜和后膜较一般的神经元膜稍增厚，约7.5nm。突触间隙为20nm左右，其间有黏多糖和糖蛋白。在突触前膜内侧有致密突起，致密突起和网格形成囊泡栏栅，其间隙处正好容纳一个囊泡。在突触小体的轴浆内，含有较多的线粒体和大量聚集的囊泡（突触小泡）。突触小泡的直径为20~80nm，它们含有高浓度的递质。不同突触内含的囊泡大小和形状不完全相同。释放乙酰胆碱的突触，其小泡直径为30~50nm，在电镜下为均匀致密的囊泡；而释放去甲肾上腺素的小泡，直径为30~60nm，其中有一个直径为15~25nm的致密中心。突触小泡在轴浆中分布不均匀，常聚集在致密突起处（图10–2–2）。

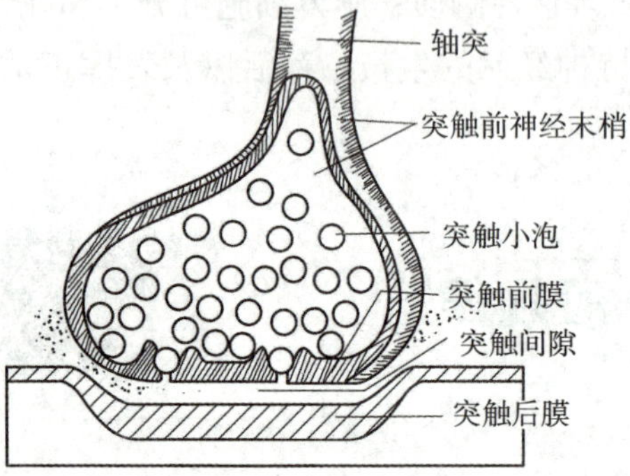

图10–2–2　突触结构模式图

一个神经元的轴突末梢一般都分支形成许多突触小体，与其后的神经元构成突触，所以一个神经元能通过突触传递作用于许多其他神经元。另外，一个神经元的树突、轴突或胞体可以接受许多神经元的突触小体构成突触，因此一个神经元又可接受许多不同神经元的作用。据估算，一个脊髓前角的运动神经元的胞体和树突上可有2000个左右突触，而一个大脑皮层锥体细胞则约有30000个突触。

2. 突触传递过程　神经突触传递是指信息从突触前神经元传递到突触后神经元的过程。它与前面所学的神经-肌肉接头处的兴奋传递过程相似，也是一个电—化学—电的过程。

突触传递过程是连续的，可分为以下几个阶段：①突触前膜去极化。当突触前神经元的兴奋传导到达轴突末梢时，突触前膜去极化。②Ca^{2+}流入突触小体。突触前膜的去极化导致前膜上电压门控性Ca^{2+}通道开放，Ca^{2+}内流，其作用是促进突触小泡向前膜靠近，并与之发生融合。③递质释放。储存在囊泡中的递质发生倾囊式释放，扩散到间隙与后膜。④递质与受体结合。释放的递质与后膜上的相应受体或配体门控通道结合，引起后膜离子通透性的改变。⑤产生突触后电位。突触后膜上离子通道通透性增大，离子进入，继而引起突触后膜的膜电位改变。这种发生在突触后膜上的局部电位称为突触后电位，包括兴奋性突触后电位（excitatory postsynaptic potential，EPSP）和抑制性突触后电位（inhibitory postsynaptic potential，IPSP）两种类型。⑥递质的灭活。释放到突触间隙的神经递质通过不同途径被及时清除或灭活，其意义在于保证突触部位信息传递的精确性和特异性。

（1）兴奋性突触后电位　动作电位传导到突触前膜时，引起突触前膜释放某种兴奋性递质，作用于突触后膜上的特异受体，提高了后膜对Na^+和K^+的通透性，特别是对Na^+通透性增大，引起Na^+内流，使突触后膜发生局部去极化，这种电位变化称为兴奋性突触后电位（图10-2-3）。

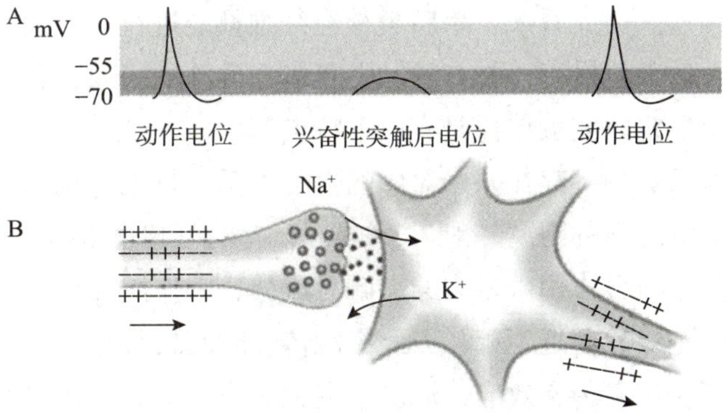

图10-2-3　兴奋性突触后电位

A. 电位变化；B. 突触传递

（2）抑制性突触后电位　动作电位传导到突触前膜时，引起突触前神经末梢兴奋，突触前膜释放抑制性递质，与突触后膜受体结合后，提高后膜对Cl^-和K^+的通透性，尤其是对Cl^-通透性增大。由于Cl^-的内流与K^+的外流，使突触后膜发生局部超极化，这种电位变化称为抑制性突触后电位（图10-2-4）。

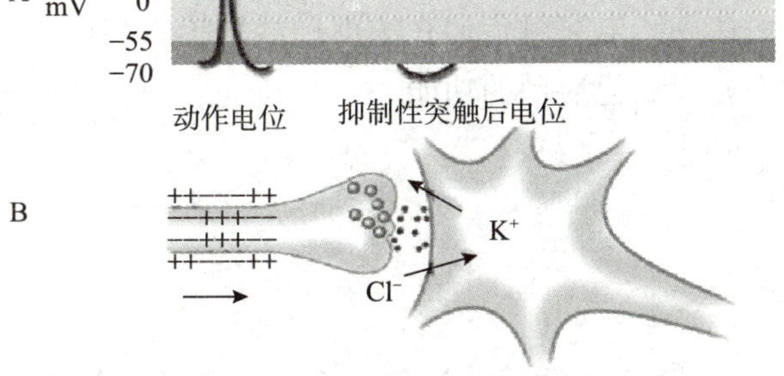

图10-2-4　抑制性突触后电位

A. 电位变化；B. 突触传递

在中枢神经系统中，一个神经元常与其他多个神经末梢构成许多突触。在这些突触中，有兴奋性突触，也有抑制性突触，它们分别产生的EPSP与IPSP可在突触后神经元的胞体进行整合，轴突始段则是神经元对两种电位进行整合的整合点。因此，突触后神经元的状态实际上取决于同时产生的EPSP与IPSP代数和。如果EPSP占优势并达阈电位水平时，突触后神经元产生兴奋；相反，若IPSP占优势，后神经元则呈现抑制状态。

（二）非定向突触传递

在研究交感神经对平滑肌和心肌的支配方式时发现，神经系统中存在着非定向突触传递。交感肾上腺素能神经元的轴突末梢有许多分支，在分支上形成串珠状的膨大结构，称为曲张体（varicosity）。曲张体外无施万细胞包裹，曲张体内含有大量小而具有致密中心的突触小泡，内含高浓度的去甲肾上腺素；但曲张体并不与突触后成分形成经典的突触联系，而是沿着分支位于突触后成分的近旁。当神经冲动到达曲张体时，递质从曲张体释放出来，以扩散方式到达突触后成分上的受体，使突触后成分发生反应。这种模式也称为非突触性化学传递（non-synaptic chemical transmission）。

非定向突触传递也存在于中枢神经系统中。例如，在大脑皮层内有直径很小的无髓去甲肾上腺素能纤维，其末梢分支上有许多曲张体，这种曲张体绝大部分不与其相连接的神经元形成经典的突触，而是形成非定向突触。黑质多巴胺能纤维也有许多曲张体，且绝大多数为非定向突触传递。中枢5-羟色胺能纤维也以这种模式进行传递。由此看来，单胺类神经纤维都能进行非定向突触传递。此外，非定向突触传递还能在轴突末梢以外的部位进行，如有的轴突膜能释放乙酰胆碱、有的树突膜能释放多巴胺等。

与定向突触传递相比，非定向突触传递具有以下特点。

（1）突触前成分和突触后成分不存在一一对应的支配关系，且无特化的突触前膜和后膜结构。

（2）曲张体与突触后成分之间的距离一般大于20nm，有的可超过400nm。

（3）一个曲张体释放的递质可作用于较多的突触后成分，即作用部位较分散而无特定的靶点。

（4）递质扩散的距离较远，且远近不等，因此突触传递时间较长且长短不一。

（5）释放的递质能否产生信息传递效应，取决于突触后成分上有无相应的受体。

（三）电突触

电突触传递的结构基础是缝隙连接（gap junction）。在两个神经元紧密接触的部位，两层膜间隔2~4nm，连接部位的细胞膜并不增厚，膜两侧近旁胞质内不存在突触小泡，两侧膜上有沟通两细胞胞质的水通道蛋白，它由12个亚单位组成，并围成一个六瓣花瓣样的孔道结构。孔道允许带电小离子和分子量在1.0~1.5kD或直径小于1.0nm的小分子物质通过。局部电流和EPSP也可以电紧张扩布的形式从一个细胞传递给另一个细胞。电突触无突触前膜和后膜之分，一般为双向性传递；又由于其低电阻性，因而传递速度快，几乎不存在潜伏期。电突触传递在中枢神经系统内和视网膜上广泛存在，主要发生在同类神经元之间，具有促进神经元同步化活动的功能。

三、神经递质和受体

（一）神经递质

神经递质（neurotransmitter）是指由突触前神经元合成并释放，使突触后神经元或效应器细胞产生一定效应的化学物质。

一个化学物质被确认为神经递质，应符合以下条件：①在突触前神经元内具有合成递质的前体物质和合成酶系，能够合成这一递质。②递质贮存于突触小泡以防止被胞质内其他酶系所破坏，当兴奋冲动抵达神经末梢时，小泡内递质能释放入突触间隙。③递质通过突触间隙作用于突触后膜的特殊受体，发挥其生理作用。用电生理微电泳方法将递质施加到神经元或效应细胞旁，以模拟递质释放过程能引致相同的生理效应。④存在使这一递质失活的酶或其他环节（摄取回收）。⑤用递质拟似剂或受体阻断剂能加强或阻断这一递质的突触传递作用。在神经系统内存在许多化学物质，但不一定都是神经递质，只有符合或基本上符合以上条件的化学物质才能认为它是神经递质。

长期以来，一直认为一个神经元内只存在一种递质，其全部神经末梢均释放一种递质。近年来，发现有递质共存现象，即两种或两种以上的递质或调质可共存于同一神经元。递质共存的意义在于协调某些生理过程。

神经递质可根据其存在部位的不同，分为外周与中枢神经递质。

1. 外周神经递质 包括自主神经和躯体运动神经末梢所释放的递质，主要有乙酰胆碱（acetylcholine，ACh）、去甲肾上腺素（norepinephrine，NE）和肽类递质三类。

（1）乙酰胆碱 在自主神经系统中，全部交感和副交感神经的节前纤维、副交感神经的节后纤维以及少部分交感神经的节后纤维（如支配汗腺及支配骨骼肌血管）都可释放ACh。至于躯体运动神经，在性质上不属于自主性神经，但其末梢释放的递质也是ACh。凡能释放ACh的神经纤维，称为胆碱能纤维（cholinergic fiber）。

（2）去甲肾上腺素 大部分交感神经节后纤维释放的递质为去甲肾上腺素。凡能释放去甲肾上腺素的神经纤维，称为肾上腺素能纤维（adrenergic fiber）。

（3）肽类递质 自主神经的节后纤维除胆碱能与肾上腺素能纤维外，近年来还发现了释放另外递质的第三种纤维，其末梢释放的递质为肽类化合物。肽能神经纤维广泛地分布于外周神经组织，如胃肠道、心血管、呼吸道、泌尿道和其他器官。特别是胃肠道的肽能神经元，能释放多种肽类递质，主要包括降钙素基因相关肽、血管活性肠肽、促胃液素、胆囊收缩素、脑啡肽、强啡肽与生长抑素等。

2. 中枢神经递质

（1）乙酰胆碱 主要分布在脊髓前角运动神经元、脑干网状结构上行激动系统、丘脑后腹核内的特异感觉投射系统、纹状体，以及边缘系统的梨状区、杏仁核、海马等脑区。胆碱能神经元对中枢神经元的作用，在细胞水平以兴奋为主。它在传递特异性感觉，维持机体觉醒状态，以及调节躯体运动、心血管活动、呼吸、体温、摄食、饮水与促进学习记忆等生理活动中均起重要作用。此外，乙酰胆碱还参与镇痛与应激反应。

（2）胺类 包括多巴胺、去甲肾上腺素、肾上腺素、5-羟色胺等，它们分别组成不同的递质系统。①多巴胺：多巴胺（dopamine，DA）能神经元胞体主要位于中脑黑质，其脑内多巴胺递质系统的神经元主要分布在黑质-纹状体、中脑边缘系统以及结节-漏斗部分。其主要功能分别与调节肌紧张、躯体运动、情绪精神活动以及内分泌活动有密切关系。②去甲肾上腺素：去甲肾上腺素递质系统比较集中，绝大多数去甲肾上腺素能神经元分布在低位脑干，尤其是中脑网状结构、脑桥的蓝斑以及延髓网状结构的腹外侧部分。去甲肾上腺素递质系统对睡眠与觉醒、学习与记忆、体温、情绪、摄食行为以及躯体运动与心血管活动等多种功能均有作用。③肾上腺素（epinephrine，E）：主要功能是参与血压、呼吸的调控。④5-羟色胺（5-HT）：5-HT递质系统也比较集中，其神经元胞体主要位于低位脑干近中线区的中缝核群内。中枢内的5-HT递质与睡眠、情绪精神活动、内分泌活动、心血管活动以及体温调节有关。

（3）氨基酸类 包括谷氨酸、门冬氨酸、甘氨酸、γ-氨基丁酸（GABA），前两者为兴奋性氨基酸，后两者为抑制性氨基酸。①兴奋性氨基酸：谷氨酸在脑和脊髓中含量很高，脑内以大脑皮层、小脑与纹状体的含量最高，脊髓中以背侧部分的含量较多。谷氨酸对所有中枢神经元都表现明显的兴奋作用，因此有人认为它是神经系统中最基本的一类传递信息的神经递质。②抑制性氨基酸：甘氨酸为低位中枢如脊髓、脑干的抑制性递质，它可能对感觉和运动反射进行抑制性调控。GABA主要分布在大脑皮层浅层、小脑皮质浦肯野细胞层、黑质、纹状体与脊髓。它对中枢神经元具有普遍的抑制作用。GABA在调节内分泌活动、维持骨骼肌的正常兴奋性以及镇痛等方面均起重要作用。此外，它还参与睡眠与觉醒机制。

（4）肽类　神经元释放的具有神经活性的肽类化学物质，称为神经肽。迄今为止，在中枢神经系统内陆续发现的神经肽有100多种。目前，已肯定为中枢肽类递质的主要有P物质和脑啡肽、强啡肽等。①P物质：中枢内的P物质以黑质、纹状体、下丘脑、孤束核、中缝核、延髓和脊髓背角等神经结构的含量较高。P物质是第一级伤害性传入纤维末梢释放的兴奋性递质，它对痛觉传递的第一级突触起易化作用；但在脑的高级部位反而起镇痛效应。P物质对心血管活动、躯体运动行为以及神经内分泌活动均有调节作用。此外，P物质还有促进免疫反应的作用。②脑啡肽：脑啡肽是脑内生成的具有阿片样生物活性的物质。脑啡肽广泛地分布于许多脑区与脊髓内，如纹状体、杏仁核、下丘脑、中脑中央灰质、延髓头端腹内侧区和脊髓背角等部位。脑啡肽有很强的镇痛活性，它在脑和脊髓内均发挥镇痛作用。脑啡肽也可作用于脑内某些结构，调节心血管活动，一般表现为抑制作用。③强啡肽：它具有强烈的阿片样生物活性。它在脑内的分布与脑啡肽相似，有相当程度的重叠。强啡肽在脊髓发挥镇痛作用，而在脑内反而对抗吗啡镇痛。它对心血管等许多系统的生理活动也起调节作用。

（5）其他递质　一氧化氮（NO）在神经系统中也起递质作用。NO作为一种神经元的信息传递物，与其他递质不同，是一种气体分子。NO具有多种功能，特别是在神经系统中的功能，具有重要的生理、病理意义。在不同脑区中，NO可通过改变突触前神经末梢的递质释放，从而调节突触功能。NO还可介导突触传递的可塑性，使用NO合酶抑制剂后，海马的长时程增强效应被完全阻断。NO还具有保护神经的作用。

（二）受体

递质的受体一般是指突触后膜或效应器细胞膜上的某些特殊部分，神经递质必须与受体相结合才能发挥作用。

1. 胆碱能受体　胆碱能受体可根据它们的药理特性分为两大类，即毒蕈碱受体（M受体）和烟碱受体（N受体），它们除与ACh结合外，还可分别被毒蕈碱与烟碱所激动。这两种类型的受体还可进一步分为亚型。

（1）M受体　M受体广泛地分布于绝大多数副交感节后纤维支配的效应器（少数肽能纤维支配的效应器除外），以及部分交感节后纤维支配的汗腺、骨骼肌的血管壁上。ACh与M受体结合后，可产生一系列自主神经节后胆碱能纤维兴奋的效应，包括心脏活动的抑制、支气管与胃肠道平滑肌的收缩、膀胱逼尿肌和瞳孔括约肌的收缩、消化腺与汗腺的分泌、骨骼肌血管的舒张等，这种效应称为毒蕈碱样作用（M样作用）。阿托品是M受体的阻断剂，能和M受体结合，以阻断ACh的M样作用。

近年来，运用分子克隆技术已阐明M受体的5种亚型，分别命名为M_1、M_2、M_3、M_4与M_5受体。其中，M_1受体在脑内含量丰富，M_2受体主要分布于心脏，M_3和M_4受体则见于平滑肌中，M_4受体还在胰腺的腺泡和胰岛组织被发现，介导胰酶与胰岛素的分泌，但M_5受体的药理学特性与生理效应尚不清楚。

（2）N受体　N受体又分为N_1受体与N_2受体两种亚型。现已知道，这两种受体实际上是一种N型ACh门控通道。为了区别上述两种离子通道或受体，现将N_1受体称为神经元型N受体，它分布于中枢神经系统内和自主神经节的突触后膜上，ACh与之结合可引起节后神经元兴奋；而将N_2受体称为肌肉型N受体，其分布在神经-肌接头的终板膜上，ACh与之结合可使骨骼肌兴奋。ACh与这两种受体结合所产生的效应称为烟碱样作用（N样作用）。六烃季铵则主要阻断神经元型N受体的功能，十烃季铵则主要阻断肌肉型N受体的功能，而筒箭毒碱能同时阻断这两种受体的功能，从而拮抗ACh的N样作用。

2. 肾上腺素能受体 肾上腺素能受体是机体内能与儿茶酚胺类物质（包括肾上腺素、去甲肾上腺素、异丙肾上腺素等）相结合的受体，可分为α型与β型两种。α受体又可分为α_1和α_2受体两个亚型，β受体则能分为β_1、β_2和β_3受体三个亚型。存在于不同部位不同类型的肾上腺素能受体，它们产生的生物效应不同。

（1）α受体 一般认为α_1受体分布于肾上腺素能神经所支配的效应器细胞膜上。在外周组织中，α_1受体主要分布于平滑肌，儿茶酚胺与之结合后产生的平滑肌效应主要是兴奋性的，包括血管收缩（尤其是皮肤、肾脏等内脏血管）、子宫收缩和瞳孔括约肌收缩等；α_2受体主要分布于肾上腺素能纤维末梢的突触前膜上，对突触前NE的释放进行反馈调节。哌唑嗪为选择性α_1受体阻断剂，它可阻断α_1受体的兴奋效应而产生降压作用，也可用于慢性心功能不全的治疗；育亨宾能选择性阻断α_2受体；而酚妥拉明可阻断α_1与α_2两种受体的作用。

（2）β受体 β_1受体主要分布于心脏组织中，其作用是兴奋性的。在生理情况下，心脏的β_1受体作用占优势，以致掩盖了心脏α_1受体的作用；只有在β_1受体功能抑制时，α_1受体对心脏功能活动的调节才显示重要地位。此外，在肾脏组织中也有β_1受体，它起传导兴奋的作用，促进肾素分泌。β_2受体主要分布在平滑肌，其效应是抑制性的，包括支气管、胃、子宫以及血管（冠状动脉、骨骼肌血管等）等平滑肌的舒张。β受体阻断剂已广泛应用于临床，阿替洛尔为选择性β_1受体阻断剂，临床上可用于治疗高血压、缺血性心脏病及快速性心律失常等。普萘洛尔是临床上常用的非选择性β受体阻断剂，它对β_1和β_2两种受体均有阻断作用，心动过速或心绞痛等心脏病患者应用普萘洛尔可降低心肌代谢与活动，达到治疗目的；但对伴有呼吸系统疾病的患者，应用后可引发支气管痉挛，应避免使用。

3. 突触前受体 受体不仅存在于突触后膜，也存在于突触前膜，分布在突触前膜上的受体称突触前受体。它的主要作用是调节突触前神经末梢递质的释放量。目前认为，许多神经末梢都有突触前受体，且受体的类型、效应也各不相同。例如，肾上腺素能纤维末梢的突触前膜上，存在α_2受体和β_2受体。突触前α_2受体被激活后，能反馈性地抑制神经末梢释放NE递质；而当β_2受体激活时，则引起NE递质释放增多。通过这两种反馈，调节NE的释放，以维持递质释放的动态平衡。

突触前受体可能发生功能障碍，也可能被某些药物作用而产生治疗效果，因此它与不少疾病的发生以及治疗有关。例如，有人认为高血压的发病可由肾上腺素能神经末梢上α_2受体的功能低下，使α_2受体对NE释放的负反馈作用减弱，NE释放过多所致。故临床上使用α_2受体激动剂可乐定，可使肾上腺能神经末梢释放的NE减少，从而达到治疗高血压的目的（表10-2-1）。

表10-2-1 自主神经受体的作用部位及主要作用

受体		部位及主要作用	阻断剂
胆碱受体	M	副交感神经节后纤维支配的效应器，产生副交感神经兴奋效应。汗腺分泌，骨骼肌血管平滑肌舒张	阿托品
	N		
	N_1	自主神经节后纤维神经元兴奋	六烃季胺
	N_2	骨骼肌终板膜兴奋	十烃季胺
肾上腺素受体	α	大多数内脏平滑肌、腺体兴奋	酚妥拉明
	β		
	β_1	心肌兴奋	阿替洛尔
	β_2	平滑肌抑制	丁氧胺

四、中枢神经元间的联系方式

中枢神经系统由种类繁多的神经元所组成，它们之间通过突触接触，构成非常复杂而多样的联系方式，归纳起来主要有单线式、辐散式、聚合式、链锁式与环式5种最基本的方式（图10-2-5）。

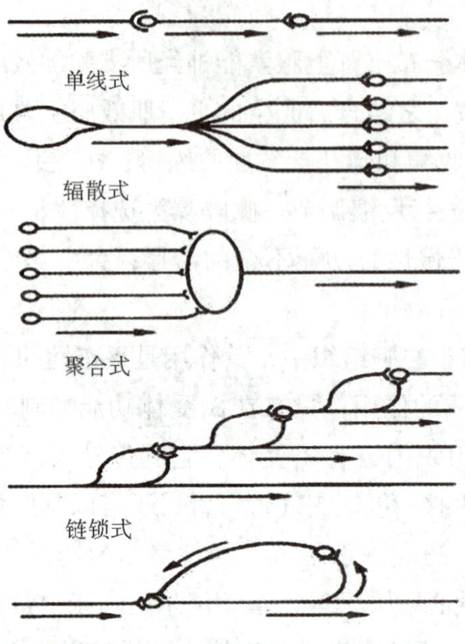

图10-2-5　中枢神经元间的联系方式

1. **单线式**　一个突触前神经元仅与一个突触后神经元发生突触联系，称为单线式联系。这种联系方式使中枢具有较高分辨能力，如视神经与中枢的联系。

2. **辐散式**　一个神经元的轴突可以通过其分支分别与许多神经元建立突触联系，称为辐散式联系。这种联系方式能使一个神经元的兴奋引发其他许多神经元同时兴奋或抑制，从而扩大了神经元活动的影响范围。辐散式联系在感觉传导途径上多见。

3. **聚合式**　许多神经元的轴突末梢共同与同一个神经元的胞体和突起建立突触联系，称为聚合式联系。它使许多神经元的作用集中到同一神经元，从而发生总和或整合作用。聚合式在运动传出途径中多见。

4. **链锁式**　神经元一个接一个依次连接，构成链锁式联系。兴奋通过链锁式联系，可以在空间上加强或扩大作用范围。

5. **环式**　一个神经元通过其轴突侧支与中间神经元建立突触联系，而中间神经元又通过其本身的轴突，回返性地与原来的神经元建立突触联系，形成一个闭合环路，称环式联系。若中间神经元为兴奋性神经元，兴奋通过环式联系使其效应增强和在时间上延续，产生正反馈效应，此效应称为后发放；若中间神经元为抑制性神经元，通过环式联系使其效应减弱或终止，产生负反馈效应。

五、中枢兴奋传布的特征

中枢信息传递以化学性突触的传递为主，它与神经冲动在神经纤维上的传导有着明显不同的特征。

1. **单向传递**　突触的信息传递只能是单一方向的。这是因为到达神经末梢的神经冲动引起突触前膜释放神经递质，继之递质作用于突触后膜的受体，在突触后膜产生突触后电位，从而完成神经信息由突触前到突触后的传递过程。

2. 突触延搁　在哺乳动物的中枢神经系统内，完成一次突触传递需要大约0.5毫秒，这称为突触延搁。形成突触延搁的原因主要是化学突触的传递过程复杂，其中包括突触前膜Ca^{2+}通道缓慢开放、递质释放及扩散等。在反射活动中，突触联系主要存在于中枢神经系统内，兴奋通过的突触数量越多，反射所需的时间越长。兴奋通过中枢神经系统传播所需较长时间的现象又称为中枢延搁。

3. 总和　包括时间总和与空间总和。表现为由同一突触前神经末梢连续传来一系列冲动，或是由许多突触前神经末梢同时传来多个冲动，引起较多的神经递质释放，总和叠加产生较大的EPSP，从而诱发突触后神经元兴奋。抑制性突触传递可发生IPSP的总和。

4. 兴奋节律的改变　在同一反射活动中，传出神经传导兴奋的频率与传入纤维上兴奋的频率不同的现象，称为兴奋节律的改变。这是因为传出神经的频率不仅要受传入纤维频率的影响，而且还要受到中间神经元性质、联系方式以及自身功能状态的影响，最后传出冲动的频率是各种因素综合的结果。

5. 对内环境变化敏感及易疲劳　突触传递易受内环境变化的影响，如细胞外液的Ca^{2+}、Mg^{2+}浓度影响突触传递；缺氧、酸中毒、麻醉剂以及某些药物均可影响突触传递。实验表明，突触部位是反射弧中最易发生疲劳的环节，这可能与神经递质的耗竭有关。

六、中枢抑制

突触抑制可以发生在突触后膜，也可以发生在突触前膜，两者产生的机制不同，分别称为突触后抑制与突触前抑制，前者又称为超极化抑制，后者则称为去极化抑制。

1. 突触后抑制　突触后抑制是由于突触后膜的兴奋性降低，接受信息的能力减弱所造成的传递抑制。所有突触后抑制都是由抑制性中间神经元的活动引起的，当一个兴奋性神经元使一个抑制性中间神经元兴奋时，其轴突末梢释放抑制性递质，使它所作用的突触后膜超极化，产生IPSP，从而降低了突触后神经元的兴奋性，使其呈现抑制效应。根据抑制性神经元功能与联系方式的不同，突触后抑制可分为传入侧支性抑制与回返性抑制。

（1）传入侧支性抑制　传入神经进入中枢后，一方面直接兴奋某一中枢神经元，产生传出效应；另一方面经其轴突侧支兴奋另一抑制性中间神经元，通过此抑制性神经元的活动，转而抑制另一中枢神经元的活动，这种现象称为传入侧支性抑制，又称交互抑制（图10–2–6）。例如，引起屈反射的传入神经进入脊髓后，一方面可直接兴奋屈肌运动神经元，另外经侧支兴奋抑制性中间神经元，再通过突触后抑制作用抑制伸肌运动神经元，以便在屈肌收缩的同时，使伸肌舒张。这种抑制形式不仅在脊髓有，脑内也有。它是中枢神经系统最基本的活动方式之一，其意义是使互相拮抗的两个中枢活动协调。

（2）回返性抑制　一个中枢神经元的兴奋活动，可通过其轴突侧支兴奋另一抑制性中间神经元，后者经其轴突返回来抑制原先发动兴奋的神经元及同一中枢的其他神经元，称为回返性抑制（图10–2–7）。例如，脊髓前角运动神经元与闰绍细胞之间的功能联系，就是回返性抑制的典型。脊髓前角α运动神经元的轴突通常发出返回侧支，与闰绍细胞形成兴奋性突触，而闰绍细胞的轴突反过来与该运动神经元的胞体构成抑制性突触。当前角运动神经元兴奋时，释放ACh递质激活闰绍细胞，后者是抑制性中间神经元，其释放抑制性递质甘氨酸，引起α运动神经元的突触后抑制，这是一种负反馈抑制。其意义在于防止神经元过度、过久兴奋，并促使同一中枢内许多神经元的活动步调一致。士的宁与破伤风毒素可破坏闰绍细胞的功能，阻断回返性抑制，导致骨骼肌痉挛。

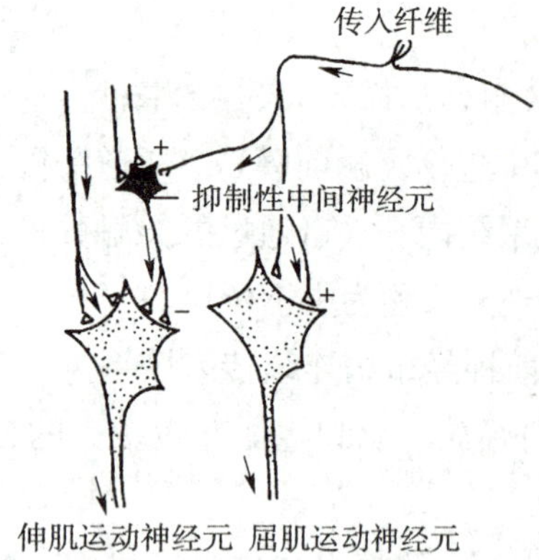

图10-2-6 传入侧支性抑制示意图

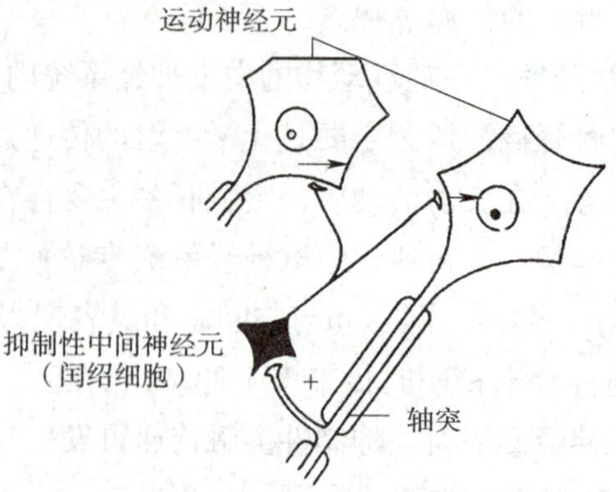

图10-2-7 回返性抑制示意图

2. **突触前抑制** 突触前抑制的结构基础是具有轴-轴突触与轴-体突触的联系存在。在脊髓初级传入神经元的轴突末梢（轴突B）分别与运动神经元的胞体（神经元C）、中间神经元的轴突末梢（轴突A）构成轴-体式兴奋突触以及轴-轴式突触。当轴突A单独兴奋时，可在神经元C上产生EPSP，触发该神经元的兴奋。如果先兴奋轴突B，随后再兴奋轴突A，则神经元C上产生的EPSP明显减小，使之不能产生兴奋而呈现抑制效应（图10-2-8）。

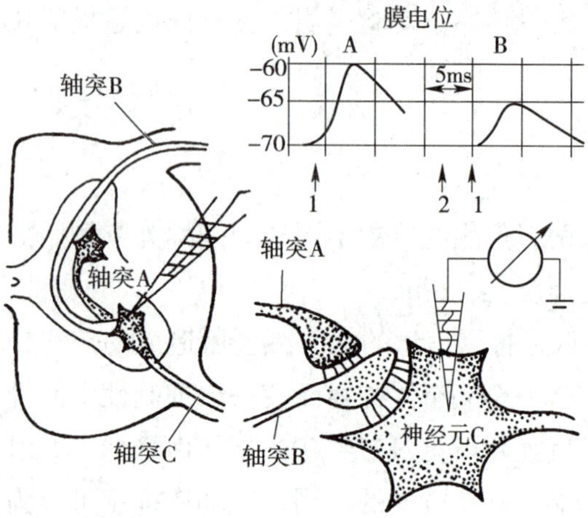

图10-2-8 突触前抑制示意图

这种抑制形式产生的机制较复杂。目前认为，可能是轴突B兴奋时，其末梢释放GABA，使轴突A发生部分去极化，膜电位减小；当轴突A发生兴奋时，由于此处的膜电位小，形成动作电位的幅度也小，Ca^{2+}内流量少，使轴突B末梢释放的兴奋性递质减少，导致神经元C形成的EPSP显著降低，使之不能爆发动作电位而表现为抑制效应。由于这种抑制是通过中间神经元的活动，使突触前膜发生去极化，释放的递质减少，是突触前膜向突触后膜传递信息的作用减弱所造成的传递抑制，而突触后膜的兴奋性即接受信息的能力并无改变，故称为突触前抑制。又因为这种抑制发生时，后膜产生的不是超极化，而是去极化，形成的不是IPSP，只是减小了的EPSP，所以也称之为去极化抑制。

突触前抑制在中枢神经系统内广泛存在，尤其多见于感觉传入系统的各级转换站。此外，从大脑皮层、脑干与小脑等处发出的下行冲动，也可对感觉传导束发生突触前抑制。其生理意义是控制从外周传入中枢的感觉信息，使感觉更加清晰和集中，故在调节感觉传入活动中起重要作用。

与突触后抑制相比，突触前抑制的潜伏期较长，抑制效应持续时间也长，是一种很有效的抑制作用。

第三节 神经系统的感觉功能

PPT

感觉（sensation）是进化过程中，机体为了维持内环境稳态和适应外环境变化所具有的一种必需的功能。内、外环境的变化，即刺激作用于机体的感受器或感觉器官，通过感受器的换能和编码，由特定的传导通路，经过相关的中枢神经系统（central nervous system）的整合（integration），最终在大脑皮层产生感觉。感觉是一种生理现象，但又不仅仅是生理现象，因为当感觉信息进入意识范畴而形成知觉（perception）时，这就涉及以往感觉经历的心理学现象。另外，也不是所有的感觉都能进入意识状态，如人体的本体觉和位置觉等。本节只介绍各种刺激如何作用于其相应的感受器，如何通过传入神经通路将感觉信息传导到相关的各级中枢，最终通过大脑皮层特定区域神经元的加工处理后而产生感觉以及对感觉做出的分析。

一、脊髓和脑干的感觉传导功能

（一）脊髓的感觉传导功能

由脊髓上传到大脑皮层的感觉传导路径可分为两类，一为浅感觉传导路径，另一为深感觉传导路径。浅感觉传导路径传导痛觉、温度觉和触觉；其传入由脊神经后根的外侧部（细纤维部分）进入脊髓，然后在后角更换神经元，再发出纤维在中央管前交叉到对侧，分别经脊髓丘脑侧束（痛、温觉）和脊髓丘脑前束（轻触觉）上行抵达丘脑。深感觉传导路径传导肌肉本体感觉和深部压觉，其传入纤维由脊神经后根的内侧部（粗纤维部分）进入脊髓后，其上行分支在同侧后索上行，抵达延髓下部薄束核和楔束核后更换神经元，再发出纤维交叉到对侧，经内侧丘系至丘脑。皮肤触觉中的辨别觉，其传导路径与深感觉传导路径一致。因此，浅感觉传导路径是先交叉再上行，而深感觉传导路径是先上行再交叉；在脊髓半离断的情况下，浅感觉的障碍发生在离断的同侧。脊髓空洞症患者，中央管部分有空腔形成，破坏了在中央管前进行交叉的浅感觉传导路径，造成浅感觉障碍。但由于痛、温觉传入纤维进入脊髓后，在进入水平的1~2个节段内更换神经元交叉到对侧，而轻触觉传入纤维进入脊髓后分成上行与下行纤维，分别在多个节段内更换神经元交叉至对侧，因此较局限地破坏中央管前交叉的浅感觉传导路径，仅使相应节段双侧皮节的痛、温觉发生障碍，而轻触觉基本不受影响（辨别觉完全不受影响），造成脊髓空洞症患者出现痛觉、温觉和触觉障碍的分离现象。

（二）脑干的感觉传导功能

躯干和四肢的皮肤与黏膜的痛觉、温度觉、触觉、压觉属于浅感觉，感觉冲动通过脊神经传入脊髓灰质后角，然后从脊髓灰质后角内发出纤维，组成脊髓丘脑束，向上经过脑干，终止于背侧丘脑。再从背侧丘脑发出纤维，最终投射到大脑皮层体表感觉区，经分析综合后形成主观感觉。

头面部的痛觉、温度觉、触觉、压觉也属于浅感觉。感觉冲动沿三叉神经传入延髓三叉神经脑桥核、三叉神经脊束核，然后从脑干内三叉神经感觉核发出纤维交叉到对侧，组成三叉丘系上行，终止于背侧丘脑。再从背侧丘脑发出纤维，组成丘脑皮质束，投射到大脑皮层头面部感觉区，经分析综合后形成主观感觉。

躯干和四肢肌肉、肌腱、关节的位置觉、运动觉、振动觉及皮肤的精细触觉，感觉冲动沿脊神经进入脊髓，在脊髓后索内组成薄束和楔束，分别终止于延髓的薄束核和楔束核。然后再从薄束核和楔束核发出纤维交叉到对侧，构成内侧丘系，向上经脑桥、中脑终止于背侧丘脑。再从背侧丘脑发出纤维，参与丘脑皮质束，投射到中央后回的上2/3部及中央旁小叶的后部，由大脑皮层分析综合后形成主观感觉。

在以上的感觉传导过程中，感觉冲动均需通过延髓、脑桥、中脑向上传导至背侧丘脑。可见脑干在感觉传导过程中起到上传感觉信息的作用。

二、丘脑及感觉投射系统

（一）丘脑的核团

根据丘脑的感觉功能特点，将其核团大致分为三大类。

1. **感觉接替核** 这类核团主要有后腹核和内、外侧膝状体。它们是机体所有特定感觉（嗅觉除外）纤维投射到大脑皮层特定区域的换元接替部位。各种感觉功能在丘脑内有严格的定位，其中腹后核外侧部（后外侧腹核）接受脊髓丘脑束与内侧丘系的纤维投射，传导来自躯体的感觉，后腹核内侧部（后内侧腹核）则接受三叉丘系的纤维投射，传导来自头面部的感觉；由后腹核发出的纤维投向大脑皮层感觉区。内侧膝状体与外侧膝状体分别接受听觉、视觉传导的纤维投射，并发出纤维相应投向大脑皮层听区与视区。

2. **联络核** 主要包括腹枕核、腹外侧核与前核等。这类核团并不直接接受感觉的纤维投射，但接受来自丘脑感觉接替核和其他皮质下中枢的纤维，换元后投射到大脑皮层的特定区域，其功能与各种感觉在丘脑和大脑皮层水平的联系协调有关，故称联络核。

3. **髓板内核群** 主要有中央中核、束旁核和中央外侧核等。这类核团没有直接投射到大脑皮层的纤维，但它们接受脑干网状结构的上行纤维，经多突触接替换元后，弥散地投射到整个大脑皮层，起着维持和改变大脑皮层兴奋状态的重要作用。

（二）感觉投射系统

根据丘脑核团向大脑皮层投射途径与功能的不同，可将丘脑的感觉投射系统分为两大系统，即特异投射系统与非特异投射系统。

1. **特异投射系统** 是指从丘脑感觉接替核发出的纤维投射到大脑皮层特定区域，具有点对点投射关系的感觉投射系统。丘脑的联络核在结构上大部分也与大脑皮层有特定的投射关系，投射到皮质的特定区域，所以也归属于这一系统，但它不引起特定感觉。

2. **非特异投射系统** 是指由丘脑的髓板内核群弥散地投射到大脑皮层广泛区域的非专一性感觉投射系统。上述经典感觉传导通路中第二级神经元的轴突在经过脑干时，发出侧支与脑干网状结构的神经元发生突触联系，在网状结构内反复换元，各种来源的兴奋互相会聚，形成共同的通路抵达丘脑髓板内核群，然后弥散地投射到大脑皮层广泛区域，其功能是维持和改变大脑皮层的兴奋状态，但不产生特定感觉。

动物实验表明，损毁脑干头端部网状结构，保留上传的特异感觉传导通路，动物即进入昏睡状态，脑电波呈同步化慢波。若在中脑水平切断特异感觉通路而不损害内侧网状结构，则动物仍处于清醒状态，脑电波呈现去同步化快波。由此可见，在脑干网状结构内存在具有上行唤醒作用的功能系统，这一系统称为脑干网状结构上行激动系统（ascending reticular activating system，ARAS）。目前认为，ARAS主要是通过丘脑非特异投射系统来发挥作用的。丘脑非特异投射系统可视为ARAS的丘脑部分，因此在功能上这两者是一个不可分割的统一系统。由于这一系统是一个多突触接替的上行系统，所以容易受药物的影响而产生传导阻滞。如巴比妥类催眠药的作用，可能就是阻断ARAS的传导，从而使大脑皮层进入抑制状态。

非特异与特异投射系统虽各自具有形态与功能上的特征，但二者又具有密不可分的关系。特异投射系统传递特异感觉冲动，产生特定感觉，但感觉的产生有赖于非特异投射系统提高皮质的兴奋水平及其所保持的觉醒状态，而非特异性传入冲动又来源于特异投射系统的感觉传入信息。正常情况下，由于二者之间相互作用与配合，才能使大脑皮层既能处于觉醒状态，又能产生各种特定感觉。

三、大脑皮层的感觉分析功能

各种感觉传入冲动最后到达大脑皮层，通过精细的分析、综合而产生相应的感觉。因此，大脑皮层是感觉分析的最高级中枢。皮质的不同区域在感觉功能上具有不同的分工，称为大脑皮层的功能定位。

（一）体表感觉区

体表感觉代表区主要有以下两个。

1. 第一感觉区　主要位于大脑皮层中央后回。该皮质感觉区产生的感觉定位明确，性质清晰。其感觉投射有如下规律：①投射纤维左右交叉，即一侧的体表感觉投射到对侧大脑皮层的相应区域，但头面部感觉的投射是双侧性的。②投射区域的空间安排是倒置的，即下肢代表区在顶部（膝以下的代表区在皮质内侧面），上肢代表区在中间部，头面部代表区在底部，但头面部代表区内部的安排是正立的（图10-3-1）。③投射区的大小与体表感觉的灵敏度有关，感觉灵敏度高的拇指、食指、口唇的代表区大，而感觉灵敏度低的背部代表区小。这是因为感觉灵敏的部位具有较多的感受器，皮质与其相联系的神经元数量也较多，这种结构特点有利于精细的感觉分析。

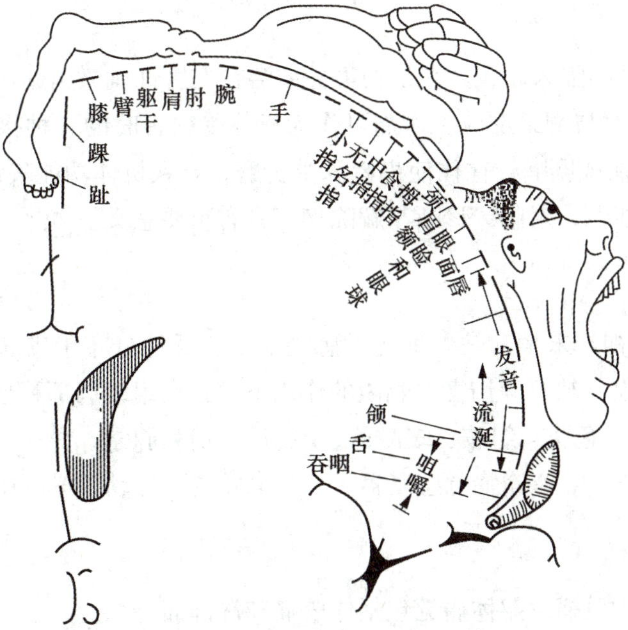

图10-3-1　人大脑皮层体表感觉区示意图

2. 第二感觉区　它位于中央前回与岛叶之间，其面积较小，体表感觉在此区的投射是双侧性的，空间安排呈正立位。它对感觉仅有粗糙的分析作用，其感觉定位不明确，性质不清晰。

（二）内脏感觉区

内脏感觉投射的范围较弥散，并与体表感觉区有一定的重叠。第一感觉区的躯干与下肢部位有内脏感觉代表区。人脑的第二感觉区和运动辅助区都与内脏感觉有关。边缘系统的皮质部位也是内脏感觉的投射区。

（三）本体感觉区

本体感觉是指肌肉、关节等的运动觉与位置觉。目前认为，中央前回（4区）既是运动区，也是肌肉本体感觉投射区。刺激人脑的中央前回，可引起受试者试图发动肢体运动的主观感觉。

（四）视觉区

枕叶皮质的距状裂上、下缘（17区）是视觉的主要投射区。左眼颞侧和右眼鼻侧视网膜的传入纤维投射到左侧枕叶皮质；同样，右眼颞侧和左眼鼻侧视网膜的传入纤维投射到右侧枕叶皮质。所以，一侧枕叶皮质受损可造成两眼对侧偏盲，双侧枕叶损伤时可导致全盲。此外，视网膜的上半部投射到距状裂的上缘，下半部投射到下缘，视网膜中央的黄斑区投射到距状裂的后部，周边区投射到距状裂的前部。

（五）听觉区

人的听觉皮质投射区位于颞横回与颞上回（41区与42区）。41区是接受来自内侧膝状体听投射纤维的主要投射区，42区也接受少量投射纤维，并有纤维与41区联系。听觉投射是双侧性的，即一侧皮质代表区接受来自双侧耳蜗感受器的传入投射，故一侧代表区受损不会引起全聋。

（六）嗅觉区与味觉区

嗅觉的皮质投射区位于边缘皮质的前底部区域，包括梨状区皮质的前部、杏仁核的一部分。味觉投射区在中央后回头面部感觉投射区的下侧和岛叶后部皮质。

四、痛觉

疼痛（pain）是最常见的临床症状。它是伤害性或潜在伤害性刺激引起的不愉快的主观体验，常伴有自主神经活动、运动反射与情绪反应。疼痛可作为机体受损害时的一种报警系统，对机体起保护作用。但疼痛特别是慢性疼痛或剧痛，往往使患者深受折磨，导致机体功能失调，甚至发生休克。所以，研究疼痛产生的规律及其机制，对临床诊断与解除疼痛具有重要意义。

（一）痛觉感受器

痛觉感受器是游离的神经末梢，是一种化学感受器，广泛地分布于皮肤、肌肉、关节、内脏器官等处。在外伤、炎症、缺血、缺氧等伤害性刺激的作用下，损伤组织局部释放或合成一些致痛的化学物质，主要包括H^+、K^+、5-羟色胺、组胺、缓激肽、P物质、前列腺素、白三烯、血栓素与血小板激活因子等，它们在达到一定浓度时，兴奋痛觉感受器，产生痛觉传入冲动，进入中枢引起痛觉。

（二）痛觉的分类

痛觉分为躯体痛觉和内脏痛。躯体痛觉包括体表痛和深部痛。

1. 体表痛 发生在体表某处的痛感称为体表痛。当伤害性刺激作用于皮肤时，可先后出现两种性质不同的痛觉，即快痛和慢痛。快痛在受到刺激时很快发生，是一种尖锐而定位清楚的“刺痛”，慢痛则表现为一种定位不明确的“烧灼痛”，一般在受刺激后0.5~1.0秒才被感觉到，痛感强烈而难以忍受，撤除刺激后还可持续几秒钟，常伴有不愉快的情绪及心血管和呼吸等方面的改变。快痛和慢痛分别由Aδ和C类纤维传导。快痛主要经特异投射系统到达大脑皮层的第一和第二感觉区；而慢痛主要投射到扣带回。此外，许多痛觉纤维经非特异投射系统投射到大脑皮层的广泛区域。

2. 深部痛 发生在躯体深部，如骨、关节、骨膜、肌腱、韧带和肌肉等处的痛感称为深部痛。深部痛一般表现为慢痛，其特点是定位不明确，可伴有恶心、出汗和血压改变等自主神经反应。出现深部痛时，可反射性地引起邻近骨骼肌收缩而导致局部组织缺血，而缺血又使疼痛进一步加剧。缺血性疼痛的可能机制是肌肉收缩时局部组织释放某种致痛物质（Lewis P因子）。当肌肉持续收缩而发生痉挛时，血流受阻而该物质在局部堆积，持续刺激痛觉感受器，于是形成恶性循环，使痉挛进一步加重；当血供恢复后，该致痛物质被带走或被降解，因而疼痛也得到缓解。P因子的本质尚未确定，有人认为可能是K^+。

（三）内脏痛与牵涉痛

1. 内脏痛　内脏痛是伤害性刺激作用于内脏器官引起的疼痛。内脏痛是临床上常见的症状，常为病理性疼痛。与皮肤痛相比，内脏痛有以下特征：①性质缓慢、持续、定位不精确和对刺激的分辨能力差，常伴有明显的自主神经活动变化，情绪反应强烈，有时更甚于疾病本身。②对切割、烧灼等刺激不敏感，而对机械性牵拉、缺血、痉挛、炎症等刺激敏感。临床上观察到，肠管发生梗阻而出现异常运动、循环障碍与炎症时，往往引起剧痛，严重时甚至危及生命。③常伴有牵涉痛。

还有一种内脏痛，是由于体腔壁层浆膜（胸膜、腹膜、心包膜）受到炎症、压力、摩擦或牵拉等伤害性刺激所产生的疼痛，称为体腔壁痛。

2. 牵涉痛　某些内脏疾病往往可引起体表一定部位发生疼痛或痛觉过敏，这种现象称为牵涉痛。每一内脏都有特定牵涉痛部位（表10-3-1）：如心肌缺血时，可出现左肩、左臂内侧、左侧颈部和心前区疼痛；胆囊炎、胆结石时，可出现右肩胛部疼痛；阑尾炎初期，常感上腹部或脐周疼痛。牵涉痛并非内脏痛所特有的现象，深部躯体痛、牙痛也可发生牵涉性痛。

表10-3-1　常见内脏疾病牵涉痛部位

内脏牵涉痛部位	患病内脏	内脏牵涉痛部位	患病内脏
心前区、左臂尺侧	心绞痛、心肌梗死	脐周或上腹部	阑尾炎
左上腹	胃病	右肩胛区	胆囊炎
肩胛间	胰腺炎	腹股沟、会阴部放射性阵痛	肾、输尿管结石

产生牵涉痛的机制，有会聚学说与易化学说（图10-3-2）。会聚学说认为，患病内脏的传入纤维与被牵涉部位的皮肤传入纤维，由同一背根进入脊髓同一区域，聚合于同一脊髓神经元，并由同一纤维上传入脑，在中枢内分享共同的传导通路。由于大脑皮层习惯于识别来自皮肤的刺激，因而误将内脏痛当作皮肤痛，故产生了牵涉痛。易化学说认为，内脏痛觉传入冲动，可提高内脏-躯体会聚神经元的兴奋性，易化了相应皮肤区域的传入，可导致牵涉性痛觉过敏。

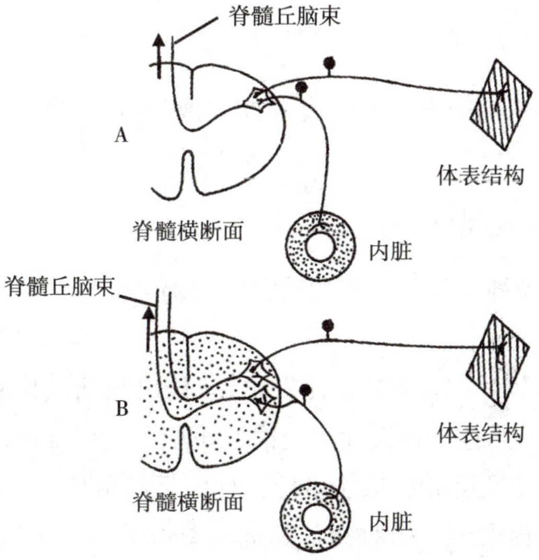

图10-3-2　牵涉痛产生机制示意图

A.会聚学说　B.易化学说

课堂互动 10-1

请同学回顾解剖学所学内脏感觉神经传入中枢的路径知识，通过会聚学说解释心绞痛和肾、输尿管结石牵涉痛的部位。

答案解析

岗位情景模拟 9

患者，男，61岁。因右下腹疼痛7天，加剧2小时就诊。患者于1周前无明显诱因突然出现右侧腰部疼痛，可忍受，误以为是腰肌劳损，自己贴敷壮骨膏，内服三七片和芬必得胶囊，效差，并出现右侧小腹阵发性胀痛（放射至同侧会阴部），腹痛时即感小解，量少。为求治疗，遂急来我院，门诊以“输尿管结石”收入我科。患者于入院2小时前，突然出现右侧小腹剧烈锐痛，并向会阴部放射，伴有恶心、小便频数，无呕吐，表情痛苦。患者自发病以来，神志清，精神差，饮食一般，小便频数，大便正常。体重无明显减轻。

问题与思考

1. 患者为什么出现右侧小腹剧烈锐痛？

2. 该如何尽快缓解患者的临床症状？如何进一步明确诊断？可采用的治疗措施有哪些？

答案解析

第四节　神经系统对躯体运动的调控

PPT

运动是行为的基础。人体所处的各种姿势以及所进行的多种形式的躯体运动，都是以骨骼肌的活动为基础的。在运动过程中，骨骼肌的舒缩活动，不同肌群之间的相互配合，均有赖于神经系统的调节。一般来说，调节姿势和运动的神经结构从低级到高级，可分为脊髓、脑干下行系统和大脑皮层运动区三个水平。此外，它们也接受小脑和基底神经核的调节。

一、脊髓对躯体运动的调控作用

脊髓是调节躯体运动的最基本中枢，通过脊髓能完成一些比较简单的躯体运动反射，包括牵张反射、屈反射和对侧伸肌反射等。

（一）脊髓的运动神经元和运动单元

在脊髓前角存在大量的运动神经元，它们的轴突经前根离开脊髓后直达所支配的肌肉。这些神经元可分为α、γ两种类型。

1. α运动神经元与运动单位　α运动神经元发出Aα传出纤维，其末梢在肌肉中分成许多分支，每一分支支配一根肌纤维。因此，当这一神经元兴奋时，可引起它所支配的许多肌纤维收缩。由一个α运动神经元及其所支配的全部肌纤维组成的功能单位，称为运动单位（motor unit）。一个运动单位所包含的肌纤维数目多少不一，参与粗大运动的肌肉，其运动单位的肌纤维数目较多。如一个支配四肢肌肉的运动神经元，可支配2000根左右的肌纤维；而一个支配眼外肌的运动神经元只支配6~12根肌纤维，有利于完成精细运动。α运动神经元既接受来自皮肤、肌肉和关节等外周的传入信息，也接受从脑干到大脑皮层等高位中枢的下传信息，以影响肌肉的活动。因此，α运动神经元被称为脊髓反射的最后公路。

2. γ运动神经元 γ运动神经元的胞体分散在α运动神经元之间，其胞体较α运动神经元小。它发出较细的Aγ传出纤维支配骨骼肌的梭内肌纤维，分布于肌梭的两端。γ运动神经元的兴奋性较高，常以较高频率持续放电。当γ运动神经元兴奋时，梭内肌纤维两端收缩，从而增加了肌梭感受器的敏感性。

（二）脊休克

脊髓与脑完全断离的动物称为脊动物。与脑断离的脊髓暂时丧失一切反射活动的能力，进入无反应状态，这种现象称为脊休克（spinal shock）。脊休克的主要表现：在横断面以下的屈反射、对侧伸肌反射、腱反射与肌紧张均丧失；外周血管扩张，动脉血压下降，发汗、排便和排尿等自主神经反射均不能出现。随后，脊髓的反射功能可逐渐恢复。低等动物恢复较快，动物越高等恢复越慢。如蛙在脊髓离断后数分钟内反射即恢复，犬需几天，人类则需数周乃至数月。在恢复过程中，首先恢复的是一些比较原始、简单的反射，如屈反射、腱反射；而后比较复杂的反射逐渐恢复，如对侧伸肌反射、搔爬反射；在脊髓躯体反射恢复后，部分内脏反射活动也随之恢复，如血压逐渐上升达一定水平，并出现一定的排便、排尿反射。由此可见，脊髓本身可完成一些简单的反射，脊髓内存在着低级的躯体反射与内脏反射中枢。但脊髓横断后，由于脊髓内上行与下行的纤维束均被中断，因此断面以下的各种感觉和随意运动很难恢复，甚至永远丧失，临床上称为截瘫。

目前认为，脊休克产生的原因是离断的脊髓突然失去了高位中枢的调节，特别是失去了大脑皮层、脑干网状结构和前庭核的下行性易化作用。

（三）牵张反射

有神经支配的骨骼肌，在受到外力牵拉而伸长时，引起受牵拉的同一肌肉收缩，称为牵张反射（stretch reflex）。

1. 牵张反射的类型 由于牵拉的形式与肌肉收缩的反射效应不同，牵张反射可分为腱反射（tendon reflex）与肌紧张（muscle tonus）两种类型。①腱反射：又称位相性牵张反射，是指快速牵拉肌腱时发生的牵张反射，表现为被牵拉肌肉迅速而明显地缩短。例如，快速叩击股四头肌腱，可使股四头肌受到牵拉而发生一次快速收缩，引起膝关节伸直，称膝反射（图10-4-1）。叩击不同肌腱，可引起不同的腱反射。腱反射的传入纤维直径较粗，传导速度较快；反射的潜伏期很短，其中枢延搁时间只相当于一个突触的传递时间，故认为腱反射是单突触反射。临床上常通过检查腱反射来了解神经系统的功能状态。如果腱反射减弱或消失，常提示反射弧的传入、传出通路或者脊髓反射中枢受损；而腱反射亢进，则说明控制脊髓的高级中枢作用减弱，提示高位中枢病变。②肌紧张：又称紧张性牵张反射，是指缓慢持续牵拉肌腱所引起的牵张反射，表现为受牵拉肌肉处于收缩状态。肌紧张反射弧的中枢为多突触接替，属于多突触反射。该反射的传出引起肌肉收缩的力量不大，只是阻止肌肉被拉长，因此不表现明显的动作。这可能是在同一肌肉内的不同运动单位进行交替收缩的结果，所以肌紧张能持久维持而不易疲劳。肌紧张是维持躯体姿势最基本的反射活动，是姿势反射的基础，尤其在于维持站立姿势。

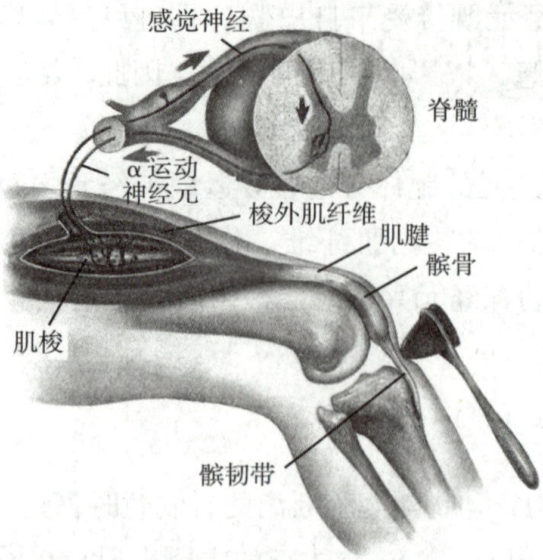

图10-4-1 膝反射弧示意图

2. 牵张反射的反射弧 腱反射与肌紧张的感受器主要是肌梭。肌梭是一种感受机械牵拉刺激或肌肉长度变化的特殊感受装置（图10-4-2），属本体感受器。肌梭呈梭形，其外层为一结缔组织囊，囊内含有2~12条特殊肌纤维，称为梭内肌纤维；而囊外一般为骨骼肌纤维，则称之梭外肌纤维。梭内肌纤维与梭外肌纤维平行排列，呈并联关系。梭内肌纤维的收缩成分位于纤维的两端，中间部是肌梭的感受装置，两者呈串联关系。因此，当梭外肌收缩时，梭内肌感受装置所受牵拉刺激减少；而当梭外纤维被拉长或梭内肌收缩成分收缩时，均可使肌梭感受装置受到牵张刺激而兴奋。肌梭的传入神经纤维有两种，一种传入纤维为直径较粗的Ⅰa类纤维，另一种传入纤维为直径较细的Ⅱ类纤维。

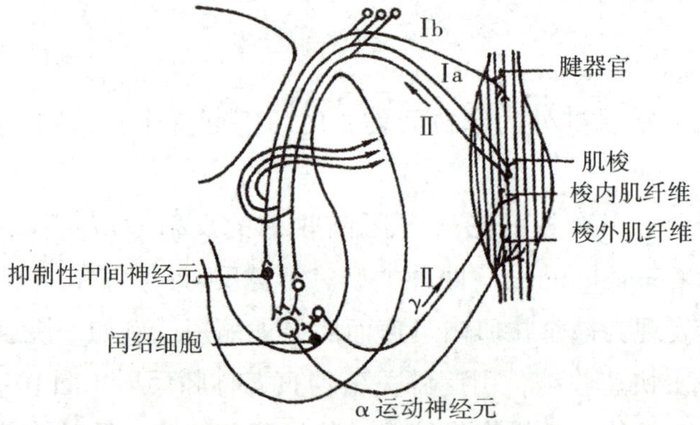

图10-4-2 牵张反射弧示意图

当肌肉受到外力牵拉时，梭内肌感受装置被拉长，使肌梭受到牵张刺激而发放传入冲动，冲动的频率与肌梭被牵张的程度成正比，肌梭的传入冲动沿Ⅰa类纤维传至脊髓，引起支配同一肌肉的α运动神经元的活动，然后通过Aα纤维传出引起梭外肌收缩，从而完成一次肌牵张反射。

γ运动神经元兴奋时，并不能直接引起肌肉的收缩，因为梭内肌收缩的强度不足以使整块肌肉收缩。但由γ运动神经元传出活动所引起的梭内肌收缩，能牵拉肌梭提高其敏感性，并通过Ⅰa类纤维的传入活动，改变α运动神经元的兴奋状态，从而调节肌肉的收缩。由此可见，γ运动神经元的传出活动对调节肌梭感受装置的敏感性，调节肌牵张反射具有十分重要的作用。

腱器官是分布于肌腱胶原纤维之间的牵张感受装置，与梭外肌呈串联关系。其传入纤维是直径较细的Ⅰb类纤维，它不直接终止于α运动神经元，而是通过抑制性中间神经元，抑制同一肌肉α运动神经元的活动。腱器官是一种感受肌肉张力变化的感受器，对肌肉的被动牵拉刺激不太敏感，而对肌肉主动收缩所产生的牵拉却异常敏感。在牵张反射活动中，一般随着牵拉肌肉的力量增强，肌梭传入冲动的增多，引起的反射性肌收缩也进一步增强，当肌肉收缩达到一定强度时，张力作用于腱器官使之兴奋，通过Ⅰb类传入纤维反射性地抑制同一肌肉收缩，使肌肉收缩停止，转而出现舒张。这种肌肉受到强烈牵拉时所产生的舒张反应，称为反牵张反射。其生理意义在于缓解由肌梭传入所引起的肌肉收缩及其所产生的张力，防止过分收缩对肌肉的损伤。

（四）屈肌反射与对侧伸肌反射

肢体皮肤受到伤害刺激时，一般常引起受刺激侧肢体的屈肌收缩，伸肌舒张，使肢体屈曲，称为屈反射（flexor reflex）。如火烫、针刺皮肤时，该侧肢体立即缩回，其目的在于避开有害刺激，对机体有保护意义。屈反射是一种多突触反射，其反射弧的传出部分可支配多个关节的肌肉活动。该反射的强弱与刺激强度有关，其反射的范围可随刺激强度的增加而扩大。如足趾受到较弱的刺激时，只引起踝关节屈曲；随着刺激的增强，膝关节和髋关节也可以发生屈曲。当刺激加大达一定强度时，则对侧肢体的伸肌也开始激活，可在同侧肢体发生屈反射的基础上，出现对侧肢体伸直的反射活动，称为对侧伸肌反射。该反射是一种姿势反射，当一侧肢体屈曲造成身体平衡失调时，对侧肢体伸直以支持体重，从而维持身体的姿势平衡。

二、脑干对躯体运动的调控作用

脑干网状结构主要是由中脑、脑桥和延髓中央部的大小不等的神经元和神经纤维混合组成的神经结构。其中有控制运动相关的神经核团，按其对脊髓运动功能影响的不同，可将脑干网状结构分为易化区与抑制区（图10-4-3）。

（一）脑干网状结构易化区

脑干网状结构中能加强肌紧张和肌肉运动的区域，称为易化区。易化区较大，包括延髓网状结构的背外侧部分、脑桥被盖、中脑的中央灰质与被盖等脑干中央区域。易化区的作用主要是通过网状脊髓束的下行通路兴奋γ运动神经元，增强肌紧张与肌肉运动。此外，易化区对α运动神经元也有一定的易化作用。易化肌紧张的中枢部位除网状结构易化区外，还有脑干外神经结构，如前庭核、小脑前叶两侧部等部位，它们共同组成易化系统。网状结构易化区一般具有持续的自发放电活动，这可能是由上行感觉传入冲动的激动作用所引起的。

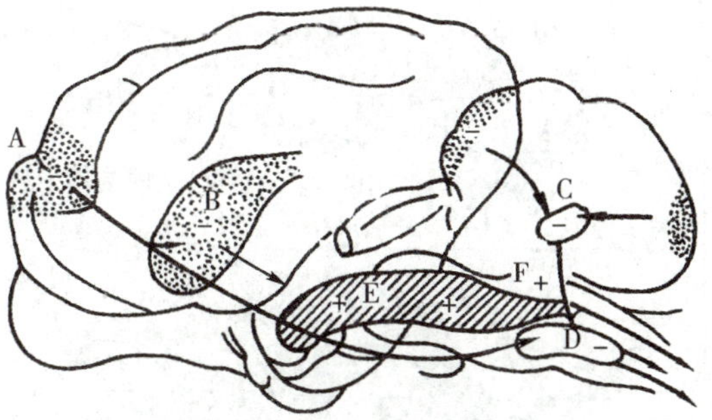

图10-4-3　猫脑干网状结构下行抑制和易化系统示意图

A.大脑皮层；B.尾状核；C.小脑；D.网状结构抑制区；E.网状结构易化区；F.延髓前庭核
+表示易化区；-表示抑制区

（二）脑干网状结构抑制区

脑干网状结构中还有抑制肌紧张和肌肉运动的区域，称为抑制区。该区较小，位于延髓网状结构的腹内侧部分。其作用主要是通过网状脊髓束的下行抑制性纤维与γ运动神经元形成抑制性突触，抑制γ运动神经元的活动来实现的。

抑制肌紧张的中枢部位除网状结构抑制区外，还有大脑皮层运动区、纹状体与小脑前叶蚓部等脑干外神经结构，它们构成抑制系统。这些脑干外神经结构不仅可通过网状结构抑制区的活动抑制肌紧张，而且能控制网状结构易化区的活动，使其受到抑制。一般说来，网状结构抑制区本身无自发活动，它只有在接受上述各高位中枢传入的始动作用时，才能发挥下行抑制的作用。

在正常情况下，易化与抑制肌紧张的活动处于相对平衡状态，以维持正常肌紧张。但从活动的强度来看，易化区的活动较抑制区强，因此在肌紧张的平衡调节中，易化区略占优势。

（三）去大脑僵直

在中脑上、下丘之间横断脑干后，动物会立即出现全身肌紧张，特别是伸肌肌紧张过度亢进，表现为四肢伸直、头尾昂起、脊柱挺硬的角弓反张现象，称为去大脑僵直（图10-4-4）。

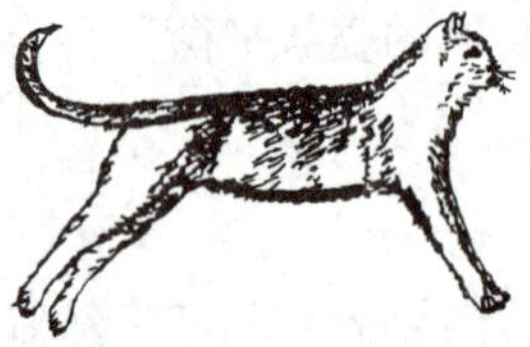

图10-4-4　猫去大脑僵直的表现

在去大脑动物中，切断了大脑皮层运动区和纹状体等神经结构与脑干网状结构的功能联系，使抑制区失去了高位中枢的始动作用，削弱了抑制区的活动。而与网状易化区保持功能联系的神经结构虽有部分被切除，但易化区本身存在自发活动，而且前庭核的易化作用依然保留，所以易化区的活动仍继续存在，易化系统的活动占有显著优势。由于这些易化作用主要影响抗重力肌的作用，故主要导致伸肌肌紧张加强，而出现去大脑僵直现象。临床上，脑损伤、脑出血与脑炎等患者，有时也可出现类似去大脑僵直的表现，这往往是病变已严重侵犯脑干、预后不良的征兆。

三、小脑对躯体运动的调控作用

小脑是中枢神经系统中最大的运动结构。小脑对于维持身体平衡、调节肌紧张、协调与形成随意运动均有重要作用。按小脑的传入、传出纤维联系可将其分为前庭小脑、脊髓小脑与皮质小脑三个功能部分（图10-4-5）。它们分别主要接受前庭系统、脊髓和大脑皮层的传入，其传出也主要相应地到达前庭核、脊髓和大脑皮层，形成三个闭合的神经回路。

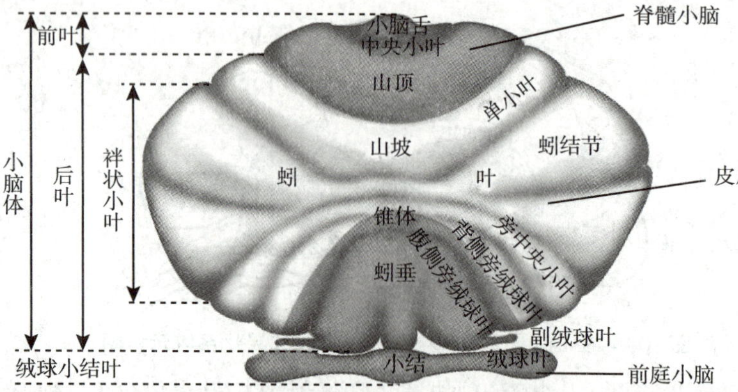

图10-4-5　小脑分区模式图

（一）维持身体平衡

维持身体平衡是前庭小脑的主要功能。前庭小脑主要由绒球小结叶构成。由于绒球小结叶直接与前庭神经核发生连接，因此其平衡功能与前庭器官和前庭核的活动有密切关系。其反射途径为前庭器官→前庭核→绒球小结叶→前庭核→脊髓运动神经元→肌肉装置。绒球小结叶通过前庭核转而经脊髓，调节运动神经元的兴奋与肌肉的收缩活动，以维持躯体运动的平衡。绒球小结叶发生病变或损伤，可导致躯体平衡功能障碍，但其随意运动的协调功能一般不受影响。如第四脑室的肿瘤压迫绒球小结叶时，患者站立不稳，但肌肉运动协调功能仍良好。切除绒球小结叶的猴不能保持身体的平衡，但随意运动仍能协调。

（二）调节肌紧张

小脑前叶主要接受来自肌肉、关节等本体感受器的传入冲动，也接受视、听觉与前庭的传入信息，其传出冲动分别通过网状脊髓束、前庭脊髓束等下行系统来调节肌紧张。小脑前叶对肌紧张具有抑制和易化的双重调节作用。加强肌紧张主要是前叶两侧部的功能。实验中刺激猴的前叶两侧部可使肌紧张明显增强。在生物进化过程，前叶对肌紧张的抑制作用逐渐减弱，而易化肌紧张的作用逐渐占优势，小脑损伤后可出现肌张力减退或肌无力现象。

（三）协调随意运动

协调随意运动是小脑后叶中间带的重要功能，它可通过环路联系对大脑皮层发动的随意运动起重要调节作用。在皮质运动区向脊髓发出运动指令时，可通过锥体束的侧支将发动运动的信息反馈到小脑。此外，由运动指令引起的随意运动尚可激活皮肤、肌肉与关节等外周感受器，其传入冲动经脊髓小脑束将其执行运动情况的信息反馈到小脑。小脑的作用是将大脑皮层的反馈信息与外周感受器的反馈信息进行比较整合，并将整合的结果通过反馈环路返回皮质运动区，调整皮质到脊髓的下行冲动，以协调随意运动。

当小脑后中间带受到损伤时，可出现随意运动协调的障碍，称为小脑性共济失调，表现为随意运动的力量、方向及限度等发生紊乱，动作摇摆不定，指物不准，不能进行快速的交替运动。患者还可出现动作性或意向性震颤。皮质小脑是指后叶的外侧部，它仅接受大脑皮层感觉区、运动区、运动前区、联络区等广大区域传来的信息，其传出冲动回到大脑皮层运动区和运动前区。皮质小脑的主要功能是参与随意运动的设计和程序的编制。后叶外侧部损伤除引起远端肢体的肌张力下降和共济失调外，还可引起运动起始的延缓。该部分小脑损伤的患者不能完成诸如打字、乐器演奏等精巧运动。

四、基底神经节对躯体运动的调控作用

基底神经节（basal ganglia）是皮层下一些核团的总称。鸟类以下的动物，由于大脑皮层尚未良好发育，基底神经节是运动调节的最高中枢；而在哺乳类动物，基底神经节则降为皮层下调节结构，它和皮层小脑是两个与大脑皮层构成回路的重要脑区，对运动功能仍有重要调节作用。

基底神经节主要包括纹状体、丘脑底核和黑质，而纹状体又包括尾核、壳核和苍白球。尾核和壳核在发生上较新，称为新状体；苍白球可分为内侧和外侧两部分，在发生上较古老，称为旧纹状体。黑质可分为致密部和网状部两部分。

（一）基底神经节与大脑皮层的联系

基底神经节接受大脑皮层的纤维投射，其传出纤维经丘脑前腹核和外侧腹核接替后，又回到大脑皮层，从而构成基底神经节与大脑皮层之间的回路。这一回路可分为直接通路和间接通路两条途径。

直接通路（direct pathway）是指从大脑皮层的广泛区域到新纹状体，再由新纹状体发出纤维经苍白球内侧部接替后，到达丘脑前腹核和外侧腹核，最后返回大脑皮层运动前区和前额叶的通路。大脑皮层对新纹状体的作用是兴奋性的；而从新纹状体到苍白球内侧部以及从苍白球内侧部再到丘脑的纤维都是抑制性的，即新纹状体抑制苍白球内侧部，而苍白球内侧部又抑制丘脑。因此，当新纹状体活动增加时，丘脑和大脑皮层的活动增加，这种现象称为去抑制（disinhibition）。直接通路对丘脑和大脑皮层的活动有兴奋作用，从而易化大脑皮层发动随意运动。

间接通路（indirect pathway）是指在上述直接通路中的新纹状体与苍白球内侧部之间插入苍白球外侧部和丘脑底核两个中间接替过程的通路。这条通路中同样存在去抑制现象，即新纹状体到苍白球外侧部和苍白球外侧部到丘脑底核的投射纤维都是抑制性的。因此，当新纹状体活动增加时，丘脑底核的活动增加。而丘脑底核到达苍白球内侧部的纤维则为兴奋性的，递质是谷氨酸，结果使丘脑前腹核和外侧腹核以及大脑皮层的活动减少。可见，间接通路可部分抵消直接通路对丘脑和大脑皮层的兴奋作用，从而抑制不需要的运动。大脑皮层发动随意运动时，两条通路同时被激活，使随意运动协调和稳定进行。

（二）黑质-纹状体投射系统

黑质-纹状体投射系统中研究得较为明确的有多巴胺能投射系统。该投射系统由黑质致密部发出，投射到新纹状体的中型多棘神经元，后者为投射神经元，也是新纹状体的主神经元。可能存在两种类型的中型多棘神经元，它们的细胞膜上分别存在D1和D2受体。黑质-纹状体投射纤维释放的多巴胺，激活D1受体可增强直接通路的活动，而激活D2受体则可抑制间接通路的活动。可见，多巴胺对这两条通路的传出效应都能使丘脑-皮层投射系统活动加强，从而易化大脑皮层发动运动。

（三）与基底神经节损害有关的疾病

基底神经核的主要作用是调节运动，与随意运动的产生和稳定、肌紧张的控制以及本体感觉传入冲动的处理等均有密切关系。在人类，基底神经核损伤可引起一系列运动功能障碍，其临床表现主要分两大类：一类是运动过少而肌紧张亢进的综合征，如震颤麻痹等；另一类是运动过多而肌紧张低下的综合征，如舞蹈病等。

震颤麻痹（帕金森病）主要症状是全身肌紧张增强、肌肉强直、随意运动减少、动作迟缓、面部表情呆板（面具脸）。此外，患者常伴有静止性震颤，多出现于上肢。其病变主要在中脑黑质，因为脑内多巴胺递质的缺乏而产生上述症状。黑质和纹状体间存在着相互拮抗的递质系统：一种是多巴胺抑制系统，黑质是多巴胺能神经元胞体集中处，由此发出的多巴胺纤维到纹状体，对纹状体神经元起抑制作用；另一种为乙酰胆碱兴奋系统，对纹状体神经元产生易化作用。正常时这两个系统保持平衡，从而保证正常肌紧张和运动的协调性。当黑质病变时，多巴胺能神经元受损，黑质与纹状体中多巴胺含量均明显减少，使多巴胺递质系统的功能减退，导致ACh递质系统的功能亢进，从而产生震颤麻痹。所以，临床上应用左旋多巴以增强多巴胺的合成，或应用M受体阻断剂以阻断ACh的作用，均对震颤麻痹有一定的治疗作用。舞蹈病（亨廷顿病）主要症状为上肢和头部发生不自主的舞蹈样动作，并伴有肌张力降低等，病变主要在纹状体。目前认为，舞蹈病的产生是由纹状体中胆碱能神经元和γ-氨基丁酸能神经元功能减退，从而减弱了对黑质多巴胺能神经元的抑制，使多巴胺能神经元的功能相对亢进所致。

五、大脑皮层对躯体运动的调控作用

（一）大脑皮层的运动区

高等动物，特别是人类的躯体运动受大脑皮层的控制。大脑皮层中与躯体运动有密切关系的区域，称为大脑皮层运动区。

1. **主要运动区** 又称运动皮层。主要位于中央前回和运动前区。主要运动区具有下列功能特征：①具有交叉支配的性质，即一侧皮层主要支配对侧躯体的运动，但头面部肌肉的运动，如咀嚼、喉及脸上部运动是双侧支配。②具有精细的功能定位，即皮层的一定区域支配一定部位的肌肉，其定位安排与感觉区类似，呈倒置分布。下肢代表区在顶部，上肢代表区在中间部，头面部肌肉代表区在底部，但头面部内部的安排仍为正立位。③功能代表区的大小与运动精细、复杂程度有关，即运动越精细、复杂，皮层相应运动区面积越大。

2. **辅助运动区** 位于大脑皮层的内侧面（两半球纵裂内侧壁）、运动区之前。一般为双侧性支配，刺激该区可引起肢体运动与发声。

3. **第二运动区** 位于中央前回与岛叶之间，即第Ⅱ体感区的位置。用较强的电刺激能引起双侧的运动反应。

（二）运动传导通路

大脑皮层对躯体运动的调节可通过皮质脊髓束、皮质核束及其他下行传导通路的协调活动完成。

1. **皮质脊髓束与皮质核束** 皮质脊髓束一般是指由皮质发出、经内囊和延髓锥体下行到达脊髓前角的传导束。皮质脊髓束中80%的纤维在延髓锥体跨过中线交叉到对侧下行，纵贯脊髓全长，称为皮质脊髓侧束；其余20%的纤维不跨越中线，在脊髓同侧前索下行，称为皮质脊髓前束。前束一般只下降到脊髓胸段，大部分在逐个节段经前联合交叉，终止于双侧的前角运动神经元，控制躯干和四肢近端肌肉，尤其是屈肌，与姿势的维持和粗大的运动有关。皮质脊髓侧束纤维终止于脊髓前角外侧部分的运动神经元，控制四肢远端肌肉，与精细的、技巧性的运动有关。

皮质核束由中央前回下部等处皮质中的锥体细胞发出轴突，集合成皮质核束，经内囊膝，下行至中脑，走在大脑脚底中间3/5的内侧部。此后，陆续分出一部分纤维，终止于脑干内两侧的躯体运动核和特殊内脏运动核，包括动眼神经核、滑车神经核、三叉神经运动核、展神经核、面神经核、疑核和副神经核。这些脑神经运动核细胞发出的轴突组成脑神经的运动纤维，分布到同侧眼球外肌、睑裂以上的面肌（枕额肌的额腹和眼轮匝肌等）、咀嚼肌、腭肌、咽肌、喉肌、胸锁乳突肌和斜方肌等，管理这些肌肉的随意运动。另一部分纤维则终止于对侧的面神经核和舌下神经核，面神经核和舌下神经核发出的轴突组成面神经和舌下神经的运动纤维，支配眼裂以下表情肌和舌肌的随意运动。

2. **其他下行传导通路** 皮质脊髓束和皮质核束除直接下行控制脊髓和脑干运动神经元外，还发出侧支，并与一些直接起源于运动皮质的纤维一起，经脑干某些核团接替后形成顶盖脊髓束、网状脊髓束和前庭脊髓束，其功能与皮质脊髓前束相似。另外，红核脊髓束的功能可能与皮质脊髓侧束相似。

第五节　神经系统对内脏活动的调节

PPT

一般情况下，调节内脏活动的神经系统不受意识的控制，具有很强的自主性，故称之为自主神经系统。自主神经系统分为中枢和外周两部分。中枢部分包括从脊髓到大脑的有关神经结构。外周部分包括传入神经和传出神经，但习惯上仅指支配内脏器官的传出神经，并将其分为交感神经和副交感神经两部分。

一、自主神经系统的主要功能及其生理意义

（一）自主神经系统的结构

1. 内脏运动神经　自主神经对内脏的支配与躯体运动神经不同，交感和副交感神经系统从中枢发出后，在到达效应器之前都要在神经节中更换一次神经元。由脑和脊髓发出到神经节的纤维称为节前纤维，由自主节内神经元发出终止于效应器的纤维称节后纤维。

交感神经的节前纤维起源于胸、腰段脊髓（T_1~L_3）灰质侧角细胞，它们分别在椎旁和椎前神经节换元。其节后纤维分布极为广泛，几乎所有内脏器官、血管、汗腺等都受其支配，但肾上腺髓质例外，它直接接受交感神经节前纤维的支配，相当于一个交感神经节。交感神经的节前纤维相对较短，而节后纤维相对较长。一根交感神经节前纤维可以和许多节后神经元发生突触联系。例如，猫颈上交感神经节中的节前与节后纤维之比为1∶(11~17)。因此，交感神经兴奋时所影响的范围就比较广泛。

副交感神经起源于脑干的第Ⅲ、Ⅶ、Ⅸ、Ⅹ对脑神经核和骶段脊髓（S_2~S_4）灰质侧角。副交感神经的分布比较局限，某些器官没有副交感神经的支配，例如皮肤和肌肉的血管、汗腺、竖毛肌、肾上腺髓质和肾等，只有交感神经支配。一根副交感神经的节前纤维只与几个节后神经元形成突触，所以副交感神经兴奋时，影响范围较为局限（图10-5-1）。

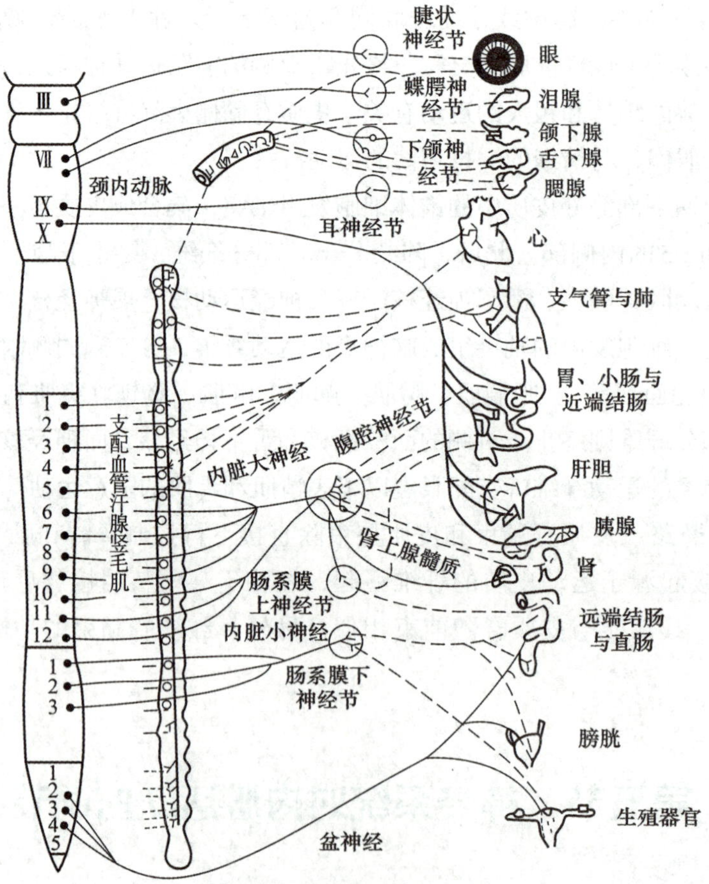

图10-5-1　交感神经与副交感神经的分布示意图

2. 内脏感觉神经　如同躯体感觉神经一样，内脏感觉神经元的细胞体也位于脑神经节和脊神经节内，是假单极神经元，其周围突是粗细不等的有髓或无髓纤维。脑神经节包括膝神经节、舌咽神经下

节、迷走神经下节，神经节细胞的周围突随同面神经、舌咽神经和迷走神经分布于内脏器官，中枢突进入脑干，终止于孤束核。脊神经节细胞的周围突，随同交感神经和骶部副交感神经分布于内脏器官，中枢突进入脊髓，终止于脊髓灰质后角。在中枢内，内脏感觉纤维一方面与内脏运动神经元相联系，以完成内脏–内脏反射；或与躯体运动神经元联系，形成内脏–躯体反射；另一方面则可经过较复杂的传导途径，将冲动传导到大脑皮层，形成内脏感觉。

内脏感觉是由各脏器的感受器受到刺激后产生的一种主观感受。内脏感受器有化学感受器、压力感受器、牵张感受器、容量感受器等，能将机体内环境的各种微小变化通过换能作用转变为传入神经的动作电位，传至中枢神经系统的相应部位，从而产生各种内脏感觉。

内脏感觉传入冲动与躯体感觉传入一样，通过A_β、A_δ、C类纤维三种不同类型的传入纤维进入中枢，内脏的传入神经主要是交感神经干内的传入纤维。食管和气管的痛觉传入神经混合在迷走神经内进入中枢。盆腔脏器中的膀胱三角区、前列腺、子宫颈、直肠等冲动是沿盆神经传入骶髓的。内脏初级传入神经元在外周的分布较广，一个脏器的传入神经分支可与多个脊神经节细胞形成突触联系，在几个节段进入脊髓后也可以形成跨节段的联系。由于这种辐散式传入方式，是不同脏器的传入节段范围相互重叠，造成内脏感觉的性质模糊、定位不准确等特点。

内脏中所含的温度和触–压觉感受器很少，无本体感受器，但有痛觉感受器，因此，内脏感觉的主要表现为痛觉。

（二）自主神经系统的功能

自主神经系统的主要功能在于调节心肌、平滑肌和腺体的活动，以维持内环境的相对稳定，并支持躯体行为方面的活动（表10–5–1）。

表10–5–1　自主神经的主要功能

器官	交感神经	副交感神经
循环器官	心率加快、心肌收缩力加强，腹腔内脏、皮肤、唾液腺、外生殖器的血管收缩，骨骼肌血管收缩（肾上腺素受体）或舒张（胆碱受体）	心率减慢、心房收缩减弱，少数器官（如外生殖器）血管舒张
呼吸器官	支气管平滑肌舒张	支气管平滑肌收缩，呼吸道黏膜腺体分泌
消化器官	抑制胃肠运动，促进括约肌收缩，使唾液腺分泌黏稠的唾液	促进胃肠运动、胆囊收缩，促进括约肌舒张，唾液腺分泌稀薄唾液，使胃液、胰液、胆汁分泌增加
泌尿生殖器官	逼尿肌舒张、尿道内括约肌收缩，有孕子宫平滑肌收缩、无孕子宫平滑肌舒张	逼尿肌收缩、尿道内括约肌舒张
眼	瞳孔开大肌收缩，瞳孔开大	瞳孔括约肌收缩，瞳孔缩小；睫状肌收缩，泪腺分泌
皮肤	汗腺分泌，竖毛肌收缩	
内分泌和代谢	肾上腺髓质分泌激素；肝糖原分解	胰岛素分泌

（三）自主神经系统的功能特征

1. 双重支配　除少数器官外，体内大多数组织器官都同时接受交感和副交感神经的双重支配，而且二者对内脏活动的调节作用往往是相互拮抗的（表10–5–1）。例如，对于心脏，迷走神经具有抑制作用，交感神经却具有兴奋作用。这种拮抗性能使神经系统从正、反两方面灵敏地调节器官活动，适应机体的需要。在某些外周效应器上，交感和副交感神经也表现为协同作用。例如支配唾液腺的交感和副交感神经对唾液分泌均有促进作用，仅在唾液性质方面有所差异，前者分泌的唾液黏稠，而后者分泌的是稀薄唾液。

2. 紧张性作用　自主神经对外周器官的支配，一般具有持久的紧张性作用。所谓紧张性是指在安静状态下自主神经仍不断地向效应器发放低频率神经冲动的特性。例如，由于交感神经的紧张性活动，正常时几乎使全身血管收缩到接近最大直径的一半，当交感紧张性活动增强时可使血管进一步收缩；相反，若交感紧张性降低时，血管就扩张。与交感神经相似，副交感神经也有紧张性活动，其中尤以迷走神经的活动最为明显，形成所谓迷走紧张性。交感和副交感的紧张性活动共同维持器官的正常活动。如切断狗两侧迷走神经后，心率可由60~70次/分增加到300~320次/分，这表明平时迷走神经有抑制心脏活动的作用，一旦消除此作用，则完全呈现交感神经的效应。

3. 效应器所处功能状态的影响　自主神经的作用与效应器本身的功能有关。例如，刺激交感神经可致动物无孕子宫的运动受到抑制，而对有孕子宫却可加强其运动。又如小肠，副交感神经兴奋一般是加强其运动，但如果肠肌原来处于收缩状态，则刺激副交感神经可使之舒张。

4. 对整体生理功能调节的意义　交感神经系统的活动比较广泛，常以整个系统来参加反应。当机体遇到各种紧急情况如剧烈运动、失血、紧张、窒息、恐惧、寒冷时，交感神经系统的活动明显增强，同时肾上腺髓质分泌也增加，表现出一系列的交感-肾上腺髓质系统活动亢进的现象。例如心率加快，心缩力增强，动脉血压升高；骨骼肌血管舒张，皮肤与腹腔内脏血管收缩，使血液重新分配。此外，还可出现瞳孔扩大、支气管扩张、胃肠道活动抑制、肝糖原分解加速、血糖浓度升高等反应。其主要作用是动员体内许多器官的潜在能力，帮助机体度过紧急情况，以提高机体对环境急变的适应能力。实验证明，切除全部交感链的动物，只能在平静的环境中生存，而对环境急变的适应能力显著减弱。

二、自主神经的递质及其受体

（一）自主神经递质

自主神经末梢释放的外周递质主要有乙酰胆碱和去甲肾上腺素两种。

1. 乙酰胆碱　凡末梢以释放乙酰胆碱作为递质的神经纤维，称为胆碱能纤维。其包括交感和副交感神经的节前纤维，副交感神经的节后纤维，支配汗腺、骨骼肌血管的小部分交感神经节后纤维，以及躯体运动神经末梢。

2. 去甲肾上腺素　凡末梢以释放去甲肾上腺素作为递质的神经纤维，称为肾上腺素能纤维。包括大部分交感神经的节后纤维。

（二）受体

递质必须与突触后膜或效应器细胞膜上的特异性受体结合后，才能发挥生理效应。有些药物能占据受体或改变受体构型，使递质不能与受体结合而发挥作用，称为受体阻断剂。

1. 胆碱能受体　能与乙酰胆碱结合而发挥生理效应的受体称为胆碱能受体，按其分布和效应的不同又可分为两类：毒蕈碱受体（M受体）和烟碱受体（N受体）。

（1）M受体　广泛分布于胆碱能神经节后纤维所支配的效应器细胞膜上。乙酰胆碱与M受体结合后产生的效应称为毒蕈碱样作用（M样作用），如瞳孔括约肌、支气管和胃肠平滑肌、膀胱逼尿肌收缩，胃肠、胆管、膀胱的括约肌舒张，心脏活动抑制，消化腺、汗腺分泌，骨骼肌血管舒张等，主要是副交感神经兴奋为主的效应。阿托品是M受体阻断剂。

（2）N受体　分N_1和N_2受体。N_1受体分布于神经节突触后膜上，N_2受体分布于骨骼肌终板膜上。乙酰胆碱与N_1和N_2受体结合后，可产生兴奋性突触后电位和终板电位，导致节后神经元或骨骼肌兴奋。筒箭毒是N受体阻断剂。

2. 肾上腺素能受体　能与去甲肾上腺素结合而发挥生理效应的受体称为肾上腺素能受体，广泛分布于肾上腺素能神经纤维所支配的效应器细胞膜上。根据其效应不同可分为α受体和β受体，β受体又可分为β_1受体和β_2受体。

（1）α受体　在外周主要分布于小血管平滑肌上，尤以皮肤、肾、胃肠血管最多。儿茶酚胺（以去甲肾上腺素最为敏感）与α受体结合后，主要产生兴奋效应，使扩瞳肌收缩，血管、子宫平滑肌收缩，但使小肠平滑肌舒张。酚妥拉明是α受体阻断剂。

（2）β受体　分布广泛。儿茶酚胺与β_1受体结合，引起心肌兴奋、脂肪分解代谢增强等兴奋效应；与β_2受体结合使冠状血管舒张，骨骼肌血管舒张，支气管、小肠和子宫平滑肌均舒张。普萘洛尔（心得安）是β受体阻断剂。

三、中枢对内脏活动的调控

（一）脊髓

脊髓是自主神经的初级中枢。通过脊髓能完成一些最基本的内脏活动反射，但其调节能力差，并不能适应正常生理功能的需要。例如，脊髓高位横断的患者，由平卧位转成直立位时，会感到头晕。这是因为脊髓虽能完成血管张力反射，保持一定的外周阻力，但对心血管活动不能进行精细的调节，对体位性血压的调节能力差。此外，基本的排尿、排便反射虽能进行，但往往不能排空，更不能有意识控制。由此可见，在整体情况下，脊髓的自主神经功能是在高级中枢的调节下完成的。

（二）脑干

脑干是很多内脏活动的基本中枢。特别是脑干的延髓部分，具有很重要的作用。在延髓的网状结构中存在许多与心血管、呼吸和消化系统等内脏活动有关的神经元，其下行纤维支配脊髓，调节着脊髓的功能。许多基本生命现象的反射性调节和自主神经的紧张性活动多在延髓内进行。一旦延髓受损，可立即致死，故延髓有“生命中枢”之称。脑桥有角膜反射中枢、呼吸调整中枢。中脑存在瞳孔对光反射中枢。

（三）下丘脑

下丘脑结构复杂，内含丰富的神经核团，是皮质下内脏活动最高级的调节中枢，又是调节内分泌的高级中枢。它在维持内环境的稳定和生命活动中起着十分重要的作用。其主要功能如下。

1. 调节摄食行为　下丘脑可调节机体的食欲状态。用埋藏电极刺激清醒动物下丘脑外侧区，可使动物食欲亢进；刺激下丘脑腹内侧核，可使动物拒食。下丘脑外侧区存在摄食中枢，腹内侧核存在饱中枢。摄食中枢和饱中枢的神经元活动存在交互抑制的关系。摄食中枢和饱中枢的神经元对血糖敏感，血糖水平的高低可调节摄食中枢和饱中枢的活动。若用微电泳法将葡萄糖透入饱中枢，可见神经元的放电活动增强。血糖水平高而且利用血糖的效应也高时，饱中枢即被兴奋而停止摄食活动。糖尿病患者血糖水平升高，但由于缺乏胰岛素，对糖的利用率降低，从而使饱中枢的神经元活动降低，摄食量增加。

2. 调节水平衡　正常情况下，机体对水的摄入与排出保持着动态平衡。机体通过渴感和饮水行为来管理水的摄入，而对于排水的管理则在很大程度上取决于肾脏的活动。临床上可见下丘脑损伤患者出现烦渴、多饮、多尿的症状，说明下丘脑对水的摄入与排出均有重要调节作用。一般认为，下丘脑控制摄水的区域位于外侧区，靠近摄食中枢后方。损毁该区域后，动物不仅拒食，而且拒饮；相反，刺激这个区域则饮水量增多。因此认为，下丘脑外侧区存在着饮水中枢，或称渴中枢。关于下丘脑控制排水的功能，是通过血管升压素的分泌和释放来调节的。

3. 对情绪反应的影响 情绪是一种心理活动，如喜、怒、哀、乐、忧、恐等，常伴随着一系列生理变化，包括自主性神经、躯体运动和内分泌的功能变化。情绪的生理反应，主要表现为自主神经的功能变化，尤以交感活动的相对亢进为多见。如果人长期处于烦闷、忧虑、悲哀、愤怒等不正常的情绪中常可造成自主神经功能紊乱，导致与情绪有关的身心疾病，如冠心病、高血压、神经官能症等，甚至使人的意志消沉或丧失理智。动物实验表明，下丘脑与情绪反应密切相关。对于在间脑以上水平切除大脑，仅保留下丘脑以下结构的动物，给予轻微刺激即可引起“假怒”，表现为甩尾、竖毛、扩瞳、张牙舞爪、呼吸加快和血压升高等现象；若损毁整个下丘脑，则“假怒”反应不再出现。在正常情况下，下丘脑的情绪活动受大脑皮层的抑制而不易表现出来，切除大脑皮层后则抑制被解除，所以轻微刺激就能引发“假怒”反应。实验还发现，在下丘脑近中线两旁的腹内侧区存在防御反应区。慢性刺激防御反应区可引起血压持续升高，因此有人认为该区的持久兴奋与原发性高血压的发生有关。电刺激清醒动物的防御反应区还可出现防御性行为。此外，电刺激下丘脑外侧区可引致动物出现攻击行为，电刺激下丘脑背侧区则出现逃避行为。

4. 控制生物节律 机体的各种生命活动常按一定时间顺序发生变化，这种变化的节律称为生物节律。这是因为生物在长期的进化过程中，形成了适应于时间变化的内部调节功能。生命活动的节律性尤以昼夜节律最为突出，例如体温和促肾上腺皮质激素分泌等在一天内均有一个波动周期。身体内各种不同的细胞都有各自的昼夜节律，但一般情况下，机体组织器官昼夜节律却是统一的，这表明体内存在控制昼夜节律的中枢。研究发现，下丘脑视交叉上核可能是机体昼夜节律活动的重要中枢结构和控制中心。

下丘脑除以上的功能外，还能完成体温调节，对腺垂体功能进行调节。

（四）大脑皮层

人类的大脑皮层可分为新皮层、旧皮层和古皮层。新皮层是指进化较新、分化程度最高的大脑半球外侧面结构。旧皮层和古皮层则是指比较古旧的、围绕着脑干的大脑内侧面部分，其最内侧的海马、穹隆等环形结构为古皮层，较外圈的环形结构包括扣带回、海马回等为旧皮层。古皮层和旧皮层曾被称为边缘叶，由于它在结构和功能上与大脑皮层的岛叶、颞极、眶回等，以及皮质下的杏仁核、隔区、下丘脑、丘脑前核等密切相关，故将边缘叶连同这些结构称为边缘系统。此外，中脑的中央灰质、被盖等也与上述结构存在着密切的上、下行纤维双向联系，因而把这部分结构也归入边缘系统之中。

1. 新皮层 用电刺激动物的新皮层，除能引起躯体运动等反应外，还可出现内脏活动的变化。例如，刺激皮层4区内侧面，能引起直肠与膀胱运动的变化；刺激4区外侧面，可产生呼吸与血管运动的变化；刺激4区底部，会出现消化道运动和唾液分泌的变化。电刺激人类大脑皮层也能见到类似结果。如果切除动物新皮层，除有感觉运动丧失外，很多自主性功能如血压、排尿、体温等调节均发生异常。这些现象表明，新皮层与内脏活动密切相关，而且有区域分布特征。新皮层是自主功能的高级中枢与高级整合部位。

2. 边缘系统 边缘系统是调节内脏活动的高级中枢，它对内脏活动有广泛的影响，故有“内脏脑”之称。刺激边缘系统的不同部位，可引起复杂的内脏活动反应。例如，电刺激扣带回前部，可引起呼吸抑制或减慢、心跳变慢、血压上升或下降、瞳孔扩大或缩小等；刺激杏仁核可出现心率加快或减慢、血压上升或下降、胃蠕动加强等；刺激隔区引起呼吸暂停或加强、血压升高或降低等。

第六节　脑的高级功能

PPT

一、反射

反射可分为非条件反射和条件反射两类。

（一）非条件反射

非条件反射是外界刺激与有机体反应之间与生俱来的固定神经联系，或在出生后发挥作用，或随着有机体的生长发育而出现。非条件反射是一种比较低级的神经活动，由大脑皮层以下的神经中枢（如脑干、脊髓）参与即可完成。如膝跳反射、眨眼反射、婴儿的吮乳、排尿反射等都属于非条件反射。非条件反射的反射弧完整，在相应的刺激下，不需要后天的训练就能引起反射性反应。

（二）条件反射

条件反射是人出生以后在生活过程中逐渐形成的后天性反射，是在非条件反射的基础上，经过一定的过程，在大脑皮层参与下完成的，是一种高级的神经活动。

最常见的条件反射是食物唾液分泌条件反射。给狗进食会引起唾液分泌，这是非条件反射；食物是非条件刺激。给狗听铃声不会引起唾液分泌，铃声与唾液分泌无关，称为无关刺激。但是，如在每次给狗进食之前，先给听铃声，这样经多次结合后，当铃声一出现，狗就有唾液分泌。这时，铃声已成为进食（非条件刺激）的信号，称为信号刺激或条件刺激。由条件刺激（铃声）的单独出现所引起的唾液分泌，称为食物唾液分泌条件反射。可见，条件反射是后天获得的。形成条件反射的基本条件是非条件刺激与无关刺激在时间上的结合，这个过程称为强化。任何无关刺激与非条件刺激多次结合后，当无关刺激转化为条件刺激时，条件反射也就形成了。

如果无关刺激（声、光等）与引起动物躯体运动的非条件刺激（如机械、电刺激肢体皮肤等）多次结合，则可形成防御运动条件反射。有的条件反射较复杂，它要求动物完成一定的操作。例如，大鼠在实验箱内由于偶然踩在杠杆上而得到食物，如此重复多次，则大鼠学会自动踩杠杆而得食。在此基础上进一步训练，只有当某种信号（如灯光）出现时踩杠杆，才能得到食物。这样多次训练强化后，动物见到特定的信号（灯光），就去踩杠杆而得食。这种条件反射称为操作式条件反射。它的特点是，动物必须通过自己的某种运动或操作才能得到强化。

条件反射的特点表现为：建立在非条件反射的基础上，有个体差异；反射弧易变，可随时建立，数量无限；由条件刺激引发，适应性强；需大脑皮层参与。其生物学意义是控制非条件反射，使机体活动具有计划性、灵活性和预见性，提高了人类适应环境变化的能力。

二、人类大脑皮层活动的特征、语言功能

（一）人类大脑皮层活动的特征

大脑皮层是自主运动、感觉、学习、记忆、思维、情绪及意识中枢。大脑皮层不同的区域有不同的功能。它有三类功能区，即感觉皮层区、运动皮层区和联合皮层区。大脑皮层是中枢神经系统的最高级

部分，是人体功能活动的高级中枢，是人们进行思维活动的物质基础。大脑皮层只有3mm却集中了中枢神经系统70%的神经元，是高级智能活动处理中心。大脑皮层功能活动与人体的生理活动一样都具有一定的生物规律。大脑皮层生理活动的特征如下。

1. 优势法则 大脑皮层受刺激后会产生一个兴奋中心，导致其他周围皮层产生抑制效应，从而形成优势兴奋灶。为适应新的环境、专心致志地为学习和工作提供良好的条件。

2. 动力定型 当身体内部和外部的条件刺激，重复多次刺激大脑皮层，并不断强化，则大脑皮层上的兴奋和抑制过程在空间和时序上的关系就固定下来，形成动力定型。实际生活中，一切技能和习惯的训练和培养过程都是大脑皮层活动动力定型的形成过程。

3. 镶嵌式活动 大脑皮层的不同部位执行着不同的任务，当从事某一活动时，只有相应部分处于工作状态，其他部分处于抑制状态，大脑皮层即形成了兴奋区与抑制区，工作与休息互相镶嵌的复杂方式。

（二）语言功能

1. 大脑皮层的语言中枢 人类大脑皮层的一定区域受到损伤时，可引致特有的各种语言的功能障碍。由此可见，大脑皮层有语言中枢（图10-6-1）。

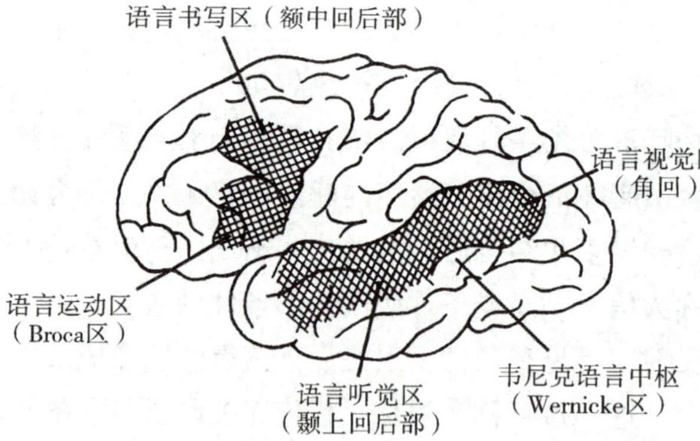

图10-6-1 大脑皮层的语言中枢的主要区域

临床发现，损伤位于中央前回底部前方的44区处的语言运动区（说话中枢）时，会引起运动失语症，患者能书写和看懂文字，听懂别人说的话，其发音器官也正常，但自己却不会说话，不能用语言进行口头表达。如损伤颞上回后部的语言听觉区（听话中枢），会产生感觉失语症，这类患者能讲话、书写、看懂文字，也能听见别人的发音，但听不懂说话的含义，常答非所问。若角回部位的语言视觉区（阅读中枢）受损，会导致失读症，患者的视觉正常，其他的语言功能也健全，但无法看懂文字的含义。损伤额中回后部的语言视觉区（书写中枢），会出现失写症，患者能听懂别人说话、看懂文字、自己也会说话、手部肌肉也能活动，但丧失了写字与绘画的能力。

因此，大脑皮层语言功能具有一定的区域性，但各区的活动紧密相连，语言功能的完整有赖于广大皮层区域的共同活动。当大脑皮层的语言中枢受损时，常存在某几种失语症同时存在，严重时可出现上述四种语言功能同时障碍。例如，角回损伤时，除导致失读症外，还可伴有失写症。

2. 大脑皮层语言功能的一侧优势 两侧大脑的功能是不均等的，往往表现为一侧占优势。习惯用右手的人，如右侧大脑皮层损伤不出现失语症，而左侧大脑半球受到损伤则产生失语症。这说明左侧大脑半球语言功能占优势，因此一般称左侧半球为优势半球。这种一侧优势的现象仅在人类中具有。语言功能的左侧优势除与遗传因素有关外，主要还是在后天生活实践中形成的，这与人类习惯用右手劳动有密切关系。小儿至10~12岁，左侧优势正处于建立之中，此时若损伤左侧半球，还可能在右侧大脑皮层再建立语言中枢。成人后，左侧优势已经形成，此时如发生左侧大脑皮层损害，就很难再建立起语言中枢。

右侧半球在非语词性的认知功能上占优势，如空间的辨认、深度知觉、触觉认识、音乐与美术欣赏及情感活动等。此外，这种优势也是相对的，而不是绝对的，因为左侧半球也有一定的非语词性认知功能，而右侧半球也有一定的简单语词活动功能。

三、学习与记忆

学习和记忆是大脑的重要功能，是两个相互联系的神经活动过程。学习是指新行为的获得或发展，即经验的获得；记忆则是指习得行为的保持与再现，即过去经验在大脑中的再现。

（一）学习的形式

学习主要有两种形式，即非联合型学习和联合型学习。前者是一种简单的学习形式，它不需要刺激与反应之间形成某种明确的关系。后者是指刺激和反应之间存在明确的关系，它是两个事件重复发生，在时间上很靠近，最后在脑内逐渐形成关联。人类绝大多数学习是联合型学习，经典条件反射和操作式条件反射均属此种类型的学习。

（二）记忆的过程

外界大量信息经常通过感觉器官进入大脑，但估计仅有1%左右的信息可被长时间贮存、记忆，而大部分被遗忘。被贮存的信息都是对机体有用的、反复作用的信息。根据信息贮存的长短，记忆可分为短时记忆和长时记忆。人类的记忆过程可分成感觉性记忆、第一级记忆、第二级记忆和第三级记忆四个连续阶段。前两个阶段相当于短时记忆，后两个阶段相当于长时记忆。感觉性记忆是感觉系统获得信息后首先在大脑感觉区贮存的阶段，其性质粗糙，贮存时间不超过1秒钟。若经分析处理，将那些不连续的、先后到达的信息整合成新的连续印象，即可转入第一级记忆。信息在第一级记忆中贮存的时间也只有几秒钟，大多仅有即时应用的意义。如果反复学习运用，信息可在第一级记忆中循环，延长了信息在第一级记忆中停留的时间，从而转入第二级记忆之中，记忆持续时间可达数分钟乃至数年不等。第二级记忆的某些记忆痕迹，如自己的姓名和每天都在进行的手艺等，由于长年累月应用，不会遗忘，这类记忆属于第三级记忆。它是一种牢固的记忆，常可保持终生。显然，上述各类记忆之间是相互联系的。其中，短时记忆是学习与形成长时记忆的基础（图10-6-2）。

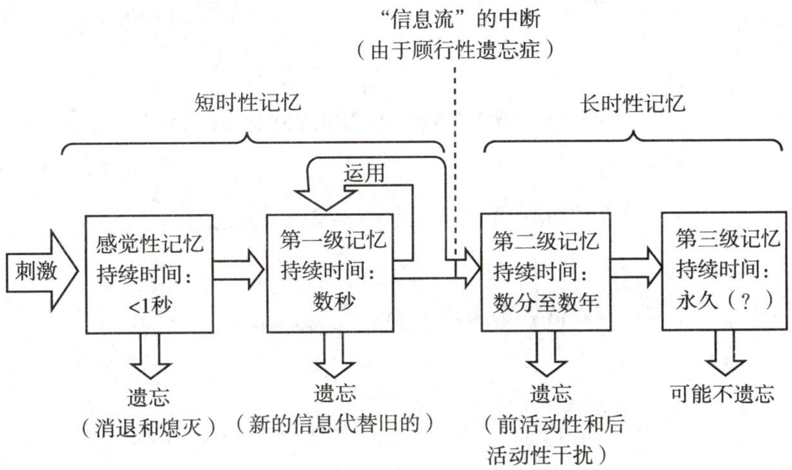

图10-6-2 学习与记忆示意图

（三）记忆障碍

临床上将疾病情况下发生的遗忘，即部分或完全丧失回忆和再认识的能力，称为记忆障碍。它可分为顺行性与逆行性遗忘症。顺行性遗忘症主要表现为近期记忆障碍，不能保留新近获得的信息，但对发病前的记忆依然存在。本症多见于慢性酒精中毒的患者。其机制可能是第一级记忆发生障碍，不能将信息从第一级记忆转入第二级记忆所造成的。逆行性遗忘症主要表现为远期记忆障碍，即在正常脑功能发生障碍之前的一段时间内的记忆均被遗忘，不能回忆起发病以前的一切往事。本症多见于脑震荡的患者。其发生机制可能是由第二级记忆发生紊乱，而第三级记忆不受影响所致。有关学习和记忆的机制仍不十分清楚。众多研究表明，学习和记忆是通过神经系统突触部位的一系列生理、生化和组织学可塑性改变而实现的。

四、大脑皮层的电活动

大脑皮层神经元的电活动主要包括两种自发脑电活动和皮层诱发电位两种形式。前者是指大脑皮层的神经元在无特定外加刺激作用的情况下，能产生持续的节律性电位变化；后者是指刺激特定感受器或感觉传入系统时，在大脑皮层相应区域引出的电位变化。

如果在头皮上安置引导电极，通过脑电图仪可记录到的自发脑电活动的图形，称为脑电图（electroencephalogram，EEG）。将引导电极直接放置于大脑皮层表面能记录到同样的自发脑电活动，称为皮层电图。一般说来，皮层电图的振幅比脑电图大10倍，而节律、波形和相位则基本相同，临床上一般是描记脑电图。

（一）正常的脑电图波形

人类的脑电图很不规则，根据其频率和振幅的不同，可分为α、β、θ、δ 四种基本波形（表10-6-1，图10-6-3）。在不同条件下，如安静、激动、困倦和睡眠等情况下，脑电图的波形有明显差异。

表10-6-1 正常脑电图波形特征及临床意义

脑电波	频率（Hz）	波幅（μV）	主要部位	特征	生理意义
α	8~13	20~100	枕叶	清醒、安静、闭目时出现	大脑皮层安静的标志
β	14~30	5~20	额叶、顶叶	兴奋活动时出现	大脑皮层兴奋的标志
θ	4~7	100~150	颞叶、顶叶	困倦时出现	大脑皮层浅抑制的标志
δ	0.5~3	20~200	颞叶、顶叶	熟睡时出现	大脑皮层深抑制的标志

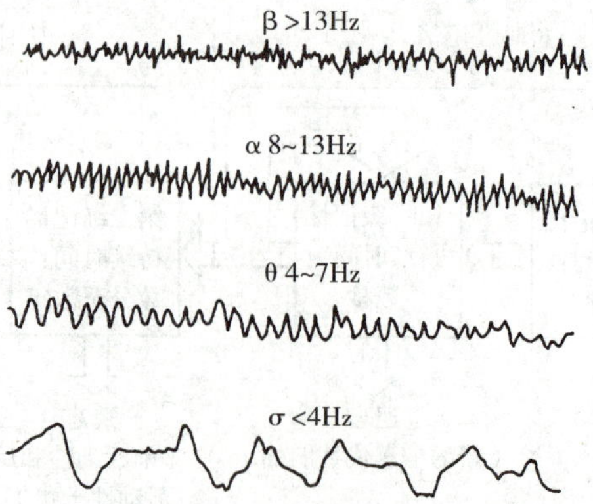

图10-6-3 正常脑电图的描记和波形

脑电图的波形随大脑皮层活动状态的不同而变化，当大脑皮层许多神经元的电活动趋于步调一致时，就出现高幅慢波（如α波），此现象称为同步化；相反，当皮层神经元的电活动不一致时，就出现低幅快波（如β波），称为去同步化。一般认为，脑电活动由同步化转变为去同步化时，表示皮层的兴奋活动增强；相反，由去同步化转变为同步化时，则表示皮层抑制过程的加深。

脑电图在临床上对某些颅脑疾患具有重要的诊断价值。如癫痫患者的脑电图可呈现棘波、尖波、棘慢综合波等。颅内占位性病变患者，即使在清醒状态下，也可引出δ波或θ波。

（二）脑电波形成的机制

一般认为，脑电波主要是由神经元的突触后电位总和所形成的。然而单一神经元的突触后电位不足以引起皮质表面电位改变，只有大量神经元同时产生突触后电位，并综合成强大的电场时才能引出明显电位变化。

脑电波节律的形成有赖于皮质下结构尤其是丘脑的活动。正常情况下，由丘脑上传的非特异投射的节律性兴奋抵达大脑皮层，可引起皮质细胞自发脑电活动。实验表明，脑电的α节律来自丘脑非特异性投射系统的一些神经核，这些神经核的同步节律性活动参与自发脑电形成的同步机制，促进皮质电活动的同步化。

（三）皮质诱发电位

目前认为，引起诱发电位的刺激部位不仅仅局限于感觉传入系统，凡是外加一种特定的刺激，所引起的中枢系统的电位变化，都可称为诱发电位。引起诱发电位的部位可以是脊髓、脑干或更高级的中枢。

皮质诱发电位由主反应和后发放两部分构成。主反应的潜伏期一般为5~12毫秒，潜伏期的长短取决于感觉冲动的长短、传导速度的快慢和传入途径中突触数目的多少。主反应的极性，一般表现为皮质表面先正后负，很可能是皮质大锥体细胞电活动的总和反应。在主反应之后常有一系列正相的周期性电位变化，即为后发放，其节律一般为每秒8~12次，它是皮质与丘脑感觉接替核之间环路活动的表现。

皮质诱发电位发生在自发脑电的背景下，其波形夹杂在自发脑电波之中，很难分辨。目前采用电脑信号平均技术，使诱发电位的记录纯化清晰，用这种方法显示出的皮质诱发电位称为平均诱发电位。它为研究人类的感觉功能、行为和心理活动，以及诊断神经系统的某些疾病提供了一种无创伤定位性的电生理学检查方法。

五、觉醒与睡眠

觉醒与睡眠是两个必要的生理过程。它们随昼夜节律发生周期性的转化。机体在觉醒时，能以适当的行动来应答环境的各种变化，从事各种体力与脑力活动。睡眠可保护脑细胞，促进精神和体力的恢复。成年人一般每天需睡眠7~9小时，儿童需要睡眠的时间为10~12小时，而老年人需5~7小时。如果睡眠障碍，常导致中枢系统功能活动失常，特别是引起大脑皮层活动与内脏功能活动紊乱。

（一）觉醒

脑干网状结构上行激活系统的活动对大脑皮层具有唤醒的作用。因此，觉醒状态主要靠脑干网状结构上行激活系统的活动来维持。

觉醒状态包括脑电觉醒与行为觉醒两种状态。脑电觉醒指脑电波形由睡眠时的同步化慢波变为觉醒时的去同步化快波，而行为上不一定出现觉醒状态；行为觉醒指觉醒时的各种行为表现。这两种觉醒状态的维持是由不同的中枢递质所介导的。目前认为，脑电觉醒状态可能与网状结构上行激活系统的乙酰胆碱递质系统功能以及蓝斑上部去甲肾上腺递质系统的功能有关。行为觉醒状态的维持，可能是中脑多巴胺递质系统的功能。

（二）睡眠

人类睡眠包括慢波睡眠与快波睡眠两种时相，它们的生理功能表现不同，特别是脑电图的变化不同。

1. **慢波睡眠** 是人们熟知的睡眠状态，其脑电图呈现同步化慢波的时相，称为慢波睡眠或同步化睡眠。在此时相中，人体的生理功能发生一系列变化。表现为意识暂时丧失，视、听、嗅、触等感觉功能减退，骨骼肌反射运动和肌紧张减弱；并伴有一些自主神经功能的改变，如血压下降、心率减慢、瞳孔缩小、体温下降、呼吸减慢、胃液分泌增多等交感活动水平降低而副交感活动相对增强的现象。此外，进入慢波睡眠后生长激素的分泌较觉醒状态明显增多，因此，慢波睡眠对促进生长、消除疲劳、促进体力恢复有重要意义。

2. **快波睡眠** 脑电波呈现去同步快波，称为快波睡眠或去同步睡眠，也可称为异相睡眠。在此期间，各种感觉功能进一步减退，唤醒阈提高；交感活动进一步降低；骨骼肌反射活动和肌紧张进一步减弱。在快波睡眠期间还可出现快速的眼球转动（50~60次/分），所以又称为快速眼动睡眠。快速眼动常伴有心率加快、血压上升、呼吸加快等生理活动的改变，这可促使慢性疾病恶化或某些潜伏疾病突然发作，如心绞痛、脑出血、哮喘、阻塞性肺气肿缺氧等的发作。但在快波睡眠期间脑组织的蛋白质合成率最高，因此认为，快波睡眠对幼儿神经系统的发育、成熟，以及对成年人建立新的突触联系、促进学习记忆的活动、恢复精力有重要意义。

慢波睡眠与快波睡眠相互交替出现。成年人在正常睡眠期间，首先进入慢波睡眠，持续80~120分钟后转入快波睡眠，后者持续20~30分钟以后，再转入慢波睡眠，以后又转入快波睡眠，如此反复进行。在整个睡眠过程中，其反复转化4~5次。在正常情况下，慢波睡眠与快波睡眠均可直接转入觉醒状态，但觉醒状态不能直接进入快波睡眠。观察发现，如果在快波睡眠期间将被试者唤醒，他往往讲述正在做梦，但在慢波睡眠期间被唤醒则较少。因此认为，做梦是快波睡眠的特征之一。

目前认为，睡眠是中枢神经系统内发生的主动过程。睡眠在中枢内具有特定的神经结构和神经递质。

实验观察到，在脑干尾端存在能引起睡眠的中枢，它们的上行冲动作用于大脑皮层，与脑干网状结构上行激活系统相对抗，诱导皮质转向睡眠过程，称为脑干网状结构上行抑制系统。进一步的研究表明，脑干的睡眠诱导区主要位于脑桥中央水平与延髓尾侧之间的若干脑区，包括中缝核、孤束核、蓝斑以及网状结构背内侧的一些神经元。睡眠的产生与中枢内某些递质有密切关系，实验表明，慢波睡眠主要与脑干5-羟色胺递质系统活动有关，快波睡眠主要与脑干内去甲肾上腺素、5-羟色胺以及乙酰胆碱递质系统的功能有关。

实训实练十　大脑皮层运动区的定位

【实训目的】

1. 观察电刺激大脑皮层运动区的躯体运动效应和皮层运动区功能定位现象。
2. 了解皮层运动区对躯体运动的调节作用。

【实训原理】

大脑皮层运动区通过锥体束及锥体外系下行通路，可控制脑干和脊髓运动神经元的活动，从而控制肌肉运动。电刺激运动区的不同部位，能引起特定的肌肉发生短促的收缩。这些皮层部位呈有秩序的排列，特别在人和高等动物的中央前回最为明显，称为皮层运动区功能定位。在较低等的哺乳动物，如兔和大鼠，大脑皮层运动功能定位已具一定雏形。

【实训用品】

家兔；哺乳类动物手术器械一套，小骨钻、小咬骨钳、骨蜡（或止血海绵）、电刺激器、刺激电极、纱布；20%氨基甲酸乙酯、生理盐水、液体石蜡。

【实训方法】

1. 麻醉　给兔静脉注射20%氨基甲酸乙酯溶液，剂量为3.3ml/kg体重（麻醉剂量不宜过大，过深则影响刺激效应）。

2. 开颅手术　将动物俯位固定于手术台上，把头固定于头架，剪去头部的毛，从眉间至枕部沿矢状线切开皮肤及骨膜，用刀柄向两侧剥离肌肉并刮去颅顶骨膜。用小骨钻钻开颅骨，勿伤硬脑膜。用小咬骨钳扩大创口，暴露一侧大脑上侧面，勿伤及矢状窦。需要时用骨蜡止血。用小镊子夹起硬脑膜，仔细剪去，暴露出大脑皮层，滴上少量温热液体石蜡，以防皮层干燥。术毕放松动物的头及四肢，以便观察躯体运动效应。

3. 观察刺激皮层的效应　逐点依次刺激大脑皮层不同区域，观察躯体运动反应，并将结果标记在大脑半球背面观的示意图上（实训图10-1）。刺激参数波宽0.1~0.2毫秒，电压1~12V，频率20~100Hz。每次刺激持续1~5秒；每次刺激后休息约1分钟。

4. 确定兔大脑皮层运动区　确定位置，并画好一张大脑半球背面观的示意图，将观察到的反应标记在图上。分析讨论实验结果，写出实验报告。

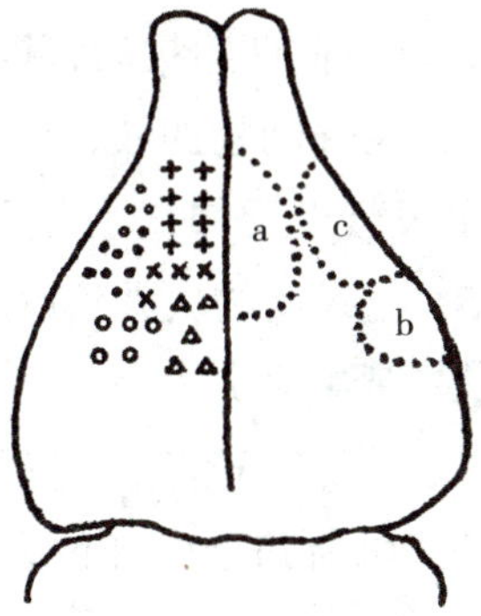

实训实练图10-1　兔皮层的刺激效应

a.中央后区　b.脑岛区　c.下颌运动区
×.前肢、后肢动　+.颜面肌和下颌动
○头动　·下颌动　▲前肢动

【注意事项】

1. 麻醉不宜过深，过深则影响刺激效应。

2. 术中仔细止血，并注意勿损伤大脑皮层。保持皮层应有的兴奋性、表面光泽、血管清晰。

3. 选定合适的刺激参数。

4. 刺激电极间距宜小，但勿短路。

【技能测试】

掌握暴露家兔大脑皮层的方法、电刺激大脑皮层的方法。

实训实练十一　去大脑僵直

【实训目的】

1. 学习去大脑僵直的动物制备方法。

2. 观察去大脑僵直现象。

【实训原理】

中枢神经系统对伸肌的紧张有易化和抑制作用。在正常情况下，通过这两种作用使骨骼肌保持适当的紧张度，以维持身体的正常姿势。如果在动物的上、下丘之间横断脑干，则屈肌的肌紧张作用减弱，而伸肌的肌紧张就相对增强。动物表现出四肢僵直、头尾昂起、脊柱硬挺、角弓反张的僵直现象。

【实训用品】

家兔；哺乳动物手术器械一套、骨钻、咬骨钳；20%氨基甲酸乙酯溶液、骨蜡。

【实训方法】

1. 麻醉　从兔耳缘静脉缓慢注入20%氨基甲酸乙酯溶液，剂量为3 ml/kg体重（注意麻醉不宜过深）。将动物仰卧位固定于兔台上。

2. 剪去颈部的毛，自颈正中线切开皮肤，暴露气管，插入气管插管。

3. 横切脑干　可用两种方法横切脑干

（1）方法1　将动物改为俯位固定，剪去头部的毛，由两眉间至枕部将头皮纵向切开，再自中线切开骨膜，以刀柄剥离肌肉，推开骨膜。仔细辨认冠状缝、矢状缝和人字缝，找到前囟和后囟。用钢尺测量前囟和后囟之间的距离。将前囟和后囟之间分成三等份，在中后1/3的交点处旁开5mm做一记号，该点即为横切脑干的进针部位。用探针在此处将颅骨钻透，左手托起动物的头，右手将探针垂直插向颅底。同时向两边拨动，将脑干完全切断。

（2）方法2　将动物俯位固定后，切开头皮，刮去骨膜。用颅骨钻在顶骨两侧各钻一孔，用咬骨钳沿孔咬去骨块，扩大创口。直至两侧大脑半球表面基本暴露时，用薄而钝的刀柄伸入矢状窦与头骨内壁之间，小心分离矢状窦，然后钳去保留的颅骨，在矢状缝的前后两端各穿一线并结扎之。用小镊子夹起脑膜，并仔细剪开。去除硬脑膜，暴露出大脑皮层。左手将动物头托起，右手用手术刀柄从大脑半球后轻轻翻开半球，露出四叠体（上丘较粗大，下丘较小）。用手术刀刀背在上下丘之间，略向前倾斜切向颅底，同时向两边拨动，推压，将脑干完全切断。

4. 松开动物四肢，用双手分别提起动物的背部和臀部皮肤，然后将动物侧卧，可见到动物的躯体和四肢慢慢变硬伸直，头后仰，尾上翘，呈角弓反张状态，即出现去脑僵直现象。

5. 记录动物去大脑后的表现情况，分析产生的机制。

【注意事项】

1. 动物麻醉宜浅，麻醉过深不易出现去大脑僵直现象。

2. 切断脑干的部位要准确无误。过低，会伤及延髓，引起呼吸停止；过高，不出现去大脑僵直现象。

实训实练十二　人体腱反射检查

【实训目的】

1. 熟悉几种人体腱反射的检查方法。

2. 加深理解牵张反射的作用机制。

【实训原理】

牵张反射是最简单的躯体运动反射，包括肌紧张和腱反射两种类型。腱反射是指快速牵拉肌腱时发生的牵张反射。腱反射是一种单突触反射，其感受器是肌梭，中枢在脊髓前角，效应器主要是肌肉收缩较快的快肌纤维成分。腱反射的减弱或消退，常提示反射弧的传入、传出通路或脊髓反射中枢的损害或中断。而腱反射的亢进，则提示高位中枢的病变。因此，临床上常通过检查腱反射来了解神经系统的功能状态。

【实训用品】

人；叩击锤。

【实训方法】

1. 受试者应予以充分合作，避免精神紧张和意识性控制，四肢保持对称、放松。如果受试者精神或注意力集中于检查部位，可使反射受到抑制。此时，可用加强法予以消除。最简单的加强法是叫受试者主动收缩所要检查反射以外的其他肌肉。

2. 肱二头肌反射　受试者取端坐位，检查者用左手托住受试者右肘部，左前臂托住受试者的前臂，并以左手拇指按于受试者的右肘部肱二头肌肌腱上，然后用叩击锤叩击检查者自己的左拇指。正常反应为肱二头肌收缩，表现为前臂呈快速的屈曲动作。

3. 肱三头肌反射　受试者上臂稍外展，前臂及上臂半屈成90°。检查者以左手托住其右肘部内侧，然后用叩击锤轻叩尺骨鹰嘴的上方1~2cm处的肱三头肌肌腱。正常反应为肱三头肌收缩，表现为前臂呈伸展运动。

4. 膝反射　受试者取坐位，双小腿自然下垂悬空。检查者以右手持叩击锤，轻叩膝盖下股四头肌肌腱。正常反应为小腿伸直动作。

5. 跟腱反射　受试者跪于椅子上，下肢于膝关节部位呈直角屈曲，踝关节以下悬空。检查者以叩击锤轻叩跟腱。正常反应为腓肠肌收缩，足向跖面屈曲。

6. 记录测定反射的结果，分析牵张反射形成的原理。

【注意事项】

1. 检查者动作轻缓，消除受试者紧张情绪。

2. 受试者不要紧张，四肢肌肉放松。

3. 每次叩击的部位要准确，叩击的力度要适中。

目标检测

答案解析

一、单项选择题

1. 关于神经纤维传导兴奋的叙述，下列哪一项是错误的（　）

A. 结构的完整性　　B. 功能的完整性　　C. 单向传导

D. 相对不疲劳性　　E. 绝缘性

2. 神经冲动抵达末梢时，引起递质释放的是哪种离子（　）

A. Cl^-　　B. Ca^{2+}　　C. Mg^{2+}

D. Na^+　　E. K^+

3. 关于突触传递的叙述，下列哪一项是正确的（　）

A. 双向传递　　B. 不易疲劳

C. 突触延搁　　D. 不能总和

E. 刺激停止后，传出冲动也立即停止

4. 兴奋性突触后电位是指在突触后膜上发生的电位变化为（　）

A. 极化　　B. 超极化　　C. 后电位

D．复极化　　E．去极化

5．以下哪种感觉不经过特异性投射系统传入（　）

A．视觉　　B．听觉　　C．嗅觉

D．味觉　　E．本体感觉

6．牵涉痛是指（　）

A．内脏痛引起体表特定部位的疼痛或痛觉过敏

B．伤害性刺激作用于皮肤痛觉感受器

C．伤害性刺激作用于内脏痛觉感受器

D．肌肉和肌腱受牵拉时所产生的痛觉

E．内脏及腹膜受牵拉时产生的感觉

7．关于非特异性投射系统的叙述，下列哪一项是正确的（　）

A．由丘脑向大脑皮层投射具有点对点的投射关系

B．引起特定感觉

C．维持大脑清醒状态

D．传导束专一

E．维持睡眠状态

8．特异性投射系统的主要功能是（　）

A．引起指定感觉并激发大脑皮层发出神经冲动

B．维持觉醒

C．维持大脑皮层的兴奋状态

D．调节内脏功能

E．协调肌紧张

9．脊休克产生的原因是（　）

A．横断脊髓的损伤性刺激

B．外伤所致的代谢紊乱

C．横断脊髓时大量出血

D．断面以下脊髓丧失高位中枢的调节

E．失去了脑干网状结构易化区的始动作用

10．下列哪一项不属于脊休克的表现（　）

A．大小便失禁　　B．血压下降

C．断面以下脊髓支配的骨骼肌肌紧张降低　　D．发汗反射消失

E．断面以下脊髓反射活动消失

11．叩击跟腱引起相连的同块肌肉收缩见于（　）

A．肌紧张　　B．腱反射　　C．屈肌反射　　D．姿势反射　　E．多突触反射

12．维持躯体姿势的最基本的反射是（　）

A．屈肌反射　　B．肌紧张反射　　C．对侧伸肌反射　　D．翻正反射　　E．腱反射

13．摄食中枢位于（　）

A．延髓　　B．中脑　　C．丘脑　　D．下丘脑　　E．大脑皮层

14．副交感神经兴奋的表现是（　）

A．心跳加快加强　　B．支气管平滑肌舒张　　C．胃肠运动加强

D. 瞳孔散大　　E. 胰岛素分泌减少

15. 下列哪一类神经纤维属于肾上腺素能神经（　）

A. 副交感神经节前纤维　　B. 副交感神经节后纤维

C. 绝大部分交感神经的节后纤维　　D. 躯体运动神经纤维

E. 交感神经节前纤维

16. 下列器官接受交感神经和副交感神经的双重支配调节的是（　）

A. 肾上腺髓质　　B. 汗腺　　C. 竖毛肌　　D. 心脏　　E. 子宫

17. 关于条件反射的叙述，下列哪一项是不正确的（　）

A. 形成的基本条件是强化　　B. 是后天经过学习训练形成的

C. 数量无限　　D. 使机体具有更大的适应性

E. 不容易消退

18. 神经系统实现其调节功能的基本方式是（　）

A. 兴奋和抑制　　B. 负反馈　　C. 反射　　D. 条件反射　　E. 自身调节

19. 关于非条件反射的叙述，下列哪一项是错误的（　）

A. 来自先天遗传　　B. 后天不经过学习训练就能形成

C. 反射弧固定　　D. 是维持生命必需的反射

E. 属于高级神经系统活动

20. 谈论酸梅时引起唾液分泌是（　）

A. 第一信号系统的活动　　B. 第二信号系统的活动　　C. 非条件反射

D. 自身调节活动　　E. 应激反应

二、简答题

1. 试述突触传递的过程。
2. 外周神经纤维末梢释放的递质有哪些？与此对应的神经纤维分几类？各包括哪些？
3. 试述特异性投射系统与非特异性投射系统的结构和功能有何不同。
4. 试述骨骼肌牵张反射的分类及其意义。
5. 简述交感神经兴奋对循环系统、呼吸系统、消化系统、泌尿生殖系统、眼的作用。

（陈亚奇）

书网融合……

知识回顾　　微课1　　微课2　　微课3　　微课4

微课5　　微课6　　习题

第十一章 内分泌

学习目标

知识要求：

1. 掌握激素、允许作用、应急反应、应激反应的概念；掌握生长激素、甲状腺激素、糖皮质激素、胰岛素的生理作用；掌握甲状腺激素、糖皮质激素的调节机制。

2. 熟悉血管升压素、催产素、甲状旁腺激素、降钙素、维生素 D_3 生理作用。

3. 了解激素作用的一般特征和作用机制；胰岛素的分泌调节机制。

技能要求：

1. 熟练掌握甲状旁腺素、降钙素、维生素 D_3 的作用及分泌调节机制。

2. 学会应用所学知识揭示下丘脑–腺垂体–靶腺功能调节轴。

岗位情景模拟 10

患者，女性，34岁。近3个月精神敏感，震颤、心悸、出汗增加。虽然食量增加，但是体重降低7kg，伴显著的肌无力，易疲劳，已经连续2次没有月经。体格检查表明休息时脉搏110次/分，30秒的快速蹬踏以后增至150次/分。血压150/60mmHg，呼吸频次20次/分。皮肤温暖湿润，语速较快，运动功能亢进。甲状腺弥漫性扩大。

实验室检查：总血清 T_4 126μg/dL（正常5~12μg/dL），游离 T_4 4.1ng/dL（正常0.8~2.4ng/dL），血清TSH浓度0.01mIU/mL（正常0.5~5mIU/mL）。24小时放射性碘吸收率70%（正常8%~30%），妊娠实验阴性。给予硫脲嘧啶治疗，4周以后症状有所改善，总血清 T_4 降低至11μg/dL，12周以后，总血清 T_4 降低至4μg/dL，易疲劳感复发，昏睡，不耐受寒冷，体重增加9kg。

诊断：甲状腺功能亢进——慢性弥漫性甲状腺肿大。

问题与思考

1. 甲状腺激素的生理作用是什么？
2. 甲亢患者会出现哪些症状？
3. 硫脲嘧啶治疗甲亢的原理是什么？

答案解析

内分泌系统通过自身分泌的激素发挥重要的调节作用，与神经系统、免疫系统相辅相成，从不同的方面调节机体的活动，维持机体内环境的稳态。

PPT

第一节 概 述

内分泌系统是由内分泌腺或散在分布的内分泌细胞及其分泌的激素构成的机体调节系统，参与人体各种生理过程，特别是新陈代谢、生殖、生长发育、内环境稳态、学习、记忆等的调节。

一、激素的概念及分类

（一）激素的概念

激素是由内分泌腺或散在分布的内分泌细胞分泌的起信息传递作用的高效能生物活性物质，能被某种激素作用的细胞、组织、器官、腺体，分别称为这种激素的靶细胞、靶组织、靶器官、靶腺。

（二）激素的分类

激素分子形式繁多，其分类也多种多样。根据其化学结构将其分成四类。

1. 胺类激素　主要是氨基酸的衍生物。如甲状腺的合成是在甲状腺球蛋白的酪氨酸残基上发生碘化，进而合成甲状腺激素。黑色素是由酪氨酸在酪氨酸酶的作用下合成的。肾上腺素和去甲肾上腺素也是氨基酸的衍生物。

2. 多肽或蛋白质类激素　多肽或蛋白质类激素主要包括3~200个氨基酸残基组成的多肽链。以上两类激素有一个共同的特点：容易被消化酶所破坏，所以这类激素作为药物的时候不宜口服，比如糖尿病患者补充胰岛素必须要注射。而甲状腺激素不易被蛋白质酶水解，所以既可口服也可注射。

3. 类固醇激素　这类激素主要以胆固醇为原料，主要有皮质醇、醛固酮、性激素等。这类激素不容易被消化酶破坏，所以用药途径可以选择口服。

4. 脂肪酸衍生物　包括由花生四烯酸转化而成的前列腺素等激素。

二、激素的信息传递方式

激素是由内分泌细胞或内分泌腺通过出胞方式进行分泌的，因其没有导管，只能分泌到细胞外，再经血液或组织液运输到相应的靶细胞、靶组织或靶器官而发挥作用。

（一）远距分泌

大部分激素分泌后会进入血液，通过血液循环运输到相应的靶细胞、靶组织或靶器官而发挥作用。如肾上腺髓质分泌的肾上腺素和去甲肾上腺素，分泌后进入血液循环被运输到心脏和血管，进而影响心脏和血管的活动。

（二）旁分泌

有些激素合成后直接分泌进入局部组织液。如胰高血糖素作用于胰岛B细胞调节胰岛素的分泌。

（三）神经分泌

神经细胞具有内分泌的功能，其在胞体合成激素，通过轴浆运输到神经末梢释放，作用于相应的靶细胞。如下丘脑合成的抗利尿激素，其分泌就属于神经分泌。

（四）自分泌

有些内分泌细胞分泌的激素，光分泌到局部组织液中，再通过局部扩散返回作用于自身。如下丘脑分泌的生长激素释放激素对其自身有调节作用。

三、激素作用的一般特点

虽然各种激素对靶细胞的调节效应各不相同，但在激素发挥作用时有一些共同的规律可循。

（一）信息传递作用

激素的主要作用是进行细胞间的信息传递，影响细胞固有的生理生化过程，能使机体内原有的生理生化过程加速或减慢。但其不能为机体提供能量，不能作为合成某种物质的原料，也不能添加成分，只起到传递信息的作用。

（二）相对特异性

尽管多数激素释放入血后被输送到全身各部位，与各组织、细胞广泛接触，但它们只能选择性地作用于相应的靶组织、靶细胞，这称为激素作用的特异性。其原因是激素需要通过与其特异性受体结合后才能发挥作用。激素作用的范围取决于特异性受体的分布范围。如促甲状腺激素仅作用于甲状腺；甲状腺激素可广泛作用全身各组织细胞。

（三）微量高效

激素与受体结合后，在细胞内经过一系列酶促放大作用，形成一个高效能的生物放大系统，称为激素的放大作用。虽然血中的激素浓度很低，但作用却十分显著。例如，1mol肾上腺素能引起肝糖原分解，可生成108mol葡萄糖，作用可放大10000万倍。

（四）相互作用

机体的某一生理过程往往受多种激素的调节，这些激素之间存在多种相互作用。

1. 协同作用　多种激素共同参与某一生理活动调节时，所产生的效应大于各种激素单独作用的总和，这一现象称为协同作用。如肾上腺素、生长激素、糖皮质激素及胰高血糖素都具有升糖效应，同时作用时会产生协同作用。

2. 拮抗作用　不同激素同时调节同一生理活动时，会产生相互对抗的效应。如胰高血糖素能升高血糖，而胰岛素则降低血糖，两者相互拮抗，但又相互协调，共同维持血糖浓度的相对稳定。

3. 允许作用　有的激素本身并不对某个器官、组织或细胞产生作用，但它的存在可使另一种激素的作用明显增强，这一现象称为激素的允许作用。如糖皮质激素本身并不引起血管平滑肌收缩，但需要其存在，儿茶酚胺才能发挥缩血管的生理效应。即糖皮质激素对儿茶酚胺有允许作用。

四、激素的作用机制

激素需要与靶细胞上的相应受体结合，才能把其携带的信息传递到细胞内，调节细胞固有的生理生化过程。因为激素的化学性质不同，所以其作用机制也不同。

（一）第二信使学说

多肽或蛋白质类激素、大多数胺类激素都属于含氮类亲水性激素，它们与靶细胞上的膜受体结合，在胞内生成第二信使，如cAMP、cGMP、Ca^{2+}、DG（二酰甘油）、IP3（三磷酸肌醇）等，然后发生一系列生化反应，进而发挥对靶细胞的调节效应。

（二）基因表达学说

类固醇激素分子量小，属于亲脂激素，多通过与胞质或胞核受体结合，来调节靶基因转录以及所表达的产物引起细胞生物效应。

第二节　下丘脑与垂体

PPT

下丘脑的有些细胞具有内分泌功能，这些神经元可以整合信息，信息整合后可把神经细胞的电信号转变为化学信号，也就是产生激素。而下丘脑与垂体无论是在结构上还是在功能方面都联系密切，所以通过下丘脑和垂体的联系，可广泛参与机体功能的调节。

一、下丘脑与垂体的功能联系

下丘脑和垂体共同构成下丘脑-垂体功能单位，主要包括两个系统，分别是下丘脑-腺垂体系统和下丘脑-神经垂体系统。

（一）下丘脑-腺垂体系统

下丘脑的内侧基底部分布有神经内分泌小细胞，其发出的轴突多终止于下丘脑基底部正中隆起，通过特殊的血管系统——垂体门脉系统发生功能联系，构成下丘脑-腺垂体轴。垂体上动脉的分支在下丘脑的正中隆起及漏斗柄上部形成一级毛细血管丛，后又汇合成小静脉沿垂体柄下行至腺垂体，在此处，小静脉再次分支形成第二级毛细血管丛，这一结构称为垂体门脉系统。

下丘脑神经小细胞属肽能神经元，所分泌的肽类激素能够调节腺垂体的分泌活动，称为下丘脑调节肽。下丘脑调节肽由神经末梢释放进入第一级毛细血管丛，经血液运载至腺垂体，再由第二级毛细血管丛扩散出来，作用于腺垂体，调节腺垂体的分泌活动，这一功能单位称为下丘脑-腺垂体系统。

现在已经清楚的有9种调节肽类激素，分别是生长激素释放素（GHRH）、生长抑素（GHRIH）、催乳素释放因子（PRF）、催乳素释放抑制因子（PIF）、促甲状腺激素释放激素（TRH）、促肾上腺皮质激素释放激素（CRH）、促性腺激素释放激素（GnRH）、促黑激素释放因子（MRF）和促黑激素释放抑制因子（MIF）（表11-2-1）。

表11-2-1　下丘脑分泌的调节肽及其对垂体的作用

下丘脑调节肽	垂体细胞	作用
促肾上腺皮质激素释放激素	促肾上腺皮质激素细胞	促进ACTH释放
促甲状腺激素释放激素	促甲状腺激素细胞	促进TSH释放
促性腺激素释放激素	促性腺激素细胞	促进LH、FSH释放
催乳素释放因子	催乳素细胞	促进PRL释放
催乳素释放抑制因子	催乳素细胞	抑制PRL释放
生长激素释放激素	生长激素细胞	促进GH释放

续表

下丘脑调节肽	垂体细胞	作用
生长抑素	垂体6种细胞	抑制GH释放及其他垂体细胞的分泌
促黑激素释放因子	促黑素细胞	促进MSH释放
促黑激素释放抑制因子	促黑素细胞	抑制MSH释放

（二）下丘脑－神经垂体系统

下丘脑的视上核和室旁核等部位的神经元胞体比较大，为神经内分泌大细胞，其轴突向下延伸终止于神经垂体，形成下丘脑－垂体束。这些神经内分泌大细胞在胞体合成血管升压素和催产素，通过轴浆运输至神经垂体进行储存，受到适宜刺激时，释放入血，构成下丘脑－神经垂体系统。

二、腺垂体

腺垂体是体内最大的内分泌腺。其内分泌细胞种类繁多，主要分泌以下七种激素：生长激素（GH）、催乳素（PRL）、促甲状腺激素（TSH）、促肾上腺皮质激素（ACTH）、促黑激素（MSH）、卵泡刺激素（FSH）和黄体生成素（LH）。

腺垂体分泌的激素中，TSH、ACTH、FSH和LH都有明确的靶腺，可调节相应靶腺的结构和功能活动，称为“促激素”。分别形成下丘脑－腺垂体－甲状腺轴、下丘脑－腺垂体－肾上腺皮质轴、下丘脑－腺垂体－性腺轴，这些靶腺激素的释放受下丘脑和垂体激素的控制，而靶腺分泌的激素可以反馈作用于下丘脑或垂体，调节下丘脑和垂体相关激素的合成和分泌。GH、PRL、MSH则作用于相应的靶细胞，调节其活动，重点介绍此三种激素。

（一）生长激素

生长激素是腺垂体分泌量最大的一种激素，属于蛋白质类激素，含191个氨基酸残基，其化学结构与免疫特性具有显著的种属特异性。除猴的GH，其他动物机体中提取的生长激素对人类都无效。

1. 生理作用

（1）促进生长　几乎促进除脑之外的全身各种组织的生长发育，特别对骨骼、肌肉及内脏器官的生长影响更明显，可促进其增殖和胞内蛋白质的合成，又称为躯体刺激素。

实验表明，人在幼年时缺乏生长素，将出现生长发育停滞，身材矮小（但智力发育正常），称为侏儒症；相反，如生长素分泌过多，则可使生长发育过度，身体高大，称为巨人症。成年后如生长素分泌过多，因骨骺已经钙化闭合，长骨不能再增长，但肢端短骨、面骨等向宽厚方向发展，软组织增生，从而出现手足粗大、下颌突出、内脏器官如肝、肾等也增大，称其为肢端肥大症。

生长激素并非直接促进生长发育，而是在营养充足的条件下，诱导靶细胞产生一种具有促进生长作用的肽类物质，称为生长素介质（因其化学结构与胰岛素近似并具有胰岛素活性，故又称为胰岛素样生长因子IGF）。机体的大多数组织（尤其是肝脏）都可以产生生长素介质，可促进氨基酸以及钙、磷、钠、钾、硫等元素进入软骨组织，加强DNA、RNA和蛋白质的合成；还可加速软骨的增殖与骨化，使长骨加长。饥饿、营养不良或缺乏蛋白质时，生长激素不能刺激生长素介质生成，故营养不良的儿童生长会停滞。

（2）对代谢的作用

①对蛋白质代谢：其总效应是促进蛋白质合成，抑制分解。利于机体生长发育和组织修复。

②对脂肪代谢：激活脂肪酶，促进脂肪分解，加速脂肪酸氧化，为机体提供能量。游离脂肪酸可抑

制组织对糖的利用，由脂肪酸优先供能。GH过多时血中脂肪酸和酮体增多。

③对糖代谢：对糖的影响主要是继发于脂肪的动员，可通过游离脂肪酸抑制糖利用，使血糖升高；也可降低外周组织对胰岛素的敏感性而升血糖。若GH分泌增多，可出现尿糖，称为垂体性糖尿病。

2. 分泌的调节

（1）下丘脑对GH分泌的调节　腺垂体GH的分泌受下丘脑生长激素释放激素GHRH与生长激素释放抑制激素GHRIH的双重调节。正常生理状态下，GHRH起主要作用；GHRIH主要在GH分泌过多时才发挥作用。

（2）反馈调节　IGF以及GH水平，对下丘脑GHRH和腺垂体生长激素的分泌与释放起负反馈调节的作用。

（3）其他因素　①慢波睡眠时相时，GH分泌量明显增多。转入快波睡眠时相时，GH分泌迅速减少。②低血糖尤其是急性低血糖时刺激GH最显著。③甲状腺激素、雌激素、睾酮等激素也均可刺激GH分泌。

生长激素分泌的调节归纳如下（图11-2-1）。

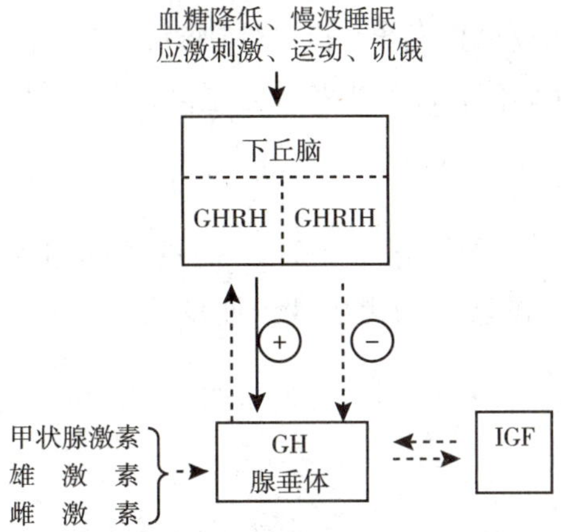

图11-2-1　生长激素分泌的调节

（二）催乳素

催乳素（PRL）由垂体催乳素细胞分泌，成人垂体中PRL含量较少，女性高于男性，妊娠期和哺乳期血中催乳素水平会明显升高。

1. 生理作用　催乳素因催乳作用被命名，但其作用广泛，除可影响乳腺和性腺的功能和活动外，还参与应激反应。

（1）对乳腺的作用　促进乳腺生长发育，启动和维持乳腺泌乳。青春期在雌激素、孕激素、生长素、甲状腺激素及PRL等多种激素的共同作用下，促进乳腺间质和脂肪组织的发育，此时不能产生乳汁。妊娠时，血中PRL与雌激素和孕激素水平均较高，多种激素互相配合使乳腺进一步生长发育成熟，尤其是促进乳腺的腺泡发育，因此具备了泌乳能力。但过多的雌激素、孕激素与PRL竞争受体，抑制PRL的泌乳作用，故无乳汁分泌。分娩后，雌激素与孕激素水平迅速下降，PRL得以发挥启动与维持泌乳的作用。

（2）对性腺的作用　PRL剂量不同，对性腺的影响也不同。小剂量促进卵泡排卵和黄体生长，刺激雌孕激素的分泌；大剂量抑制雌激素与孕激素的合成。在男性，PRL促进前列腺和精囊腺的生长，促进睾酮的合成。

知识拓展

闭经溢乳综合征

患闭经溢乳综合征的妇女临床表现为闭经、溢乳与不孕，这些症状是高PRL血症所致，而高浓度的PRL可反馈性地抑制下丘脑分泌GnRH，减少垂体分泌FSH和LH，出现无排卵和雌激素水平低下等表现。

（3）参与应激反应　在应激状态下，血中PRL升高，同时生长激素和ACTH的水平也升高。

2. 分泌的调节

（1）下丘脑的双重调节　PRL受下丘脑催乳素释放因子（PRF）和催乳素释放抑制因子（PIF）的双重调节。前者促进PRL分泌，后者抑制PRL分泌。一般认为PIF为多巴胺，能够抑制PRL的分泌。

（2）反馈调节　PRL对自身的分泌有负反馈的调节作用，它的作用主要是通过下丘脑来实现的。垂体PRL分泌主要受垂体门静脉血液当中的DA的反馈调节，而垂体门静脉血中的DA主要来自下丘脑正中隆起多巴胺神经元。当血中PRL升高时，DA释放增多，使PRL分泌减少。

（3）泌乳反射　授乳时，婴儿吸吮乳头产生机械性刺激，传入冲动上传到下丘脑，进而促使PRF释放增多，腺垂体分泌PRL增加，从而使乳汁产生和分泌增多，此反射属于神经内分泌反射。

（三）促黑激素

腺垂体远侧部的一些细胞分泌促黑激素（MSH），它的靶细胞为黑素细胞。可以促进黑素细胞中酪氨酸酶的激活和合成，促进酪氨酸转变为黑色素，使皮肤、毛发、眼虹膜和视网膜的色素层等颜色加深。

三、神经垂体

神经垂体是下丘脑组织结构的延续，不含腺细胞，不能合成激素，只能存储下丘脑视上核和室旁核合成的激素。视上核主要产生抗利尿激素（ADH），室旁核主要产生催产素。合成的激素沿下丘脑-垂体束运输到神经垂体储存，当受到相应的刺激时，可释放入血。

（一）抗利尿激素

抗利尿激素（ADH）因剂量不同，会产生不同的作用。生理剂量时发挥抗利尿作用。大剂量时可收缩血管，升高血压，又称为血管升压素。在机体大失血时，血管升压素释放增加，通过缩血管作用使血压升高。

（二）催产素

催产素（OT）亦称缩宫素，化学结构与ADH相似，生理作用有交叉。其主要的靶器官包括子宫和乳腺，只在分娩、哺乳等状态下才进行分泌。

1. 促进子宫平滑肌收缩　OT对子宫平滑肌的作用取决于子宫状态和雌激素水平。OT对非孕子宫作用较弱，妊娠末期子宫平滑肌对OT较敏感。雌激素可提高子宫对OT敏感性，而孕激素的作用则相反。在分娩过程中，胎儿的下降对产道产生牵拉和压迫等刺激，反射性引起OT分泌增多，OT又进一步加强子宫收缩，促进胎儿下降，胎儿的下降又促进OT分泌，如此进行正反馈调节，直至分娩完成。

2. 促进乳汁排出　哺乳期女性不断分泌乳汁，并存储与腺泡腔中。OT作用的靶点是乳腺腺泡和导管周围肌上皮样细胞，可促进肌上皮样细胞收缩，腺泡内压升高，使贮存于腺泡中的乳汁排出。当婴儿吸吮乳头产生机械性刺激，传入冲动上传到下丘脑，促使OT释放增多，促进乳汁排出，称射乳反射。人催产素的释放不仅与吸吮乳头这样的直接刺激有关，许多哺乳的妇女在听到婴儿啼哭声时，也会导致其分泌和泌乳。

第三节 甲状腺

PPT

甲状腺是人体最大的内分泌腺，成人重20~25g。甲状腺的实质由大量腺泡构成。腺泡由单层腺泡上皮构成，其可以合成腺泡甲状腺激素，以胶状物的形式存储在腺泡腔内。胶状物的主要成分为甲状腺球蛋白，在促甲状腺激素的作用下被腺泡上皮摄取并释放入血。

在腺泡上皮细胞之间和腺泡间结缔组织内还有散在的腺泡旁细胞，又称C细胞，分泌降钙素，参与钙磷的调节。

一、甲状腺激素的合成、贮存与释放

甲状腺激素主要包括四碘甲状腺原氨酸（T_4）（甲状腺素）、三碘甲状腺原氨酸（T_3）和极少量的逆-T_3（rT_3）。它们都是酪氨酸碘化物，其中T_4占90%、T_3占9%、rT_3占1%。T_4作用弱、作用时间长；T_3作用强、作用时间短，T_3的活性是T_4的5倍；rT_3不具有甲状腺激素的生物活性。

（一）甲状腺激素的合成

甲状腺激素合成的原料是碘和甲状腺球蛋白（TG）。碘主要来自食物，还有少部分来自饮水和空气。TG是一种糖蛋白，由腺泡上皮细胞内合成，贮存于腺泡腔中。每个TG分子上有许多酪氨酸残基，其中20%的酪氨酸残基可被碘化。甲状腺激素合成过程主要分为以下四步。

1. **聚碘** 甲状腺对碘的摄取是由上皮细胞膜上的碘泵（Na^+-I^-同向转运体）活动而完成的。胞内I^-浓度可达胞外的30倍，所以血中I^-是逆电位梯度和逆浓度梯度被转移入甲状腺上皮细胞内，是一种继发性主动转运过程。腺垂体分泌的激素TSH可加强碘泵的聚碘作用。临床上常通过测定甲状腺摄取放射性碘的能力来判断甲状腺的功能，甲状腺功能亢进时摄碘能力增强；反之则降低。

2. **碘的活化** 腺泡上皮细胞摄取的碘没有活性，并不能使酪氨酸碘化，首先需要在过氧化酶（TPO）作用下氧化成具有活性的有机碘，这一过程称为碘的活化。TPO主要存在于腺泡上皮细胞顶端膜和腺泡腔的交接处，含量很丰富。

3. **酪氨酸碘化** 在TPO的作用下，活化的碘能取代甲状腺球蛋白分子中某些酪氨酸残基苯环上第3、5位和第3'、5'位的H。取代一个H，生成一碘酪氨酸（MIT）；取代两个H，生成二碘酪氨酸（DIT）。

4. **耦联** 耦联过程也需要TPO的参与。在TPO的催化下，同一个TG分子上的MIT和DIT两两缩合，耦联生成三碘甲状腺原氨酸（T_3）；DIT与另一个DIT两两缩合，耦联生成四碘甲状腺原氨酸（T_4）。

碘的活化、酪氨酸的碘化和耦联过程都需要TPO的催化才能完成，所以TPO是甲状腺激素合成过程中的关键酶。可通过影响TPO的活性来影响甲状腺激素的合成。如腺垂体促甲状腺激素（TSH）就可通过调控此酶的活性，来调节甲状腺激素的合成。临床上硫氧嘧啶类药物抑制，可抑制此酶的活性，减少甲状腺激素合成，用来治疗甲状腺功能亢进。

知识拓展

碘摄入量与甲减的发生

碘摄入量与甲减的发生和发展显著相关。我国学者发现碘超足量［尿碘中位数（MUI）200~299μg/L］和碘过量（MUI≥300ug/L）可以导致自身免疫性甲状腺炎和亚临床甲减患病率和发病率的显著增加，促进甲状腺自身抗体阳性人群发生甲减；碘缺乏地区补碘至碘超足量可以促进亚临床甲减发展为临床甲减。所以，维持碘摄入量在尿碘100~199μg/L这个安全范围内是防治甲减的基础措施。特别是对于具有遗传背景、甲状腺自身抗体阳性和亚临床甲减等易感人群尤为重要。

（二）T_3与T_4的贮存、释放、运输与代谢途径

1. 贮存 已合成的甲状腺激素以胶质状态贮存于甲状腺腺泡腔内。储存方式与其他内分泌细胞不同，甲状腺激素贮存在胞外，储存量非常大，可供利用2~3个月。这种存储方式具有非常重要的意义，即使机体短时间缺碘也不会导致甲状腺激素的缺乏。但在治疗甲状腺功能亢进等疾病时，则需要用药一段时间后才能见效。

2. 释放 在TSH的作用下，腺上皮细胞伸出伪足，将腺泡腔中的甲状腺球蛋白以吞饮的方式摄入腺细胞内，与溶酶体融合，在其蛋白水解酶的作用下，甲状腺球蛋白水解，分离出来的T_3与T_4可由细胞底部的毛细血管进入血液循环。

3. 运输 运输形式有两种，即结合状态和游离状态。释放入血液的T_3和T_4，约99%与血浆蛋白结合，成为结合型甲状腺激素，暂时失去活性。与甲状腺激素结合的蛋白质有三种：甲状腺激素结合球蛋白（TBG）、甲状腺激素结合前白蛋白与白蛋白。其中以TBG最多，占60%。游离状态的甲状腺激素不足1%，具有活性。结合型和游离型甲状腺激素可互相转化，在血液中维持动态平衡。T_3与血浆蛋白亲和力小，主要以游离状态存在，活性约是T_4的5倍。

大量结合型甲状腺激素的存在对机体有非常重要的意义，游离型甲状腺激素可被肾小球滤过、经尿排出而浪费；结合型甲状腺激素是大分子物质，不能被肾小球滤过，可减少丢失。

4. 代谢 脱碘是甲状腺激素降解的主要途径，需要的酶为脱碘酶。80%T_4与T_3在组织中脱碘酶的作用下脱碘，T_4脱碘生成T_3与rT_3，血液中75%的T_3来自于T_4。T_3再经脱碘而被灭活。妊娠、饥饿及代谢紊乱等应激情况，均会促进T_4转化为rT_3或T_3。脱碘后可形成二碘、一碘或不含碘的甲状腺原氨酸。脱下的碘可被再利用，作为合成甲状腺激素的原料，但大部分随尿液排出。

另外，20%的T_4与T_3在肝细胞中与葡萄糖醛酸或硫酸结合后，随胆汁入肠道，从粪便排出。

二、甲状腺激素的生理作用

（一）对代谢的影响

1. 促进能量代谢，产热效应 甲状腺激素可提高绝大多数组织的耗氧量，使产热明显增多。因各部位甲状腺受体分布量不同，各组织器官的耗氧量和产热量也有比较大的差别。甲状腺激素对心脏产生的效应最大；而对脑、肺、性腺的影响不明显。甲状腺功能亢进患者，产热量增加，基础代谢率较正常值高25%~80%，常常怕热喜凉，体温偏高，皮肤潮湿；反之，甲状腺功能减退的患者，产热量减少，基础代谢率较正常值低30%~45%，喜热恶寒，体温偏低。

2. 促进物质代谢 甲状腺激素对物质的合成代谢和分解代谢都有比较强大的影响作用，常常表现

为双向作用，大剂量时分解代谢的作用常大于合成代谢的作用。

（1）对糖代谢的影响 甲状腺激素对糖代谢的影响表现为双向作用。一方面通过促进小肠吸收糖增加，促进糖原分解、加速糖异生而使血糖升高；另一方面又促进糖的分解代谢，加速脂肪、肌肉等外周组织对葡萄糖的摄取和利用，降低血糖。所以甲状腺功能亢进的患者摄入糖稍多即可血糖升高，出现糖尿；但随后血糖又会快速下降。

（2）对蛋白质代谢的影响 甲状腺激素的剂量不同对蛋白质的影响不同，主要表现在以下两个方面。生理剂量时促进蛋白质合成作用大于分解作用，呈正氮平衡；大剂量时既促进合成，又促进分解，分解作用大于合成作用，呈负氮平衡。甲状腺功能亢进的患者，蛋白质分解加速，尤其是骨骼肌蛋白大量分解，导致消瘦乏力；骨骼蛋白被分解，导致血钙升高和骨质疏松。甲状腺功能低下时，蛋白质合成减少，蛋白质的分解也减少，导致组织间隙的黏蛋白增多。黏蛋白是多价负离子，可结合大量正离子和水分子，引起皮下组织水潴留，产生黏液性水肿。黏液性水肿属于非凹陷性水肿，多见于面部、肾周、性腺周围。

（3）对脂肪代谢的影响 甲状腺激素可促进脂肪和胆固醇的合成，又能促进胆固醇的分解。甲状腺功能亢进时，血浆胆固醇低于正常；脂肪分解增强，产生过多热量。功能减退时，血浆胆固醇明显升高，容易导致患者出现动脉粥样硬化。

（二）促进生长发育

甲状腺激素可以促进机体生长发育和组织分化的作用，特别是对骨骼和中枢神经系统的生长发育影响最明显。

甲状腺激素对神经系统促进生长发育的作用在胚胎时期就已经开始了。表现为促进神经元分裂和骨骼发育，促进神经元树突和轴突的形成，髓鞘及胶质细胞的生长，脑血流量增加。甲状腺激素和生长激素协同促进幼年时期的长骨生长。表现在刺激骨化中心的形成、促进软骨骨化和长骨生长。

所以，先天性甲状腺功能不全的胎儿或出生后甲状腺功能低下的婴儿，出生时身长基本正常，但脑发育延缓，出生后数周到3~4个月就会出现智力低下、长骨生长停滞、身体矮小、牙齿发育不全等表现，称为呆小症。呆小症常伴有眼距宽、鼻梁塌陷、舌大唇厚、皮肤粗糙、流涎以及其他畸形。因为神经系统的发育在出生后3~4月内尤为迅速，在胚胎期及幼儿时期缺乏甲状腺激素会导致不可逆的神经系统发育障碍，所以在缺碘地区的孕妇要及时补碘，胎儿出生后要及时筛查，及时补充甲状腺激素，预防呆小症的发生。

课堂互动 11-1

侏儒症和呆小症有哪些异同点？

全班分成八个组，进行小组讨论，最后以说出异同点最多的小组获胜。

答案解析

（三）对其他器官系统的作用

1. 神经系统 甲状腺激素不仅可以影响神经系统的发育，还可以影响已经分化成熟的成年人中枢神经系统，主要表现为提高其兴奋性。甲状腺功能亢进患者，出现易激动、注意力不易集中、烦躁不安、多语、失眠、肢体纤维性震颤等兴奋性增高的表现。反之，甲状腺功能低下时，中枢神经系统兴奋性降低，出现注意力减退、记忆能力降低表现；甚至出现话语和行动迟缓，表情淡漠，终日昏昏欲睡。

2. 心血管系统 甲状腺激素对心脏产生正性作用，可使心率加快，心缩力增强，心输出量增加，收缩压升高；因代谢增强，可使小血管舒张，使舒张压降低，脉压增大。甲状腺功能亢进的患者会出现心动过速、心肌细胞肥大、心室扩大、心律失常甚至心功能不全。

3. 消化系统 甲状腺激素通过促进物质代谢，间接增加消化道的运动和消化腺体的分泌。甲状腺功能亢进时，患者食欲亢进，胃肠蠕动加快，胃排空加快，肠吸收减少，严重者可出现顽固性吸收不良。反之，甲状腺功能低下的患者食欲减退，胃肠蠕动减慢，会出现腹胀和便秘。

4. 生殖系统 甲亢、甲减时，生殖能力均降低，表现为月经紊乱、月经不调，甚至不孕。

三、甲状腺激素分泌的调节

甲状腺激素的合成和分泌活动主要受下丘脑-腺垂体-甲状腺功能调节轴的调节，此外还受自主神经系统的调控和自身调节（图11-3-1）。

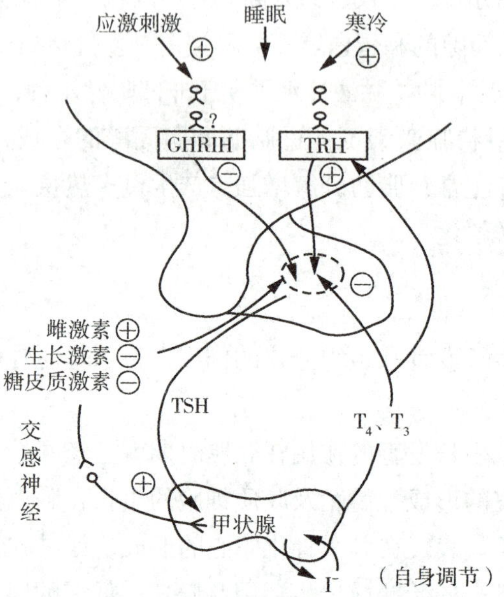

图11-3-1 甲状腺激素分泌的调节

（一）下丘脑-腺垂体-甲状腺功能调节轴

1. 促甲状腺激素释放激素（TRH） TRH由下丘脑合成和释放，经垂体门脉系统运送至腺垂体，作用于腺垂体相应细胞的特异性受体，促进其合成和释放促甲状腺激素。

下丘脑TRH神经元接受大脑及其他部位神经元的传入信息的调控，如寒冷、紧张、缺氧等刺激可通过中枢神经系统整合，再把信息传递给下丘脑，引起TRH分泌。

2. 促甲状腺激素（TSH） TSH是由腺垂体分泌的，在TRH的影响下，其分泌也呈脉冲式释放，每2~4小时出现一次波动，在此基础上呈日周期变化。血中TSH浓度清晨高、午后低。

TSH是调节甲状腺功能的主要激素，从结构和功能两方面对甲状腺进行调节。①维持甲状腺腺泡细胞的生长发育，使腺泡细胞增生，供血量增加，防止其凋亡。②促进甲状腺激素的合成和分泌。

甲状腺功能亢进患者血中的T_3与T_4明显增多，但TSH未增多，原因在于血中存在一种人类刺激甲状腺免疫球蛋白（HTSI），其化学结构与功能和TSH相似，能与TSH竞争甲状腺细胞膜上的受体，使T_3与T_4合成与释放增加，腺体细胞增生肥大。

3. 甲状腺激素的负反馈调节 甲状腺激素主要通过负反馈调节TSH和TRH的含量。当血液中游离的T_3和T_4浓度升高，诱导腺垂体促甲状腺激素细胞合成抑制性蛋白质，它使TSH合成与释放减少，同时还可降低腺垂体对TRH的反应性。T_3与T_4对腺垂体TSH分泌活动的负反馈作用，是一个经常持续的调节因素。

地方性甲状腺肿，主要是由于食物及饮水中缺碘，甲状腺激素的合成与分泌减少，对腺垂体的负反馈作用减弱，在TRH作用下腺垂体分泌TSH增加，TSH可以促进甲状腺腺泡细胞的增殖，使甲状腺代偿性增生和肿大。

（二）甲状腺自身调节

甲状腺通过自身调节来适应机体碘的供应变化。甲状腺自身调节是指在没有神经体液因素影响下，甲状腺根据碘供应的变化，调节腺体本身对碘摄取、T_3与T_4合成、释放的能力，称为甲状腺自身调节，它是一个有限度的缓慢调节系统。当碘的供应缺乏时，甲状腺抑制I^-的摄取，T_3、T_4合成和分泌减少。当碘的供应较多时（1mol/L），甲状腺加强I^-的摄取，即使TSH缺乏，甲状腺激素合成也会增多。

（三）自主神经系统对甲状腺活动的调节

甲状腺受交感神经和副交感神经双重支配，交感神经促使甲状腺激素合成与释放增加，副交感神经则使甲状腺激素合成与释放减少。

知识拓展

碘剂的应用

当血碘的浓度升高到10mol/L后，反而抑制碘的摄取和活化，T_3、T_4合成减少。这种过量碘抑制甲状腺合成的效应称为wolff-chaikoff效应。临床上常利用大剂量碘产生抗甲状腺效应，作为甲状腺手术前常规用药以及对甲状腺危象患者的抢救。Wolff-chaikoff效应是一个暂时的现象，当继续增加外源性碘的供应时（24~46小时后）则抗甲状腺效应消失，T_3、T_4合成再次增加，出现对高碘的适应。所以碘剂不能作为甲状腺功能亢进患者的常规用药。

PPT

第四节　肾上腺

肾上腺位于肾脏上极，由皮质和髓质组成。两者组织来源、结构与功能均不同，实际为两个独立的内分泌腺。

一、肾上腺皮质的内分泌

肾上腺皮质占肾上腺体积的80%~90%，肾上腺皮质由外向内层分为球状带、束状带和网状带。球状带细胞分泌盐皮质激素，主要为醛固酮。束状带细胞分泌糖皮质激素，主要以皮质醇为代表；网状带细胞分泌少量的性激素。这些激素都为甾体类激素，是以胆固醇为原材料进行合成的，在结构上有相似之处，生理功能方面也存在交叉。

实验发现，双侧肾上腺切除之后，动物很快在1~2周内死亡。如果及时补充肾上腺皮质激素则可以存活下来。说明肾上腺的盐皮质激素和糖皮质激素是维持生命所必需的激素。

（一）肾上腺皮质激素的作用

1. 糖皮质激素的作用

（1）对物质代谢的作用

1）对糖代谢：糖皮质激素以其强大的升糖效应而得名，主要通过两大方面来升高血糖。①抑制组织对糖的利用：糖皮质激素有抗胰岛素作用，降低外周组织细胞对胰岛素的反应性，减少外周组织细胞对葡萄糖的利用，使血糖升高。②加速糖异生：促进蛋白质分解，生成的大量氨基酸进入肝，同时还能提高肝内有关糖异生酶的活性，使氨基酸转变为糖。肾上腺皮质功能亢进者（如库欣综合征）或长期大量应用糖皮质激素治疗的患者，血糖明显升高，甚至出现肾上腺糖尿病。而肾上腺皮质功能低下者，如艾迪生病者，可出现低血糖。

2）对蛋白质代谢：糖皮质激素对蛋白质代谢总的影响表现为促进分解，抑制合成。主要促进肝外组织特别是肌组织蛋白质分解，使氨基酸在血中含量增加，增强糖异生。糖皮质激素过多的患者表现为皮肤菲薄、肌肉萎缩、骨质疏松、淋巴组织萎缩、生长缓慢停滞以及创口愈合延迟。

3）对脂肪代谢：糖皮质激素对脂肪代谢总的影响表现为促进分解。由脂肪分解而来的大量脂肪酸进入肝内氧化，增加糖异生。糖皮质激素分泌过多时，还可使体内脂肪重新分布，出现“向中性肥胖”，表现为：满月脸、水牛背、球状腹、四肢瘦，临床上又称为库欣综合征。不同部位脂肪对糖皮质激素的敏感性不同，因而分解程度不同。四肢部位脂肪对糖皮质激素敏感，分解氧化增强而脂肪减少；面、颈、肩、胸、腹、躯干部位脂肪对糖皮质激素不敏感，且对促进合成的激素——胰岛素敏感，故这些部位脂肪分解少而合成多。

4）水盐代谢：小剂量糖皮质激素有抑制抗利尿激素的分泌和增加肾小球的滤过率，促排水作用。可促进胞内水排出胞外，可用于“水中毒”的排水。大剂量糖皮质激素有弱的醛固酮作用，即促进远曲小管和集合管保Na^+、保水、排K^+作用。肾上腺功能低下时，抗利尿激素分泌过多，肾小球滤过率降低，水排泄障碍，可发生水中毒。

（2）在应激反应中的作用　当机体受到如创伤、感染、中毒、疼痛、缺氧、手术、麻醉、寒冷、恐惧等应激刺激时，血中ACTH、糖皮质激素及其他激素浓度（如生长素、催乳素、醛固酮、胰高血糖素、血管升压素、儿茶酚胺等）急剧升高，并产生一系列非特异性反应，这一现象称为应激反应。在应激反应状态下，体内ACTH及糖皮质激素等激素释放增多，可增强机体对伤害性刺激的耐受能力，减轻不良反应，帮助机体渡过难关。因此肾上腺皮质激素又被称为“保命激素”和“警觉激素”。

在应激反应（图11-4-1）中，机体分泌的糖皮质激素通过以下几点作用来提高机体的适应能力和抵抗能力：①减少缓激肽、前列腺素和蛋白水解酶等有害介质的产生和释放。②维持血糖水平的稳定，使脑和心脏对糖的利用得以保证，能增加心肌收缩力、升高血压等。③通过允许作用，维持血压。

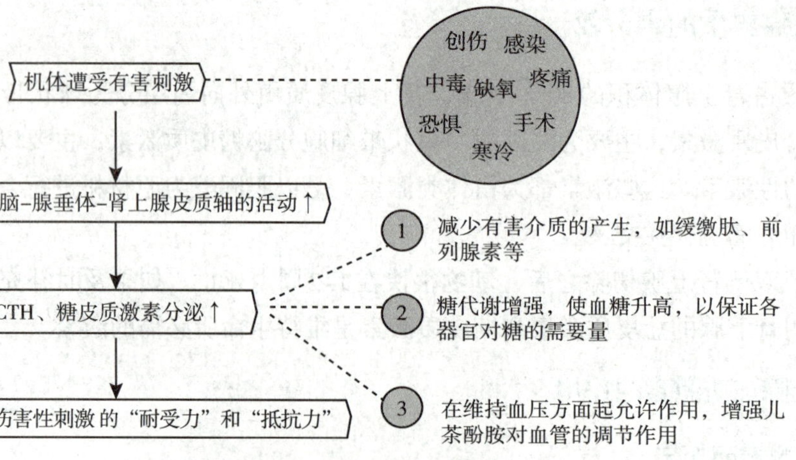

图11-4-1　应激反应示意图

肾上腺皮质功能不全时，应激反应大大降低，对有害刺激的抵抗力明显减弱，严重时危及生命。但是如遇到强烈持久的伤害性刺激，可引起机体过强的应激反应，对机体造成危害，严重时可导致各种应激性疾病。

（3）对其他系统的作用

1）对血液系统的作用：糖皮质激素对血细胞的影响总的表现为使血中红细胞、血小板、中性粒细胞增多；使淋巴细胞、嗜酸性粒细胞减少。①糖皮质激素能增强骨髓造血功能，使血中红细胞、血小板增多。糖皮质激素增多的患者，红细胞增多，加上皮肤菲薄，常有多血质的外貌。②动员附着于小血管壁边缘的中性粒细胞进入血液，以增加其在血液中的数量。③抑制胸腺与淋巴组织细胞有丝分裂和促进淋巴细胞的凋亡，使淋巴细胞DNA合成过程减弱，血中淋巴细胞减少。④糖皮质激素可促进肺和脾脏对淋巴细胞与嗜酸性粒细胞的破坏。糖皮质激素在临床上可以用于淋巴细胞性白血病。但是长期应用，可以导致机体的免疫能力低下，容易导致出现感染的扩散。

2）对心血管系统的作用：糖皮质激素通过允许作用提高血管壁平滑肌对儿茶酚胺的敏感性，加强血管的紧张性和收缩，有利于维持正常血压。其可降低毛细血管壁的通透性，减少血浆中的成分滤出，有利于维持血容量。糖皮质激素分泌不足时，血管紧张性降低，毛细血管扩张，通透性增大，导致循环血量减少，可出现低血压性休克。

3）对消化系统的作用：糖皮质激素可以促进胃酸和胃蛋白酶的分泌，所以长期大剂量应用糖皮质激素可诱发或加重溃疡病，因此，溃疡病患者应慎用糖皮质激素。

4）对神经系统的作用　糖皮质激素还可提高中枢神经系统的兴奋性。肾上腺皮质功能亢进的患者会出现注意力不集中、烦躁、失眠等表现。

2. 盐皮质激素的作用　盐皮质激素主要是醛固酮。醛固酮的靶器官包括肾脏、唾液腺、汗腺和肠道外分泌腺体等，对肾脏作用最为重要。其主要作用是增加肾脏远曲小管和集合管对钠的重吸收、促进钾的排泄，即“保钠、保水和排钾”，以调节机体的水盐代谢。另外，盐皮质激素也可通过允许作用调节血管平滑肌的收缩，作用比糖皮质激素更强。

（二）肾上腺皮质激素的分泌调节

1. 糖皮质激素的分泌调节　糖皮质激素的分泌包括“基础分泌”和应激状态下的“应激分泌”两种情况。基础分泌指机体日常活动的一般性分泌，通过负反馈来调节其分泌的多少；应激分泌指机体根据应激状况增加糖皮质激素的分泌量，通过正反馈来应对机体的应激反应。二者均受下丘脑-垂体-肾上腺皮质轴调节。

（1）下丘脑-腺垂体-肾上腺皮质轴的调节　下丘脑分泌的CRH能够促进腺垂体ACTH的合成与释放，分泌的ACTH进而促进糖皮质激素的分泌。下丘脑CRH受下丘脑视交叉上核生物钟的控制，呈昼夜节律性释放，早晨8点左右最高，随后逐渐降低，午夜最低，之后再逐渐升高。下丘脑的这种节律性释放，使得腺垂体ACTH和糖皮质激素的分泌也呈现相应的节律性。

腺垂体分泌的ACTH能够从结构和功能两方面促进糖皮质激素的合成和分泌。ACTH可刺激肾上腺细胞的分裂和增殖，进而促进肾上腺皮质组织增生；ACTH与肾上腺皮质细胞膜受体结合，可促进肾上腺皮质激素的合成和分泌。当切除动物的腺垂体后，血中的糖皮质激素浓度快速降低，24小时内肾上腺皮质就会出现萎缩。给动物及时补充ACTH后，糖皮质激素浓度快速回升，连续注射肾上腺皮质后出现增生。

（2）调节轴的负反馈调节作用　血液中糖皮质激素浓度升高，可反馈性地抑制下丘脑释放CRH及腺垂体合成与释放ACTH，这种反馈称长反馈。而ACTH水平升高可抑制CRH神经元活动，称为短反馈。CRH水平升高也可抑制CRH神经元自身活动，称为超短反馈。正是由于以上负反馈的存在，血中ACTH和糖皮质激素的浓度才能保持相对的稳定。

临床上长期大剂量应用糖皮质激素时，通过糖皮质激素的负反馈作用，可抑制下丘脑CRH神经元和腺垂体，使CRH与ACTH分泌长期减少，而致患者肾上腺皮质渐趋萎缩，分泌功能减退或停止。若突然停用糖皮质激素，则可出现患者本身肾上腺皮质功能不足，以致体内糖皮质激素突然减少而引起严重后果。因此，停药时要逐渐减量，治疗中最好间断补充ACTH以促进肾上腺皮质功能的恢复，防止其萎缩。

（3）应激性调节　即正反馈调节，在应激反应状态下，通过中枢神经系统使下丘脑CRH神经元分泌CRH增多，促使腺垂体分泌ACTH增加，大幅度提高血中糖皮质激素的浓度。高浓度的糖皮质激素又进一步促进CRH和ACTH的释放，有助于机体增强对伤害性刺激的抵抗力和耐受力。

2. 盐皮质激素分泌的调节　醛固酮的分泌主要受肾素-血管紧张素-醛固酮系统和血Na^+、血K^+浓度的调节。在应激反应时，ACTH可刺激醛固酮的分泌。

二、肾上腺髓质的内分泌

肾上腺髓质细胞又称嗜铬细胞，以酪氨酸为原材料，主要合成和分泌肾上腺素（AD）和去甲肾上腺素（NA），另外还有少量的多巴胺（DA）。正常情况下，肾上腺素和去甲肾上腺素的比例约为4∶1，血液当中的肾上腺素主要来自肾上腺髓质，去甲肾上腺素可来自肾上腺髓质和肾上腺素能神经纤维末梢。

（一）肾上腺素和去甲肾上腺素的生理作用

1. 调节物质代谢　肾上腺素和去甲肾上腺素生理作用相似，但也有不同之处，差异的关键在于靶组织细胞上的受体不同以及这两种激素与受体的结合能力不同。受体分为a受体和β受体，分布广泛，可影响代谢系统、血管系统、内脏平滑肌、神经系统等的活动。现列表比较如下（表11-4-1）。

表11-4-1　肾上腺素与去甲肾上腺素的主要生理作用

比较类别	肾上腺素	去甲肾上腺素
心率	加快	减慢
心输出量	增加	不定
冠状动脉血流量	增加	增加
皮肤小动脉	收缩	收缩
肌肉小动脉	舒张	收缩
血压	升高	明显升高
支气管平滑肌	舒张	稍舒张
子宫平滑肌	舒张	收缩
代谢	增强	稍增强

2. 参与应急反应　肾上腺髓质接受交感胆碱能神经节前纤维的支配。生理情况下，交感神经兴奋可以引起髓质激素的基础分泌。髓质激素产生的生理作用和交感神经兴奋时产生的效应类似，所以把交感神经与肾上腺髓质在结构和功能上这种密切的关系，称为交感-肾上腺髓质系统。在机体遇到紧急情况时，如恐惧、愤怒、焦虑、搏斗、运动、低血糖、低血压、寒冷等刺激，这个系统活动明显

增强，交感神经强烈兴奋，髓质激素大量分泌，可达基础水平的1000倍，此反应称为应急反应。此时中枢神经系统兴奋性高，机体处于警觉状态，反应极为机敏；心率加快，心输出量增加，血压升高，全身血量重新分配；呼吸加强；血糖升高，脂肪分解，葡萄糖、脂肪氧化增强，为机体提供更多能量需求。

实质上，应急反应和应激反应都是在受到伤害性刺激时，机体通过神经-体液调节活动，应对急剧变化的环境，实现机体的自我保护。一般而言，前者通过动员机体潜在能力，以提高机体对环境突变的应变能力；后者则是增强机体对伤害性刺激的耐受能力。

（二）肾上腺素和去甲肾上腺素的分泌调节

1. 交感神经 肾上腺髓质直接接受交感神经节前纤维的支配，交感神经系统兴奋时，节前纤维末梢释放乙酰胆碱，作用于髓质嗜铬细胞膜上的N_1受体，促进髓质激素的分泌。

2. 促肾上腺皮质激素 ACTH主要通过糖皮质激素促进髓质激素的合成，也可直接促进髓质激素的合成。

3. 自身反馈作用 肾上腺素和去甲肾上腺素可以通过负反馈来调控自身的合成和分泌。

第五节 胰 岛

PPT

胰岛是散在于胰腺外分泌细胞之间的内分泌细胞群的总称。人类的胰岛细胞分为四类，其中A细胞占胰岛细胞总数的25%，分泌胰高血糖素；B细胞占胰岛细胞总数的60%~70%，分泌胰岛素；D细胞占10%，分泌生长抑制素；PP细胞分泌胰多肽。

一、胰岛素

胰岛素是由51个氨基酸残基构成的小分子蛋白质，有A和B两条多肽。正常人空腹状态下血清胰岛素的浓度为35~145pmol/L。胰岛素的半衰期为5~8分钟，主要在肝脏内失活。

（一）胰岛素的生理作用

胰岛素是促进物质合成代谢，维持血糖浓度稳定的关键激素，对机体能源物质的储存及生长发育有重要意义。

1. 对糖代谢的作用 该作用主要是通过减少糖的来源和增加糖的去路实现的。具体表现：①促进肝糖原、肌糖原合成。②促进各种组织（特别是肝、肌肉和脂肪组织）对糖的利用。③抑制糖异生过程中关键酶的活性，减少糖的生成，降低血糖。如胰岛素分泌不足，最明显的表现是血糖升高，当血糖浓度超过肾糖阈值，就会出现尿糖。

2. 对脂肪代谢的作用 该作用主要表现在促进脂肪合成，抑制分解。促进肝脏合成脂肪酸并贮存，也能使脂肪细胞合成少量脂肪酸。促进葡萄糖进入脂肪细胞，合成脂肪酸与甘油三酯。同时还抑制脂解酶活性，转而抑制脂肪分解。胰岛素缺乏可导致脂肪分解增加，大量脂肪酸在肝内氧化生成酮体，可引起酮症酸中毒，严重时可导致昏迷。

3. 对蛋白质代谢的作用 该作用可促进蛋白质合成和贮存，抑制蛋白质的分解，阻止氨基酸转化成糖，抑制肝糖异生。因此胰岛素有利于机体生长，胰岛素缺乏时，体内的蛋白质合成减少，分解增强，不利于伤口愈合。

（二）胰岛素分泌的调节

1. 血糖浓度的调节作用　血糖浓度是调节胰岛素分泌的最重要因素。血糖升高，胰岛素分泌明显增加；血糖下降，胰岛素分泌减少。

2. 氨基酸和脂肪酸的作用　多种氨基酸都可刺激胰岛素的分泌，尤其是精氨酸和赖氨酸的作用最强。血中的脂肪酸增加时也可促进胰岛素的分泌。如果长时间高血糖、高血脂、高氨基酸可持续刺激胰岛，可导致B细胞功能衰竭。

3. 激素的调节作用　多种激素都可对胰岛素的分泌进行调节。胰高血糖素可通过对B细胞的直接作用与升高血糖的间接作用刺激胰岛素分泌；促胃液素、促胰液素、胆囊收缩素和抑胃肽等都有刺激胰岛素分泌的作用；生长素、糖皮质激素、黄体酮和雌激素也能促进胰岛素分泌。

4. 神经调节　胰岛B细胞受迷走和交感神经的双重支配。迷走神经可直接刺激胰岛素的分泌，也可通过刺激胃肠道激素的释放而间接促进胰岛素的分泌；交感神经抑制胰岛素的分泌。正常情况下，神经调节对胰岛素的分泌影响不大，主要维持胰岛B细胞对葡萄糖的敏感性。

二、胰高血糖素

胰高血糖素是由胰岛A细胞分泌的，其靶细胞主要为肝细胞。

（一）胰高血糖素的生理作用

胰高血糖素是一种促分解代谢的激素，主要作用为升高血糖，具有强烈促进肝糖原分解和糖异生，使血糖明显升高的作用。此外，其可促进脂肪和蛋白质的分解，为糖异生作用提供原料，同时还抑制脂肪和蛋白质的合成作用。

（二）胰高血糖素分泌的调节

1. 血糖浓度的调节作用　是最重要的调节因素。血糖降低，胰高血糖素分泌增加；血糖升高时，胰高血糖素分泌抑制。

2. 氨基酸和脂肪酸的作用　氨基酸是刺激胰岛素和胰高血糖素分泌的重要物质，口服蛋白质或氨基酸混合物后，胰岛素和胰高血糖素均升高。胰岛素分泌可使血糖下降；胰高血糖素分泌可防止血糖过低而导致低血糖，所以具有一定的生理意义。血中脂肪酸水平降低可促进胰高血糖素分泌增加。

3. 神经调节　迷走神经抑制胰高血糖素分泌，交感神经促进胰高血糖素分泌。

第六节　调节钙、磷代谢的激素

钙和磷是机体所必需的基本元素，且机体有很多功能活动都依赖钙、磷的参与。如血钙影响神经和肌肉的兴奋性、参与骨代谢、血液凝固等生命过程。磷是体内许多重要化合物的重要组成成分，并参与多种物质的代谢及酸碱平衡的调节。

钙、磷代谢主要受三种基础激素的调节，包括甲状旁腺激素（PTH）、降钙素（CT）、1，25-（OH）$_2$-

维生素D_3，它们通过调节靶器官、骨骼、肾脏、肠道的活动，来使血液中的钙、磷浓度维持在正常水平，以保证机体内环境的稳定。

一、甲状旁腺激素

甲状旁腺激素（PTH）由甲状旁腺主细胞合成和分泌，主要生理作用是升高血钙、降低血磷。

（一）甲状旁腺激素的生理作用

1. 对骨的作用 PTH通过作用于各种骨细胞，既促进骨形成，又促进骨吸收。

大剂量、持续性应用PTH后，破骨细胞数量增多，其活动增强，可加速骨基质溶解，升高血钙和血磷。此作用主要包括快速效应和延缓效应两个时相。快速效应在PTH作用数分钟内即出现，主要是加强骨细胞膜上钙泵的活动，使骨液中游离的Ca^{2+}入血。其意义是能够满足机体对钙的急需。延缓效应在12~14小时后出现，数天至数周后血钙达高峰，该作用缓慢，其意义是满足机体对钙的长期需要。

小剂量、间歇性应用PTH后，成骨细胞活动增强，促进骨形成。目前已有临床研究采用这种给药方法治疗女性骨质疏松，发现可使骨量显著增加、骨机械强度增强。

2. 对肾的作用 PTH可促进肾远曲小管和集合管对钙的重吸收，升高血钙；抑制近端和远端小管对磷的吸收，使血磷降低。同时还能激活肾脏的1α-羟化酶，促进1,25-（OH）$_2$-维生素D_3的生成，间接调节钙磷代谢。

（二）甲状旁腺激素的分泌调节

1. 血钙的调节 PTH的分泌主要受血钙浓度调节。血钙浓度稍有下降，即可刺激PTH的分泌；反之，血钙浓度升高时，通过负反馈使PTH分泌减少。长时间血钙降低，可使甲状旁腺增生；长时间血钙浓度过高，则可使甲状旁腺萎缩。

2. 其他因素的调节 血磷升高、降钙素的大量释放可使血钙降低，刺激PTH的分泌。

二、降钙素

降钙素（CT）由甲状腺腺泡旁细胞（即甲状腺C细胞）分泌。降钙素的生理作用主要是降低血钙和血磷。

（一）降钙素的生理作用

1. 对骨的作用 CT抑制破骨细胞的骨溶解作用，促进成骨细胞的活性，通过调节这两种细胞的作用，减少骨钙和骨磷的释放。

2. 对肾的作用 抑制肾小管对钙、磷的重吸收，钙磷排泄增加，血中钙、磷浓度下降。

（二）降钙素分泌的调节

降钙素的分泌主要受血钙浓度的调节。当血钙浓度升高时，降钙素分泌增加；反之，分泌减少。PTH与降钙素都对血钙浓度进行调节，调节血钙时有所侧重：①CT分泌较快，1小时之内可达高峰，而PTH分泌则需几个小时。②CT只对血钙水平产生短期调节，其作用很快被PTH作用掩盖，PTH对血钙浓度起着长期调节作用。

三、维生素D_3

体内的维生素D_3可来自动物性食物；也可来自皮肤的7-脱氢胆固醇，其在日光紫外线作用下生成维生素D_3。无活性的维生素D_3入肝后在25-羟化酶作用下，生成25-OH-维生素D_3，再经由肾产生的1α-羟化酶的作用，生成有活性的1，25-（OH）$_2$-维生素D_3。主要生理作用是升高血钙和血磷。

（一）1，25-（OH）$_2$-维生素D_3的生理作用

1. 对小肠的作用　促进小肠上皮黏膜细胞对钙和磷的吸收。
2. 对骨的作用　增加破骨细胞的数量，使血钙、血磷升高。
3. 对肾脏的作用　可促进肾小管对钙、磷的重吸收，减少排泄，使血钙、血磷升高。

（二）1，25-（OH）$_2$-维生素D_3的调节

主要受到血钙、血磷浓度的调节。血钙、血磷浓度减低，可使1α-羟化酶活性增高，促进有活性的1，25-（OH）$_2$-维生素D_3生成；反之，则减少其生成。

实训实练十三　肾上腺摘除动物的观察

【实训目的】

肾上腺分皮质、髓质两部分。皮质分泌的激素生理作用极为复杂，为维持机体生命所必需，并与水盐代谢和糖、蛋白质、脂肪代谢有关。因髓质功能类似交感神经的功能，切除动物肾上腺后，对机体影响较小，而皮质功能失调现象则迅速出现。

【实训用品】

外科手术器械一套、棉球、动物秤、大玻璃缸、秒表、乙醚、大鼠。

【实训步骤】

1. 肾上腺摘除对生命维持的影响

（1）选择雄性大鼠15~30只，分别记录体重，然后分为三组，每组5~10只。第一组动物保留肾上腺，做假手术对照。第二、三组则手术摘除双侧肾上腺。

（2）肾上腺摘除手术　用乙醚麻醉动物，取俯卧位，背部剪毛，在胸椎交界处，沿背部正中线切开皮肤约3cm，使动物先向右侧卧倒，用小剪刀轻轻沿左侧最后一根肋骨与脊柱之交点分离肌肉（注意避开该处附近的小动脉和静脉），随即用右手持大镊子撑开创口，左手持小弯镊子，将位于肾脏上面有脂肪组织包裹的粉黄色、绿豆大小的肾上腺提出至伤口处，用右手持小弯钳分离，并在肾上腺下面将通至肾上腺的血管紧紧夹住，用线结扎，然后用小剪刀将肾上腺剪下。右侧肾上腺位置较高，使动物向左侧卧倒，用同样方法取出右侧肾上腺，随后缝合背部皮肤。

（3）术后第一、二组动物给清水作饮料。第三组动物则以盐水（10%NaCl）作饮料，并在同样环境下饲养。

（4）观察比较三组动物在一周之内体重变化、死亡率和食欲的差别。同时将三组动物术前和术后的体重的变化及动物死亡率填于下表（实训实练表13-1）。

实训实练表13-1 肾上腺摘除对生命维持的影响

体重 \ 组别	对照组		去肾上腺+清水		去肾上腺+盐水	
	术前	术后6日	术前	术后6日	术前	术后6日
1						
2						
3						
4						
5						
6						
平均体重（g）						
死亡率						

注：如果动物在6日内死亡，那么“术后6日”格内注明死亡日期

2. 去肾上腺后动物运动功能及应激功能的改变

（1）将体重和性别相同的大鼠分为两组，每组6只，其中一组动物保留肾上腺作为对照，一组切除肾上腺作为实验组，术后在同样条件下饲养，注意环境温度须保持在20℃左右，食物、水分供应必须充足（去肾上腺动物供应盐水饮料），小心护理以防死亡。于试验前两日将盐水饮料改为清水饮料，两组动物均停止供食。

（2）实验时，将两组动物各取3只同时置于水温在4℃以下的大玻璃缸内，大鼠即在水中游泳，开始计时，观察哪组动物先溺水下沉。当有一组全部溺水下沉时，记录时间，然后将动物同时从水中取出，观察溺水动物的恢复情况。自两组另取几只动物，比较两组动物的姿势、活动情况、肌肉紧张度的改变。观察结果并填表（实训实练表13-2）。

实训实练表13-2 肾上腺摘除对运动与应激功能的改变

组别	姿势	活动情况	肌肉紧张度	全组动物溺水下沉时间	溺水动物恢复情况
1					
2					

【注意事项】

1. 掌握麻醉深度，过浅则将乙醚棉球接近大鼠口鼻，过深则移远。
2. 仔细找准手术部位；避免切口过长、内脏移位、出血较多等过度损伤。

目标检测

答案解析

一、单项选择题

1. 在激素作用机制中起第二信使作用的是（　　）

A. AMP　　B. ADP　　C. ATP　　D. cAMP　　E. AC酶

2. 下列关于激素的叙述，错误的是（　）
A. 激素是由体内的各种腺体分泌的高效能生物活性物质
B. 多数激素经血液循环运送至远距离的靶细胞发挥作用
C. 某些激素可通过组织液扩散至邻近细胞发挥作用
D. 神经细胞分泌的激素可经垂体门脉流向腺垂体发挥作用
E. 激素在局部扩散后，可返回作用于自身而发挥反馈作用

3. 激素作用的一般特征是（　）
A. 由内分泌细胞粗面内质网合成　B. 以cAMP为第二信使
C. 受体位于靶细胞膜上　D. 对靶细胞有严格特异性
E. 有高效能的生物放大作用

4. 关于激素信息传递作用的叙述，错误的是（　）
A. 不能添加成分　B. 不能提供能量
C. 不仅仅起“信使”的作用　D. 能减弱体内原有的生理生化过程
E. 能加强体内原有的生理生化过程

5. 下列腺垂体分泌的激素中不属于“促激素”的是（　）
A. 促甲状腺激素　B. 促黑激素　C. 促卵泡激素
D. 促肾上腺皮质激素　E. 黄体生成素

6. 下列哪个激素不是腺垂体分泌的（　）
A. 促甲状腺激素　B. 黄体生成素　C. 抗利尿激素
D. 催乳素　E. 促肾上腺皮质激素

7. 对脑和长骨的发育最为重要的激素是（　）
A. 生长素　B. 性激素　C. 甲状腺激素
D. 促甲状腺激素　E. 1,25-二羟维生素D_3

8. 当甲状腺功能亢进时（　）
A. 蛋白质合成增加，出现负氮平衡　B. 蛋白质合成减少，出现正氮平衡
C. 蛋白质分解增加，出现负氮平衡　D. 蛋白质分解减少，出现正氮平衡
E. 蛋白质代谢无明显变化

9. 在甲状腺激素合成过程中起关键作用的酶是（　）
A. 过氧化酶　B. 脱碘酶　C. 磷酸化酶
D. 蛋白水解酶　E. 氨基化酶

10. 关于应激反应的叙述，错误的是（　）
A. 缺氧、创伤、精神紧张等有害刺激时出现
B. 有多种激素参与
C. 是一种非特异性反应
D. 血中ACTH、糖皮质激素浓度升高
E. 血中肾上腺素、去甲肾上腺素浓度升高

11. 血液中降钙素主要由哪种细胞产生（　）
A. 胰岛A细胞　B. 胰岛B细胞　C. 甲状腺C细胞
D. 甲状旁腺细胞　E. 小肠上部K细胞

12. 糖皮质激素对代谢的作用是（　）
A. 促进葡萄糖的利用，促进肌肉组织蛋白质分解
B. 促进葡萄糖的利用，抑制肌肉组织蛋白质分解
C. 促进葡萄糖的利用，促进肌肉组织蛋白质合成
D. 抑制葡萄糖的利用，抑制肌肉组织蛋白质分解
E. 抑制葡萄糖的利用，促进肌肉组织蛋白质分解

13. 刺激胰岛素分泌最主要的因素是（　）
A. 胃泌素释放　B. 迷走神经兴奋　C. 血糖浓度升高
D. 血氨基酸浓度升高　E. 胰高血糖素释放

14. 糖皮质激素本身没有缩血管效应，但能加强去甲肾上腺素的缩血管作用，这称为（　）
A. 协同作用　B. 致敏作用　C. 增强作用
D. 允许作用　E. 辅助作用

二、简答题

1. 简述生长激素的生理作用。
2. 简述甲状腺激素的生理作用。
3. 饮食长期缺碘为什么会导致甲状腺肿大？
4. 糖皮质激素的主要生理作用有哪些？
5. 简述糖皮质激素分泌的调节，并说明长期使用糖皮质激素的患者为何不能骤然停药？

（陈　文）

书网融合……

知识回顾　微课1　微课2　微课3　微课4

微课5　习题

第十二章 生 殖

PPT

学习目标

知识要求：

1. 掌握睾丸的功能及其调节。
2. 熟悉卵巢的功能。
3. 了解月经周期的概念和形成机制。

技能要求：

1. 学会比较雌激素和孕激素的生理作用。
2. 可以计算排卵时间，列举避孕措施。

岗位情景模拟 11

患者王某，女，26岁。平素月经规律，周期在30天左右。目前停经50天，3天前晨起出现恶心、呕吐，近2日食欲欠佳。妇检：阴道黏膜及宫颈阴道部分呈紫蓝色，子宫稍增大、质软，宫体与宫颈似不相连。

问题与思考

1. 该患者最可能的诊断是什么？
2. 哪些辅助检查可协助诊断？

答案解析

生物体生长发育到一定阶段后，能够产生与自己相似的子代个体，这种生理过程称为生殖（reproduction）。生殖是生物体繁衍、种系延续、物种进化的重要生命活动。生殖的方式分为无性繁殖和有性繁殖两个大类，在进化中趋于原始的生物采用的是无性繁殖，人类的生殖是通过男女两性生殖器官的共同活动来实现的有性繁殖，这个生理过程包括两性生殖细胞（精子与卵子）的形成与发育、交配与受精、受精卵的着床与胚胎发育、分娩和哺乳等重要环节。

第一节 男性生殖

男性的主性器官是睾丸，附性器官有附睾、输精管、精囊腺、前列腺、尿道球腺、阴茎和阴囊等。睾丸的主要生理功能是产生精子和分泌男性激素，附属腺体和输精管使精子成熟、储存、运输和排放。

一、睾丸的功能

睾丸由曲细精管与间质细胞组成，具有生成精子和内分泌的双重功能。

（一）睾丸的生精功能

曲细精管又称为生精小管，由生精细胞和支持细胞构成，是精子生成和发育的场所。生精是指精原细胞发育为成熟精子的过程。原始的生精细胞为精原细胞，紧贴于曲细精管的基膜上。从青春期开始，精原细胞开始分裂分化，依次经过初级精母细胞、次级精母细胞、精子细胞等阶段，最后形成精子。此阶段重要的过程是完成精母细胞的减数分裂，减数分裂的结果是形成染色体减半的精子细胞。单个精原细胞经过有丝分裂和减数分裂产生64个精子，成熟男性每天产生的精子约1亿个。

各级生精细胞随着发育过程，由曲细精管基部逐步向管腔移动，最后精子进入管腔。曲细精管内的精子本身没有运动能力，需要靠小管外周肌样细胞的收缩和管腔液的移动运送至附睾内。精子在附睾内进一步成熟，并获得运动能力。附睾内可贮存少量的精子，大量的精子则贮存于输精管壶腹部。性活动时，通过输精管的蠕动把精子运送至尿道，与附睾、精囊腺、前列腺和尿道球腺的分泌物混合形成精液，在性高潮时射出体外。正常男子每次射出精液3~6mL，每毫升精液中约含2000万到4亿个精子。每毫升精液中少于2000万个精子则不易使卵子受精，吸烟、酗酒、接触放射性物质等会导致精子活力降低、畸形率增加，甚至少精或无精。

生精过程需要复杂的微环境，各种支持细胞分泌蛋白质、乳酸和丙酮酸盐等多种活性物质，为各级生精细胞提供营养并起支持与保护作用，为精子的分化发育提供特殊的“微环境”。支持细胞形成的血–睾屏障，限制血液中的大分子物质尤其是免疫活性物质进入曲细精管，确保微环境稳定，有利于精子的形成；同时防止生精细胞的抗原物质进入血液循环而引起免疫反应。

精子生成及成熟还需要适宜的环境温度，阴囊内温度较腹腔内温度低2℃左右，最适合精子在睾丸中的生成和在附睾中的储存和进一步成熟。隐睾症患者由于某种原因导致睾丸未降入阴囊而停留在腹腔内或腹股沟管内。腹腔内或者腹股沟的环境尤其是温度因素阻碍的睾丸的生长发育和生精功能，是造成隐睾症患者不育的主要原因。

（二）睾丸的内分泌功能

睾丸分泌的激素有两种：一种是睾丸间质细胞分泌的雄激素（androgen），另一种是曲细精管上皮支持细胞分泌的抑制素（inhibin）。

1. 雄激素　雄激素是男性的性激素，包括脱氢表雄酮、雄烯二酮和睾酮。其中最主要成分为睾酮（testosterone，T）。正常成年男性血浆总睾酮（包括结合和游离睾酮）浓度为10.4~34.7nmol/L。在不同年龄阶段，血中睾酮水平明显不同。50岁后随年龄的增长，睾酮的分泌量逐渐减少，但约70岁后才明显降低，80岁时仍可达到峰值的20%~50%。男性睾酮分泌的年龄特点决定了男性生殖的年龄区间较长。血浆中的睾酮绝大部分与血浆蛋白结合，只有约2%睾酮是游离的。结合状态和游离状态可以进行转换，只有游离的睾酮才有生物活性。睾酮主要在肝被灭活，代谢产物大部分经肾脏排泄。

睾酮的主要生理作用如下。

（1）对胚胎分化的影响　雄激素可诱导含有Y染色体的胚胎向男性分化，促进男性内、外生殖器官的发育。

（2）促进男性附性器官的生长发育　睾酮能刺激阴茎生长并逐渐增强勃起功能，使阴囊增大、前列腺和精囊腺生长并分泌液体，并维持其成熟状态。

（3）促进男性第二性征发育并维持其正常状态　进入青春期后，男性和女性所出现的一系列与性别有关的身体特征，称为第二性征（secondary sex characteristics）。男性主要表现有胡须生长、出现阴毛和腋毛并呈男性典型分布，骨骼粗壮、肌肉发达、喉头突出、音调低沉等，睾酮分泌减少将导致男性第二性征淡化或消失。

（4）维持男性生殖功能、生精功能　睾酮自间质细胞分泌后，进入曲细精管并转变为双氢睾酮，与生精细胞的雄激素受体结合，促进和维持生精过程；维持性欲功能，临床观察表明，睾丸功能低下患者血中雄激素水平降低，常出现阳痿和性欲低下，用雄激素治疗后则可以恢复。

（5）对代谢的影响　①促进蛋白质合成：主要刺激肌肉和生殖器官的蛋白质合成，同时还能促进骨骼生长与钙、磷沉积，使青春期男性身体快速生长，出现加速发育期。②促进红细胞生成：睾酮可以直接作用于骨髓，使骨髓造血功能增强，使男性外周血液中红细胞平均值高于女性。

二、睾丸功能的调节

睾丸活动是经常性的，没有明显的周期性变化，其活动直接受腺垂体分泌的卵泡刺激素（FSH）和黄体生成素（LH）的调节，这两种激素的分泌又受下丘脑分泌的促性腺激素释放激素（GnRH）的控制。

1. 腺垂体对睾丸活动的调节　腺垂体合成和分泌FSH和LH。FSH主要作用于生精小管内的生精细胞和支持细胞，促进精子的生成。FSH通过促进支持细胞产生雄激素结合蛋白，可使生精小管中的雄激素浓度升高。LH主要作用于间质细胞，促进其发育及分泌睾酮，因此LH间接影响精子生成。

2. 睾丸激素对下丘脑和腺垂体的反馈作用　睾酮对下丘脑分泌GnRH有抑制作用，继而抑制腺垂体分泌LH及FSH，而LH降低又使睾丸分泌睾酮减少。一旦睾酮分泌过多，这一负反馈机制便自动启动，使睾酮分泌恢复到正常水平。相反，睾酮分泌减少时，下丘脑分泌GnRH增加，腺垂体分泌LH及FSH也相应增加，使睾丸分泌睾酮增加。

3. 睾酮对腺垂体也有弱的负反馈作用　主要是抑制LH的分泌。生精小管支持细胞分泌的抑制素对腺垂体分泌FSH有强力的抑制作用，对下丘脑分泌的GnRH有轻度的抑制作用。

下丘脑、腺垂体和睾丸三者在功能上有密切联系，组成下丘脑-腺垂体-睾丸轴。来自内、外环境的刺激（如精神因素、饮食因素、环境温度等），可通过中枢神经系统影响下丘脑-腺垂体的分泌，从而可刺激或抑制睾丸的功能。

第二节　女性生殖

女性生殖包括卵巢的功能及妊娠、分娩等生理过程。卵巢是女性生殖系统的中心，具有产生卵子并排卵的生殖功能和分泌类固醇激素的内分泌功能。输卵管、子宫、阴道随着卵巢的周期性变化而发生，在精子与卵子结合中发挥重要作用。

一、卵巢的功能

卵巢随女性青春期的开始而体积增大，功能逐渐完善，卵泡是卵巢的基本结构和功能单位，卵巢具有产生卵子和内分泌两方面的功能。

（一）卵巢的生卵作用及其周期变化

卵巢的发育有明显的年龄变化。女性一生的卵细胞储备始于胎儿期，约20周达高峰（约700万个），出生时约200万个，月经初潮时为30万~40万个，一生排出400~500个成熟卵子，更年期时仅存几百个。在下丘脑-腺垂体-卵巢轴的控制下，女性从青春期起即开始有生卵功能。在一个月经周期中有15~20个原始卵泡同时开始生长发育，但通常只有1个优势卵泡发育成熟并排卵。其他卵泡均先后退化并形成闭锁卵泡。成熟卵泡在LH分泌高峰的作用下，向卵巢表面移动，卵泡壁破裂，出现排卵孔，卵细胞与透明带、放射冠及卵泡液排出，此过程称为排卵（ovulation）。排出的卵子随即被输卵管伞摄取，并送入输卵管中。排卵后的卵泡发育成为黄体，黄体退化转变成白体。卵巢这种在形态和功能上发生周期性变化的过程称为卵巢周期（ovarian cycle）。卵巢周期一般分为三个阶段，即卵泡期、排卵期和黄体期。

1. 卵泡期　相当于月经周期的第1~13天，是卵泡发育并成熟的阶段。在卵泡期开始时，血中雌激素和孕激素浓度很低，对腺垂体分泌FSH和LH的负反馈作用很弱，血中FSH和LH水平逐步升高。在FSH的作用下，引起一些原始卵泡生长发育，经初级卵泡发育为次级卵泡。随着卵泡的生长，卵泡细胞分泌的雌激素也明显增加，血中雌激素水平升高。到卵泡期后期，其中一个卵泡（优势卵泡）比其他卵泡生长更快，因此分泌更多的雌激素，使优势卵泡局部的雌激素浓度较高，从而使卵泡细胞膜上的FSH受体数量大量增加，对FSH的作用更敏感，进一步加速卵泡的生长及分泌更多的雌激素。当雌激素分泌达到一定水平时，它与卵泡细胞分泌的抑制素一起对下丘脑和腺垂体产生负反馈作用，抑制FSH的分泌，因而使那些生长较慢的卵泡停止生长，最后变成闭锁卵泡而消失。

2. 排卵期　约从月经周期的第10天起，优势卵泡分泌的雌激素迅速增加，至第12天左右，血中雌激素水平急速升高，形成一个雌激素高峰，正反馈于腺垂体，使其分泌大量的LH（增加6~12倍），因而在雌激素高峰后形成LH高峰，同时出现一个较小的FSH高峰（增加2~3倍）（图12-2-1）。在LH和FSH的作用下，卵泡迅速胀大，并在LH的作用下，卵泡细胞转变为分泌较多的孕激素和较少的雌激素。因此，在排卵前一天雌激素分泌开始减少，并开始分泌少量孕激素。在LH高峰出现后的18小时，相当于月经周期的第14天，触发排卵。排卵是一个多因素控制的过程：LH在孕激素的配合下，一方面使卵泡壁释放蛋白溶解酶，使卵泡壁溶化变薄，整个卵泡膨大；另一方面，新血管长入卵泡壁，卵泡组织分泌前列腺素（prostaglandin，PG），PG引起血管扩张，血浆渗出，卵泡进一步膨大，最终导致卵泡破裂而排卵。

3. 黄体期　排卵后在LH的作用下，塌陷卵泡转化成黄体。早期的黄体分泌功能低下，加之血中雌激素水平降低，导致对LH的正反馈作用消除，终止了LH高峰。之后在LH的作用下黄体分泌大量的孕激素和少量的雌激素，血中这两种激素的浓度升高，形成孕激素高峰和第二个雌激素高峰。黄体分泌的孕激素和雌激素对腺垂体分泌FSH和LH产生负反馈作用，血中FSH和LH浓度降低，从而又导致黄体退化。到黄体期的第12天，也就是月经前2天，黄体转变为白体而消失。血中雌激素和孕激素水平显著下降，消除了对腺垂体的负反馈作用，腺垂体分泌的FSH和LH又开始增加，发动新的卵泡生长，开始下一个卵巢周期。若卵子受精成功，胚胎分泌人绒毛膜促性腺激素（human chorionic gonadotropin，hCG）使黄体继续发育为妊娠黄体，一直持续到妊娠3~4个月后，自动退化为白体。

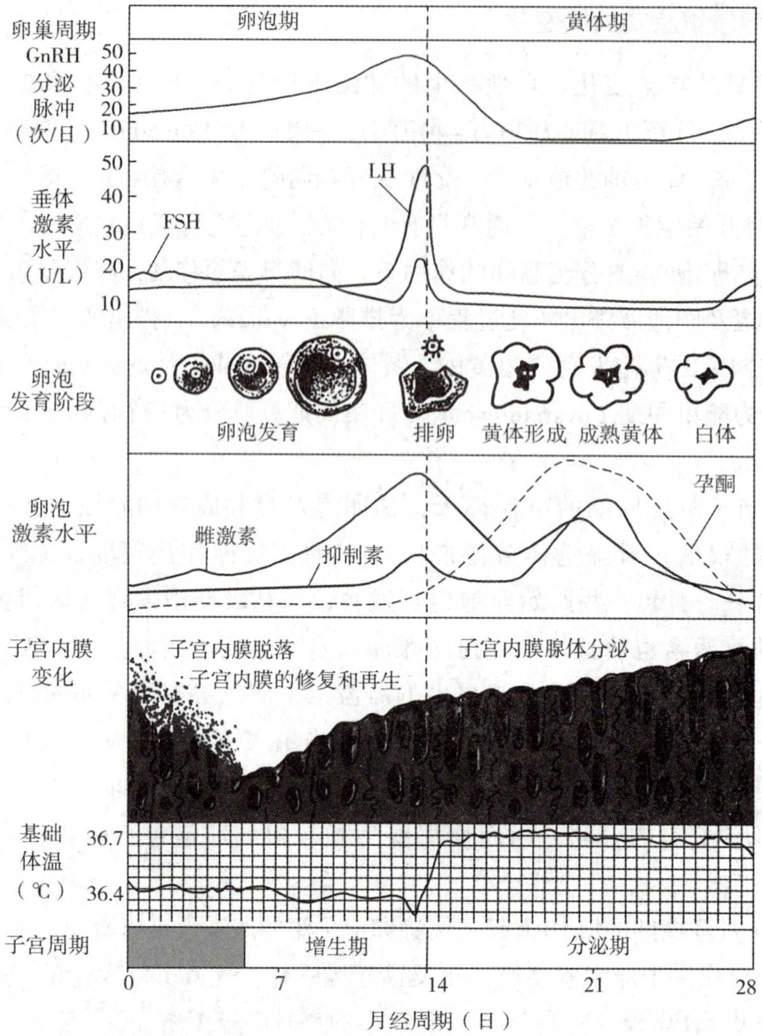

图 12-2-1　月经周期的形成机制及卵巢和子宫内膜的变化示意图

（二）卵巢的内分泌功能

卵巢是女性一个重要的内分泌腺，分泌的激素主要是雌激素（estrogen，E）和孕激素（progestogen，P），还分泌少量的雄激素等。卵泡期主要由颗粒细胞和内膜细胞分泌雌激素，而黄体期则由黄体细胞分泌雌激素和孕激素。

1. 雌激素　卵巢合成的雌激素有雌二醇（estradiol，E_2）、雌酮（estrone，E_1）及雌三醇（estriol，E_3）三种。其中以E_2的分泌量最大，活性最强。

雌激素主要的作用是促进和维持女性生殖器官和副性征的发育。此外，雌激素对代谢也有明显的影响。

（1）促进女性生殖器官的发育　雌激素可协同FSH促进卵泡发育，诱导排卵前LH峰值的出现而引发排卵，是卵泡发育、成熟、排卵不可缺少的调节因素。雌激素也能促进子宫发育，使子宫内膜发生增生期的变化，使子宫颈分泌大量清亮、稀薄的黏液，促进输卵管上皮细胞增生，促进输卵管蠕动，有利于精子与卵子的运行。另外，雌激素可使阴道上皮细胞增生、角化、糖原含量增加，糖原分解使阴道呈酸性，增强阴道抗菌能力。

（2）促进乳腺和副性征的发育　雌激素可促进乳房的发育，促进乳腺导管和结缔组织增生，可使脂肪沉积于乳腺、臀部等部位，产生乳晕；毛发呈女性化分布，音调变高，出现并维持女性第二性征。

（3）对代谢的作用　①骨骼：雌激素增强成骨细胞活动，促进钙磷沉积于骨，因此进入青春期的女孩身高得到迅速的增长。但雌激素又引起骨骺与长骨干过早融合，这一作用要比男性雄激素的类似作用强，因此女性比男性要提前几年停止生长。青春期出现较早的女孩，由于雌激素刺激骨骺较早闭合，长骨较早停止生长，故成年后其身高一般较矮。雌激素可抑制骨溶解（破坏），绝经期后卵巢雌激素分泌明显减少，因此容易造成骨质疏松和骨折。②水盐代谢：雌激素可使血中肾素和血管紧张素Ⅱ水平升高，引起醛固酮分泌增加，从而促进肾小管对水、钠的重吸收，引起水、钠轻度潴留。妊娠时胎盘分泌大量雌激素，可引起明显水、钠潴留。③脂肪代谢：雌激素可增加血中高密度脂蛋白而降低低密度脂蛋白含量，降低血浆胆固醇含量。生育年龄女性比绝经后的女性和男性冠心病的发病率低与此有关。④蛋白质代谢：雌激素有轻度的增加体内蛋白质合成的作用，还可刺激肝细胞合成纤维蛋白原及甲状腺结合球蛋白。

2. 孕激素　卵巢黄体细胞分泌的孕激素以黄体酮（progesterone，P）的作用最强。孕激素的主要作用是使子宫内膜和子宫肌为受精卵着床做准备，并维持妊娠。由于黄体酮受体含量受雌激素调节，因此黄体酮的作用大都必须在雌激素作用的基础上才能发挥。

（1）对子宫的作用　孕激素使子宫内膜在雌激素作用下增生的基础上进一步增厚，并发生分泌期的变化，有利于胚泡的生存和着床；使子宫平滑肌细胞兴奋性降低，对催产素的敏感性下降，防止子宫收缩，保持胚胎生长的环境；使子宫颈黏液分泌减少、变稠，导致子宫口栓塞，阻止精子穿透。还可抑制母体的免疫排斥反应，避免胚胎排出子宫。如果孕激素缺乏，有可能发生早期流产。

（2）对乳腺的作用　在雌激素作用的基础上，孕激素主要促进乳腺腺泡发育，为分娩后泌乳功能做好准备。

（3）产热作用　女性基础体温在排卵前先出现短暂降低，而在排卵后升高0.5℃左右，并在黄体期一直维持在此水平上，临床上常将这一基础体温的双相变化，作为判定排卵的标志之一。妇女在绝经或卵巢摘除后，这种双相的体温变化消失，如果注射黄体酮则可引起基础体温升高，因此认为基础体温的升高与黄体酮有关。

3. 雄激素　女性分泌的雄激素比男性分泌的少得多。适量的雄激素有刺激阴毛及腋毛生长、维持性欲的作用。雄激素过早出现会造成女性生殖器官的发育异常。若女子雄激素分泌过多，可引起男性化与女子多毛症。（图12-2-2）

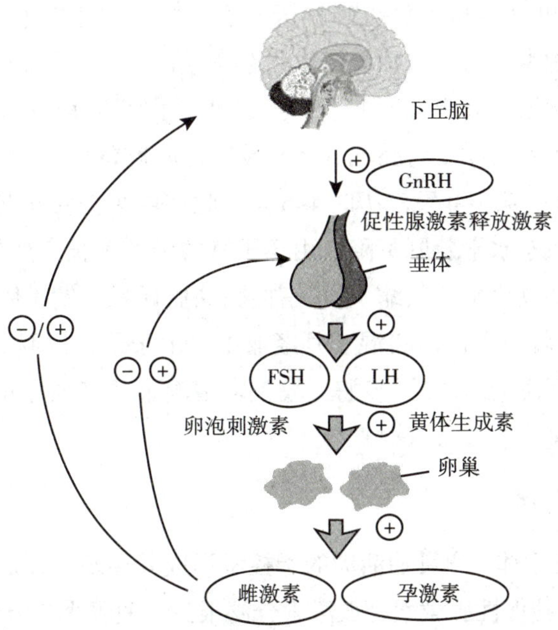

图12-2-2　下丘脑-腺垂体-卵巢轴的调节

二、卵巢功能的调节

在下丘脑GnRH的控制下，腺垂体分泌FSH和LH，两者作用于卵巢，促进卵泡发育、成熟卵泡排卵、黄体形成及合成雌激素和孕激素，同时卵巢分泌的雌激素和孕激素对下丘脑-腺垂体的活动也有反馈性调节作用。卵巢的周期性活动受下丘脑-腺垂体的调节，三者在功能上密切联系，形成了下丘脑-腺垂体-卵巢轴。

三、月经周期

（一）月经周期的概念

女性从青春期开始至更年期（除妊娠和哺乳期外），伴随卵巢的周期性变化，子宫内膜也出现周期性变化，即子宫内膜功能层出现周期性的剥脱出血、修复、增生的过程。正常女性在生育期子宫内膜发生周期性脱落出血，血液经阴道流出体外，称为月经。从上一次月经来潮的第一天开始到下次月经来潮的第一天为止所经历的时间，称为月经周期。

月经周期的长短因人而异，平均为28天，波动范围为20~40天，但每个女性的月经周期相对稳定。我国女性通常12~15岁开始来第一次月经，称为初潮。初潮后的一段时间内，月经周期可能不规律，约一年时间逐渐规律起来；到45~55岁月经不再来潮，称绝经。一般情况下，女性在18岁后月经尚未来潮，或绝经后月经又再次来潮，都应考虑生殖器官的病变，应尽早进行诊治。

（二）月经周期中子宫内膜的变化

在月经周期中，子宫内膜会发生一系列形态和功能方面的变化。根据子宫内膜的变化，将月经周期分为月经期、增生期、分泌期。

1. 增生期　为月经周期的第5~14天，历时10天左右。此期内卵巢进入卵泡期，由于卵泡发育与成熟，不断分泌雌激素，在雌激素作用下，使月经后的子宫内膜修复，显著增生变厚，血管增长，腺体增生、增多和弯曲，但腺体不分泌。

2. 分泌期　为月经周期的15~28天，历时14天左右。此期内卵巢进入黄体期，由于成熟卵泡排卵后形成黄体，一方面分泌雌激素，另一方面分泌大量孕激素。在孕激素和雌激素的共同作用下，子宫内膜进一步增生变厚，螺旋动脉增长并更加弯曲、扩张充血，子宫腺体进一步变长、弯曲、腺腔扩大，腺腔内充满含糖原等营养物的黏稠液体。为胚泡着床和发育做好准备。

3. 月经期　为月经周期的第1~4天，历时4~5天。此期卵巢内黄体退化形成白体，丧失内分泌功能，因而血液中雌激素和孕激素水平急剧下降。由于子宫内膜的生长突然失去了雌激素和孕激素的支持作用，功能层的螺旋小动脉持续痉挛（收缩），子宫内膜缺血坏死，发生脱落和出血现象，即月经来潮。月经出血量为50~100mL，剥落的子宫内膜混于月经血中。由于子宫内膜组织中含有丰富的纤溶酶原激活物，使月经血中的纤溶酶原被激活成纤溶酶，故正常情况下月经血中的纤维蛋白会被纤溶酶降解液化，不发生血液凝固。

（三）月经周期的形成机制

月经周期是在下丘脑-腺垂体-卵巢轴活动的调控下形成并逐渐规律起来的。

1. 青春期前　由于下丘脑促性腺激素释放激素分泌很少，使腺垂体分泌卵泡刺激素和黄体生成素很少，原始卵泡保持休眠状态，血中雌激素和孕激素极少，子宫内膜不会发生周期性变化，故无月经来潮。

2. 青春期后 随着青春期的到来，下丘脑促性腺激素释放激素分泌增多，使腺垂体分泌卵泡刺激素和黄体生成素增加，原始卵泡开始周期性发育，雌激素和孕激素也周期性分泌，导致子宫内膜发生周期性变化，形成月经周期。

（1）增生期的形成 受卵泡刺激素和黄体生成素的影响，卵泡生长发育并分泌雌激素，在血中出现雌激素分泌的第一次高峰，引起子宫内膜呈现增生期的变化。在增生期末，血液中雌激素浓度达到最高水平，通过正反馈作用使卵泡刺激素分泌进一步增加，特别是黄体生成素剧增，在高浓度的黄体生成素的作用下，已发育成熟的卵泡破溃排卵。

（2）分泌期的形成 卵泡排卵后，在黄体生成素的作用下，卵泡壁塌陷形成黄体，继续分泌雌激素和大量孕激素，孕激素在血中形成高峰，雌激素也在血中形成第二次分泌高峰。两种激素共同作用，使子宫内膜发生分泌期的变化。到排卵后8~10天，这两种激素在血中的浓度达高水平。

（3）月经期的形成 排卵后8~10天，血中的雌激素和孕激素浓度达高水平，通过负反馈作用，使促性腺激素释放激素、卵泡刺激素和黄体生成素分泌减少。由于黄体生成素的减少，黄体开始退化、萎缩、转化为白体，从而丧失内分泌功能，致使血中雌激素和孕激素水平急剧下降，对分泌期子宫内膜的支持作用减弱，子宫内膜破溃出血，形成月经期。

随着血液中雌激素和孕激素浓度的降低，对下丘脑、腺垂体的负反馈作用解除，下丘脑、腺垂体活动又重新变得活跃，刺激卵巢使卵泡发生新一次的周期性变化，带动新的月经周期形成。

3. 绝经期后 在经历30~40年的生育期后，女性到50岁左右时，卵巢中闭锁卵泡增多，原始卵泡减少、功能衰退，对促性腺激素的反应性下降，卵泡发育停止，雌激素分泌急剧减少，不能刺激子宫内膜发生增生变化，月经停止，进入绝经期。

由此可见，子宫内膜的周期性变化是由卵巢分泌的激素引起的，其中增生期的变化是雌激素的作用所致，分泌期的变化是雌激素和孕激素共同作用的结果，尤以孕激素作用明显，月经的出现是子宫内膜突然失去雌激素和孕激素支持的结果。卵巢的周期性变化，则是在大脑皮层控制下由于下丘脑－腺垂体调节的结果。因此，内外环境变化的刺激可通过大脑皮层作用于下丘脑－腺垂体－卵巢轴的功能活动而影响月经周期，如强烈的精神刺激，过度的精神紧张、生活环境变化和体内其他系统的严重疾病等因素，均可引起月经失调。

四、妊娠

妊娠（pregnancy）是新个体产生的过程，包括受精、着床、妊娠的维持、胎儿的生长发育以及分娩等过程。人类的妊娠全过程平均约38周，是一个非常复杂、变化极其协调的生理过程。

1. 受精 精子与卵子在输卵管壶腹部相遇，精子穿入卵子融合形成受精卵的过程称为受精（fertilization）。每一个精子和卵子各含23条染色体，受精卵则含有23对染色体，具有父母双方的遗传信息。

（1）精子运行 射入阴道的精子进入输卵管与卵子相遇的过程比较复杂。通常射精时进入阴道的精子可达（2~5）$\times 10^8$个，但在经过女性生殖道的几个屏障后，只有极少数活动力强的精子（不足200个）能到达受精部位，而其中一般只有一个精子可使卵子受精。精液射入阴道后穹窿后，很快（约1分钟）就变成胶胨样物质，使精液不易流出体外，并有暂时保持精子免受酸性阴道液破坏的作用。与此同时，阴道内的精子绝大部分被阴道内的酶杀伤失去活力，存活的精子随后又遇到宫颈黏液的拦截。月经周期中期在雌激素的作用下，宫颈黏液变得清亮、稀薄，其中的黏液蛋白纵行排列成行，有利于精子的穿行，而黄体期在孕激素的作用下，宫颈黏液变得黏稠，黏液蛋白卷曲，交织成网，使精子难以通过。总之，宫颈作为精子在女性生殖道内要通过的第一个关口，它在排卵时，为精子的穿行提供了最优越的条件。一部分精子靠本身的运动及射精后引起的子宫收缩，进入子宫腔内。精液中含有很高浓度的前列腺素，可刺激子宫发生收缩，收缩后的子宫造成宫腔内负压，可把精子吸入宫腔。精子进入输卵管后，在其中的运行主要受输卵管蠕动的影响。在雌激素的作用下，输卵管的蠕动由子宫向卵巢方向移行，推动精子由峡部运动至壶腹部。一次射精虽能排出数以亿计的精子，但最后能到达受精部位的只有数十个精子，到达的时间在性交后30~90分钟。精子在女性生殖道内的受精能力大约能保持48小时。

（2）精子获能　人类的精子必须在女性生殖道内停留一段时间，才能获得使卵子受精的能力，这个过程称为精子获能（capacitation of spermatozoa）。精子经过在附睾中的进一步成熟，已经具备了受精能力，但在附睾与精液中存在去获能因子的抑制性物质，其限制了精子的受精能力。当精子进入女性生殖道内后，子宫腔和输卵管的β淀粉酶、β葡萄糖苷酸酶、胰蛋白酶及唾液酸酶均可消除由糖蛋白组成的去获能因子，从而使其恢复受精能力。获能的主要场所是子宫，其次是输卵管，宫颈也可能有使精子获能的作用。

（3）顶体反应与受精过程　当获能精子与卵子在输卵管壶腹部相遇时，精子的顶体被激活并释放出顶体酶，以溶解卵子外围的放射冠及透明带，这一过程称为顶体反应。同时，进入卵细胞的精子尾部退化；细胞核膨大，形成雄性原核，并与雌性原核融合，形成一个具有23对染色体的受精卵。

2. 着床　着床是胚泡植入子宫内膜的过程，包括定位、黏着和穿透三个阶段。成功的着床有赖于胚泡与母体相互识别、胚泡发育与母体子宫内膜变化的同步、母体排斥反应的抑制和母体接受性等条件的完善。受精卵在输卵管的蠕动和纤毛的作用下，逐渐运行向子宫腔。受精卵在运行途中，一面移动，一面进行细胞分裂，经卵裂球和桑椹胚，发育为胚泡。在受精后约72小时，桑椹胚进入子宫腔，桑椹胚在子宫腔内继续分裂变成胚泡。

子宫仅在一个极短的窗口期内允许胚泡着床，此时期为子宫的敏感期或接受期。在此时期内，子宫内膜受到雌激素与孕激素的协同作用，可能分泌某些物质，激活胚泡着床。因此，胚泡的分化与到达子宫的时间必须与子宫内膜发育程度相一致。胚泡过早或过迟到达子宫腔，将使着床率明显降低，甚至不能着床。在着床过程中，胚泡不断地发出信息，使母体能识别妊娠发生的相应变化。近年研究发现，受精24小时的受精卵便可产生早孕因子，它能抑制母体淋巴细胞的功能，使胚泡免遭母体排斥。检测早孕因子有利于早期妊娠诊断。

3. 妊娠的维持及激素调节　正常妊娠的维持有赖于垂体、卵巢和胎盘分泌的各种激素相互配合，在受精与着床之前，在腺垂体促性腺激素的控制下，卵巢黄体分泌大量的孕激素与雌激素，导致子宫内膜发生分泌期的变化，以适应妊娠的需要。如未受孕，黄体按时退化，孕激素与雌激素分泌减少，引起月经；如果受孕，在受精后第六天左右，胚泡滋养层细胞便开始分泌绒毛膜促性腺激素，以后逐渐增多，刺激卵巢黄体变为妊娠黄体，继续分泌孕激素和雌激素。胎盘形成后，胎盘成为妊娠期一个重要的内分泌器官，大量分泌蛋白质激素、肽类激素和类固醇激素。

（1）人绒毛膜促性腺激素　人绒毛膜促性腺激素（human chorionic gonadotropin，hCG）是由胎盘绒毛组织的合体滋养层细胞分泌的一种糖蛋白激素。

卵子受精后第六天左右，胚泡形成滋养层细胞，开始分泌hCG，随着妊娠早期形成绒毛组织，合体滋养层细胞分泌大量的hCG，而且分泌量增长很快，至妊娠8~10周，hCG的分泌达到高峰，随后下降，在妊娠20周左右降至较低水平，并一直维持至妊娠末。如无胎盘残留，于产后4天左右hCG消失。在妊娠过程中，尿中hCG含量的动态变化与血液相似。因为hCG在妊娠早期即出现，所以检测母体血中或尿中的hCG，可作为诊断早孕的准确指标。

在早孕期，hCG刺激卵巢黄体转变成妊娠黄体，妊娠黄体的寿命只有10周左右，以后便发生退化，与此同时胎盘分泌孕激素和雌激素，逐渐接替了妊娠黄体的作用。

（2）人绒毛膜生长素　人绒毛膜生长素（human chorionic somatomammotropin，hCS）为合体滋养层细胞分泌的单链多肽，含191个氨基酸残基，其中96%与人生长素相同，因此具有生长素的作用，可调节母体与胎儿的糖、脂肪与蛋白质代谢，促进胎儿生长。

（3）孕激素　由胎盘合体滋养层细胞分泌。胎盘不能将醋酸盐转变为胆固醇，但能将自母体进入胎盘的胆固醇变为孕烯醇酮，然后再转变为黄体酮。胎儿肾上腺虽能合成孕烯醇酮，但由于缺乏3β-醇甾脱氢酶，故不能将孕烯醇酮转变为黄体酮，而胎盘此种酶的活性很强，能把来自胎儿和母体的孕烯醇酮转变为黄体酮。

在妊娠期间，母体血中黄体酮浓度随着孕期的增长而稳步上升，在妊娠10周以后，由胎盘代替卵巢持续分泌黄体酮，血中黄体酮迅速增加，至妊娠足月时达高峰。

（4）雌激素　由母体和胎儿肾上腺产生的脱氢异雄酮硫酸盐，进入胎盘最后转变为雌酮和雌二醇，但生成量极少。胎盘分泌的雌激素主要为雌三醇，其合成的途径是胎儿肾上腺的脱氢异雄酮硫酸盐先在胎儿肝中羟化，形成16α-羟脱氢异雄酮硫酸盐，然后随血液进入胎盘，在胎盘内脱去硫酸基，成为16α-羟脱氢异雄酮，再经芳香化酶的作用，转化为雌三醇。由此可见，雌三醇的生成是胎儿、胎盘共同参与制造的，故把两者称为胎儿-胎盘单位。检测母体血中雌三醇的含量多少，可用来判断胎儿是否存活。

4. 分娩　分娩是指生长发育成熟的胎儿及其附属物从子宫娩出体外的过程。人类妊娠约持续266天（自末次行经之日算起为280天），当胎儿发育成熟后，在其下丘脑、腺垂体的作用下，胎儿分泌大量的肾上腺皮质激素，引起胎盘分泌大量雌激素。雌激素和胎儿快速生长引起的子宫膨胀均能促进子宫催产素受体增加，降低子宫的兴奋阈值。在催产素和前列腺素的作用下，使子宫节律性收缩，引起分娩。在分娩过程中，胎儿机械刺激子宫颈及阴道又可通过正反馈作用引起催产素分泌增加，不断加强子宫收缩，最终使胎儿娩出。

目标检测

答案解析

一、单项选择题

1. 妊娠时维持黄体功能的主要激素是（　）

A. 雌激素　　B. 孕激素　　C. 卵泡刺激素
D. 黄体生成素　　E. 绒毛膜促性腺激素

2. 怀孕期间胎盘大量分泌的雌激素主要是（　）

A. 雌酮　　B. 黄体酮　　C. β-雌二醇
D. 雌三醇　　E. 绒毛膜促性腺激素

3. 着床成功的关键在于（　）

A. 黄体酮分泌的抑制　　B. 胚泡与子宫内膜同步发育、相互配合
C. 前列腺素的足够浓度　　D. 子宫依靠雌激素识别胚泡
E. 足够的孕激素浓度

4. 精子的获能发生在（ ）

A. 曲细精管　B. 输精管　C. 附睾　D. 前列腺　E. 雌性生殖道

5. 以下关于月经的叙述，哪一项是错误的（ ）

A. 出血期中，FSH和LH分泌减少

B. 黄体退化，雌激素和孕激素分泌骤减

C. 前列腺素$F_{2\alpha}$释放，子宫内膜血管痉挛

D. 溶酶体释出蛋白水解酶，使组织溶解，内膜剥脱、出血

E. 出血期，由于雌激素和孕激素的正反馈，FSH和LH分泌增加

6. 排卵后形成的黄体可以分泌（ ）

A. 雌激素　B. 孕激素　C. LH

D. 雌激素和孕激素　E. 雌激素、孕激素和LH

7. 月经的出现是由于哪个激素在循环血液中的水平急剧下降所致（ ）

A. 雌激素　B. 孕激素　C. 雌激素和孕激素

D. FSH和LH　E. 催乳素

8. 关于孕激素作用的叙述，下列哪项是错误的（ ）

A. 刺激子宫内膜呈增生期变化　B. 使子宫平滑肌活动减弱

C. 降低母体免疫排斥反应　D. 刺激乳腺腺泡的发育

E. 使宫颈黏液减少而变稠

9. 关于睾丸功能的叙述，下列哪项是错误的（ ）

A. 有产生精子与雄激素的双重功能　B. 精原细胞产生精子

C. 支持细胞对精子起营养作用　D. 间质细胞产生睾酮

E. 睾丸的生精功能与内分泌功能互不影响

10. 血中睾酮的主要形式是（ ）

A. 游离型　B. 与白蛋白结合　C. 与β-球蛋白结合

D. 与脂蛋白结合　E. 与性激素结合球蛋白结合

11. 从精原细胞发育成精子约需（ ）

A. 24小时　B. 1周　C. 3周　D. 1个月　E. 2个半月

12. 睾酮的本质是（ ）

A. 类固醇激素　B. 脂类激素　C. 肽类激素

D. 蛋白质类激素　E. 胺类激素

13. 妊娠时维持黄体功能的主要激素是（ ）

A. 雌激素　B. 黄体酮　C. 卵泡刺激素

D. 黄体生成素　E. 绒毛膜促性腺激素

14. 精子在体内主要贮存在（ ）

A. 输精管及附睾　B. 睾丸　C. 前列腺

D. 精囊腺　E. 尿道球腺

15. 关于睾酮刺激男性副性征的叙述，下列哪项是错误的（ ）

A. 胡须生长，体毛发达　B. 肌肉发达，骨骼粗壮

C. 皮脂腺发达，青春期时可形成痤疮　D. 头发生长茂盛

E. 喉头突出，声带增宽，声调低沉

二、简答题

1. 生殖的意义是什么？
2. 生育是生命的延续还是爱的传承？

（唐 君）

书网融合……

知识回顾 习题